七星論入門

客観的診断と再現性ある論理的治療

監修　新城三六
編著　張　南瑚

若い鍼灸師に

　東洋医学は根拠を古典に求める場合が多く、古典には「陰陽」「五行」「気」という概念があり、この概念なくして東洋医学を学ぶことはできない。

　ところが、「陰陽」「五行」「気」には漠然としたところがあり、解釈によっては正反対の答えが出る場合があるので、科学が進歩した今日、科学的な方法で東洋医学を検証する必要があると考えるのは、誰しも同じであろう。

　ところが、易を基本にしたはずの古典文献でも矛盾があるので、近年は多くの学徒から「矛盾に対する不満」が聞こえるようになった。

　筆者もその中の一人であるが、不満だけでは問題を解決することができないので、大胆な発想で鍼灸の新理論に挑戦してみることにした。

　結果は満足に近いものであるが、本理論での経絡治療を考え出したとき、大きな悩みを抱えることになり原稿が進まなくなった。

　脈診と配穴が非常に簡単であり、鍼灸学生でもすぐに臨床ができるほどの技術になったからである。あまりに簡単に学ぶと真価を失い、人生まで見失ってしまう可能性がある。

　ですから、本書を読む若い人は、「訓練や経験は自分の資質を育てる基本である」ことを忘れず、「何のために鍼灸を学ぶのか、鍼灸を学んで何をするのか」と、常に自身を問い正す必要がある。

・・・そうでないと人生で失敗する。

『人体惑星試論奥義書』より

監修と指導のことば

　【子曰く、学びて時に之を習う、亦た説ばしからずや。朋有り、遠方より来たるあり、亦た楽しからずや】（しのたまわく、学びて時にこれを習う、またよろこばしからずや。友あり、遠方より来たるあり、また楽しからずや）

　孔子のお言葉。学んだことを、その時々の状況に合わせて思い出しては復習する。それはうれしいことではないか。学びを通じて、遠方から志を同じくする人が訪ねてくる。これまた、楽しいことではないか。

　張先生と私は真にこの論語のような出会いでした。

　韓国からわざわざ張先生が、「虹彩学の講習に参加したい」と連絡が入り、虹彩学の講習に参加され、虹彩学の講習が終わり、七星論の講習になっても引き続き来られていました。戴いた名刺には、文学博士とありましたので、何故東洋医学を学ぶのかの真意が分かりませんでした。しかし、張先生の病歴をお聞きしたら、非常に納得し、「このお方なら七星論を深く理解してくれるに違いない」と思い、それが現実になるのは、そう遠くありませんでした。

　張先生に『人体惑星試論奥義書』の下書き原稿を手渡し、「韓国からは遠いので、これで勉強されたらいいですよ」と話しましたら早速、読後感想文のメールが届きました。理路整然としてきれいな文章でしたので、「推薦文に使わせてほしい」とお願いしましたら、快諾を得ました。

　その後、張先生から「１年間そちらで研修させてほしい」とメールが入り、「１年は要らないでしょう」と返信したのですが、「いや１年は必要です」と、当院に来られました。私はできる限りのことを伝えようと、「どのようにすればわかりやすいか、どのようにすれば張先生が韓国で教えやすいか」ということを考えながら理論と臨床を伝えました。

　それが本書になったわけです。これ以上の喜びはありません。

　【亦楽しからずや】です。

新城三六

▶▶▶ まえがき

1. 七星鍼法完全体得のための日本留学

　私は現在、韓国の国立忠南大学日語日文学科の教授として在職中である。早いもので、今年で勤続30年になり、学科の教授陣の中では最年長となった。大学の定年は65歳であるので、今年で62歳を迎えた私にとって、今回の海外派遣研修は我が人生で研究できる最後の機会である。

　私と家内は30年前、ともに仙台に留学し勉学に励んだ。そこで今回の海外研修には妻も同伴し、日本の地で再びこれまで歩んできた人生を振り返りながら研究に勤しむつもりであった。

　また、小学校時代を日本で過ごした娘たちも、私たち夫婦が日本で一年間過ごすことになれば、懐かしい日本へ今度は自分の子供たちを連れて遊びに行けると喜んでいた。

　しかしそんな矢先、東日本大震災が起こった。韓国のマスコミも、連日のように福島の放射線拡大に関して大きく報道し、隣国で起こった自然災害の脅威に戦慄がはしった。地震関連のニュースを目にするたびに、日本全体が放射線危険地域になってしまったような錯覚に陥るほど、かなり深刻な状況であることが見てとれた。

　地震の被害が拡大するにしたがって、韓国国内の日本に関連する状況は大きく変化した。まず日本への留学を希望する学生が激減し、国費留学生の申請者も以前に比べて減少した。また、教養科目として日本語を選択する学生も目に見えて減っただけではなく、教育業界で日本語講師の働く場も奪われかねない厳しい状況になっている。

　このような状況で、今年、海外派遣研修を申請した教授40名のうち、大部分は米国を希望した。以前は、日本も研修国として多くの教授たちが希望していたのだが、やはり今年は地震の影響が大きかったのか、日本を研修国として選択したのは私一人だけだった。

　家内と二人の娘は、私の渡日に猛反対した。「どうしても日本でなければならないのか」「日本の食品は放射能で汚染されているのではないか」「何かあったらすぐに帰国して」と、まるで戦場に送り出すかのような騒ぎである。

　それでもなお、私が「日本」で研修しようとこだわったのは何故なのか。それには大きな理由が二つある。

　話は遡るが、私が博士課程に進学しようと決心したのは日本滞在中の30代初めだった。

入学願書を作成する際、健康診断書を添付することになっていたため、病院で身体検査を受けた。ところが、医師に勉強を中断するよう宣告されたのだ。私は自分の耳を疑った。確かに、海外で生活を送りながら得られるものはすべて得ようと、寝る間も惜しんで勉学に没頭し、自分の健康を顧みなかったことは確かだ。

しかし、そんな生活が自分の体をそこまで蝕んでいたとは、知る由もなかった。私は「腎不全」と診断された。このまま放っておけば腎臓透析までしなければならないから、とにかく今は治療に専念するように、と医師は忠告した。私はその医師の言葉をにわかには信じがたかった。もしかしたら、診断ミスかもしれないとかすかな希望を胸に帰国し、韓国でもう一度精密検査を受けたが、結果は同じだった。

現代医学では、もう回復は不可能という検査結果を目の当たりにし、私は絶望の崖っぷちに立たされた。そんな中、ある先輩から一人の東洋医学の医師を紹介してもらった。鍼灸と食事療法で治療することで有名な漢方医だった。

驚くべきことに、西洋医学では治療困難であると判断された病を、この漢方医の指導のもと、私は半年で回復することができたのである。そして、再び健康を取り戻し、研究を続けられたのであった。

その後、韓国に戻り、大学で教鞭をとりながらも、私の東洋医学に対する関心は高まっていった。日本文学を学び、韓国の学生たちにその世界を伝えようと大学教授としての道を選んだ私だったが、東洋医学の世界にどんどん引き込まれた。

そして、東洋医学の勉強のために多くの時間を投資するようになった。韓国と中国で大学や鍼灸専門学校、そして多くの治療院をたずね歩きながら、さまざまな鍼灸技術を学ぶだけでなく、韓国国内はもとより海外でも漢方治療の奉仕活動を行い、実践経験も積んだ。

しかし、10年ほど奉仕活動をしながら、次第に自分の鍼灸技術に満足できないようになってきた。より一層正確な診断と効率的な治療方法はないかと常に模索するようになり、答えを求めて東洋医学体系の整った日本行きを決心するに至ったのだ。

もう一つの理由は、留学時代に日本で見たドラマが私に与えてくれた夢を実現させるためである。私は韓国で日本語を学びながら、日本文学に関心を持つようになった。私が接した日本文学を韓国の学生たちも鑑賞できる機会を与えるために、日本文学を専攻し大学教授になった。

そしてさらにより深く勉強するため日本留学を決心した。当時の私が選択した留学先は、私にとって第二の故郷とも言える仙台の東北大学だった。優れた教授陣、そしてまじめな日本人学生たちと共に勉強しながら、日本と日本人を理解するようになり、日本を愛するようになった。しかしながら、大学で勉強した多くの科目は私に多くの知識を与え、思考

する上での枠組みを変えてはくれたが、人生の夢を持つようになるには至らなかった。

そんな私に夢を与えてくれたのは「裸の大将」というドラマであった。天才画家・山下清を主人公として、毎回一話完結の独立したストーリーを展開する。真っ赤な傘を差し、ランニングシャツ1枚で、放浪の旅を続ける主人公は、行く先々で難しい境遇に直面した人々に出会い、持ち前の純粋さで彼らに慰労と激励と希望を与え、さらには問題を解決してやることもある。彼が持っているものは、あたたかい心で描く一枚の絵やスケッチだけだ。

私を魅了したのは清の人生だった。彼は人間として最も重視しなければならないことは何であるかを私に教えてくれた人生の師匠だ。現実離れした愚かな人生だが、困難に出会った誰かに勇気を与える主人公の姿は、私にいつもさわやかな感じを与えた。登場人物が主人公に慰められ、希望を持った瞬間、清が姿を消してしまうのがこのドラマの妙味で、シリーズドラマとしては稀な83回にまで及ぶ長寿ドラマであった。

留学時代、私はいくら忙しくてもこの「裸の大将」を必ず見た。どうしても見られない場合は、再放送で見るようにした。私がそれだけ心酔した理由は、このドラマを見ると心が温かくなり、活気が湧いてくるからだった。そういう意味でこのドラマは私に夢を与えた大切な宝物である。

私は清のように画家にはなれない。しかし清のように人をさわやかにすることなら、と考えるようになった。困難に出会った誰かを目立たないように助け、そして次の場所を求めてその場を立ち去る素敵な人生！そういう人生がその頃から私の夢となった。

しかし、その夢を叶えるには自分もある能力を持たなければならない。「裸の大将」の清は紙とペンさえあれば、その場で素敵な絵を描き、その絵たった一枚で人を苦痛や困難から救い出す新しい光として存在した。清のそのような能力を持つために、私は12年以上も努力してきたが、その骨頂が鍼一本で病を治す新城先生の一穴鍼法による鍼灸の世界なのである。

古代バビロニア人は、人間世界を支配するのは太陽系の惑星に住んでいる神であると考えたという。それで五つの惑星(水星、金星、火星、木星、土星)と太陽、月を合わせた七という数字を神聖なものとした。

また、聖書の創世記にも神が天地創造を終えて七日目に休んだとされ、七は絶対性、完全性を意味したりもする。

新城先生の独創的な七星論は人体すべての部分に七星論を代入することで、再現性ある即効治療ができる画期的で完璧に近い治療法だ。私は今後、この七星論が鍼灸世界をリードしていくものと信じている。

2. 虹彩学を通じて出会った先生との縁

　病というのは診断が正確ならば治療は意外と簡単である。そのため病院では、治療時間は短いが検査に時間をたくさん費やすことになる。複雑で時間を要する検査のために病院に行きたくない、という声をしばしば耳にする。それに比べ、漢方は診断方法が簡単で面倒なことは全くない。それでも患者が漢方医より病院を訪れる理由は、診断が客観的で正確だからと考えるからである。

　しかし果たして本当に客観的で正確だと言えるのだろうか。

　漢方では診断方法として四診をする。まずは「望診」。患者の姿を見て精神状態を観察することである。顔色や舌の様子、姿勢などを観察する。

　そして「聞診」。医師自身の耳や鼻で患者を診断する。患者の声を聞いたり、においを嗅ぎながら病気を観察する方法である。次に「問診」。患者や保護者に患者の診断に必要な事項を尋ねる。問診票があり、それにしたがって質問をしながら患者の全般的な状況を把握する診断方法である。問診内容の例を挙げれば、いつからどのように異常があるのか、睡眠は良くとれるのか、大小便が増えたかどうか、消化の状態はどうか、寒かったり暑かったりしないか、というような内容である。

　そして、最後に「切診」をする。手で患者の脈をとったり体を触ったりしながら病状を判断する方法である。

　以上の伝統的な四つの診断方法が、漢方治療では基本的な診断方法であり、治療者はこの四つの診断方法からその全ての結果を総合し、病気を診断する。したがって漢方では、診断方法に対する研究が重要視されているのである。

　これらの診断は病院で撮影する写真（レントゲン写真、MRI、内視鏡など）とは違い、治療者の主観的な面を否定することはできない。

　病院での検査が血液を採取し、写真を撮って客観的な判断をするという側面から見れば、漢方の四診は多少非科学的な要素もあるというのは否めない。そのため、私は鍼灸治療をしながら病気を診断するという部分において満足できず、より客観的で効率的な方法はないだろうかと思い悩んだ。

　そして、こういう面を補充しようと私は診断方法の一つとして虹彩学に注目するようになった。「目は身体の全てのものを表現する」という点に着眼したのだ。

　そして私は、虹彩学の勉強に没頭した。カメラで目を撮影し、画面を見ながら患者の体の状態を分析して、患者本人とその状況を共有できることが虹彩学の魅力である。2年ほ

ど虹彩学を勉強し、虹彩学に関してある程度自信を持てるようになった。「目は心の窓」という文学的な思考から出発し、患者の目を通して身体の全てを読み取る専門性を身につけた。多くの人々の虹彩を観察しながら、体の状態と病状を分析する過程を通じ、いつの間にかその人の体に潜んでいる病の診断に自信が持てるようになったのだ。

若い時に日本で留学の経験があったため、私は日本の虹彩学に対する実態を把握したかった。インターネットで検索してみると、既存の西欧の虹彩学から抜け出して東洋的な虹彩研究をする新城三六先生の存在を知ることになった。

私が勉強した虹彩学はバーナード・ジェンセンの虹彩学が中心である。ジェンセンは虹彩学を完成させた大家として世界的に認められている。

一方、日本の新城先生が作った虹彩地図はジェンセンの地図とは異なる点が多かった。私は当然の如く疑問を抱いた。新城先生はどうしてジェンセンの虹彩地図を無視し、また一部違う点まで指摘しながら自信を持って「東洋虹彩」の理論を作り上げたのであろうか。

その疑問を解くために、私は新城先生の虹彩講習会に参加してみることにした。それが新城先生に出会う契機となった。先生の３時間の講習に参加すべく、私はソウルから大阪に飛んだ。

先生の虹彩講義は七星論に立った独特の方法であった。虹彩だけではなくスクレラ（強膜学）を見ながら七星論で直接治療した。それはたった一本の鍼で直ちに治療効果をひき出すという驚くべき鍼法であった。

私が学んだ虹彩学は、虹彩を通じて五臓六腑の身体組織の異常を捜し出し、それに対する治療法を用い、そして食事療法を薦めるに過ぎなかったのである。虹彩で判断して鍼灸で直ちに治療をする先生の方法を見て、これこそ私が追求しなければならない道である、という衝撃を受け、これを天からの啓示と考えるようになった。

折しもその時先生は『人体惑星試論奥義書』をちょうど脱稿されたところであった。先生は出版前の分厚い原稿を私に読むようにと下さった。私は帰国して、その途方もない量の原稿を読みながら、七星論の幽玄な世界に感動することしきりであった。

原稿にあった通りの治療をしてみると、その効果は目を見張るものがあった。まさに驚異的であった。私が七星論の一穴鍼法で治療した患者は、私を名医だと賞賛した。

私は原稿をもとに治療をしながら、感じたことをそのまま先生にお送りした。先生は私の感想文を本に掲載したいとおっしゃった。私は大変光栄だと感謝し、先生のご提案に応じた。

そしてまだ理解できなかった部分を完全に理解するために『人体惑星試論奥義書』を韓国語で翻訳する作業を行った。

単純ながらも明快な七星論の世界は強烈な光であった。何よりもこれまで患者にも私自身にも、なぜそのような効果があったのかわからなかったことが、七星論に代入すれば全て説明ができたのである。それでも理解できない部分は、先生とのメールのやりとりと、日本での講習会を通して理解するようになった。

　鍼灸の世界を完全に自分のものとして身につけることができなければ、優れた治療者にはなれないと悟った私は、本の内容を完全に理解し消化するために、一年間先生の治療院で客員研究員になって勉強することを決心した。

　私は今、先生が治療する現場を自分の目で見、指導を受けながら臨床を通じて七星論を自分のものにしようとしている。七星論は一言で言うのは簡単である。

　しかし、実際に活用しようとしても、初心者には思うようにはいかないだろう。それで簡単に理解し効率的に活用することができるように、この入門書を編集しようと思い立った。先生は私のこのような考えを積極的に支持して下さった。七星論の目標である「患者に精神的かつ物質的な負担を与えずに、早く治療する治療法」を分かりやすく述べたこの著作が多くの人々の健康の手引きになることを切望する。

　この本を通じて画期的な鍼法である七星論を理解し、活用できるようになれば、これまでの鍼法では見られなかった奇跡のような治療が可能になるだろう。

　編集の一部を持って先生に伺うと、私の専攻が日本文学であるので日本文学との関連を通して観てはどうでしょうかという助言をいただいた。私の専攻は近代文学の夏目漱石であるので、以前、博士論文を書きながら漱石の病症に深い関心を持っていた。

　この入門書の編集にあたり漱石の当時苦しんでいた病状を思いながら当時は出来なかった治療が、新城先生の鍼灸だったら治療が可能であったのではないかと思った。今一度振りかえってみると自分ながら新城先生の治療法に感動している次第である。

　最後にこの本の出版に際し、ご指導及び監修して下さった七星論の創始者・新城三六先生に深く感謝する次第である。

　尚、本書の多くの文章は治療原理である『人体惑星試論奥義書』と先生のホームページ「診断即治療と虹彩学」から引用したことを付記する。

張　南瑚

仕事と査穴

私たちは何のために仕事をするのだろう。
それは、生きる意味と価値を知り、幸せの追求のためではないだろうか。
仕事には次のような三つの価値があるといわれている。
　1. 高い収入や安定などを与える「脳が喜ぶ仕事」
　2. あまり収入に関係なく人を喜ばせ、自分自身も楽しくできるような「心が喜ぶ仕事」
　3. 自分の好きなことがそのまま仕事になる「魂が喜ぶ仕事」
この中で一つでも「喜ぶ仕事」ができれば、その人は成功した人生を送ったといえるだろう。
勿論、最も望ましい仕事は脳、心、魂のすべてが喜ぶ仕事であろう。

主な治療にも次の三つのツボがよく利用される。
　　五臓六腑の病的反応点である原穴治療
　　急性と疼痛の反応点である郄穴治療
　　慢性的疾患の反応点である合穴治療

上記の一つずつのツボも治療効果はあるが、この三つのツボを合わせた一つのツボはないのか。
それが査穴である。

理想的な仕事を追求するためには、画期的な治療ツボを考えるべきではないか。そのような考えをもとにして、考案されたのが「査穴」である。

目　次

監修と指導のことば ………… 4

まえがき……………………… 5
1. 七星鍼法完全体得のための日本留学 5
2. 虹彩学を通じて出会った先生との縁 8

第一段階……………………… 15
マジックのような一穴鍼法と査穴
1. 一穴鍼法って何？ ………… 16
2. 一穴は査穴一つ …………… 21
3. 査穴の力とは ……………… 24
4. 査穴の誕生 ………………… 27
5. 七星論の発想起点 ………… 30
6. 査穴と七星論 ……………… 32
7. 陰陽と七星論 ……………… 35
8. 関節と七星 ………………… 40

第二段階……………………… 43
即効的な治療ができる査穴
1. 心身の不調をチェックして査穴で治療に挑戦しましょう…………… 44
2. 臓腑と査穴………………… 47
　1）腎査穴・膀胱査穴(水) ……… 47
　2）肺査穴・大腸査穴(金) ……… 51
　3）心包査穴・三焦査穴(地) …… 54
　4）心査穴・小腸査穴(火) ……… 57
　5）肝査穴・胆査穴(木) ………… 61
　6）脾査穴・胃査穴(土) ………… 65
3. 宙（督脈・任脈）…………… 69
4. 任督と脾腎………………… 73

第三段階……………………… 75
一穴鍼法と七星配置
第一、第二段階の整理 ………… 77
1. 上肢と七星 ………………… 79
　■手の査穴と七星 …………… 82
2. 下肢と七星 ………………… 86
　■足の査穴と七星 …………… 88
3. 足底と七星 ………………… 92
4. 背中と七星(背七) ………… 95
5. 腹部と七星(腹七) ………… 100
6. 腹部七星配置の検証 ……… 102
7. 任脈上の胸腹部と七星(胸七) 103
8. 頭部と七星(頭七) ………… 106
9. 表情筋と七星 ……………… 108
10. 顔と七星 ………………… 112
11. 歯と七星 ………………… 116
12. 唇と七星 ………………… 118
13. 目と七星 ………………… 119
14. 七星論による色体表 …… 124

第四段階……………………… 129
経絡筋力テスト
1. 査穴で経絡筋力テスト …… 130
2. 経絡の流注 ………………… 132
3. 経絡反応と経脈ツボ名称 … 133
　■経絡反応 …………………… 133
　■経絡ツボ名称(十四経脈経穴) 138
4. 経絡筋力テストに使うツボ … 152
5. 十二正経の原穴補寫穴 …… 153

6. 経絡筋力テストの実際 ………… 157
　7. 補法と寫法 ………………………… 164
　8. 食物での経絡筋力テスト ………… 166
　9. 経絡流注のテスト ………………… 169
　10. 五行論での相生相剋関係 ………… 171
　11. 七星論での相生相剋関係 ………… 173
　12. 七星鍼法の配穴 …………………… 175
　13. 経絡筋力テストでの考察 ………… 177
　14. 経筋腱収縮牽引の発生と原理 …… 179

第五段階 …………………………………… 187
脈診と脊椎診
　1. 効果的な治療のための脈診 ……… 188
　2. 脈診の常識 ………………………… 190
　3. 諸説の脈診と新城脈診の誕生 …… 193
　4. 脈診理論 …………………………… 196
　5. 脈の診方 …………………………… 199
　6. 脈診の練習方法 …………………… 200
　7. 脈診の検証 ………………………… 202
　8. 脊椎診（背部兪穴の効用）……… 207
　9. 基本的な歪みのパターン ………… 209
　10. 骨格矯正鍼 ………………………… 216

第六段階 …………………………………… 221
治　療
　1. 査穴で治療 ………………………… 222
　2. 六兪穴治療 ………………………… 223
　3. 七星論での経穴治療 ……………… 228
　4. 経絡治療 …………………………… 230
　5. 七星論での経絡治療 ……………… 232
　6. 基本的な選穴と治療法 …………… 234
　7. 新城一穴鍼法理論 ………………… 236
　8. 新城一穴鍼法の手順 ……………… 239
　9. 新城一穴鍼法の症例 ……………… 241

第七段階 …………………………………… 247
七星論の臨床例
―新城先生のホームページより―
　1. 背中が痛い ………………………… 248
　2. 太ももの外側が痛い ……………… 249
　3. 首が廻りにくい …………………… 250
　4. 胃の辺りに内出血した跡があり、触ると痛い …………………………… 250
　5. 痒い皮膚炎 ………………………… 251
　6. 右足が痛い、張っている、凝っている 252
　7. 右肩が凝り過ぎて、右の耳も、右の頭も痛い ……………………………… 252
　8. 腰痛で来た患者 …………………… 253
　9. 左肩の痛み、右の偏頭痛 ………… 254
　10. ひどい肩こり ……………………… 254
　11. 下行結腸の問題 …………………… 254
　12. 脊椎まで整える。坐骨からハムストリングにかけて突っ張る ………… 255
　13. 頭痛がする、左目の奥が痛い …… 256
　14. 一穴鍼法花盛り …………………… 257
　15. 右下顎の痛み ……………………… 258
　16. 前腕の小腸経が痛い。両腕前腕の三焦経が痛い ……………………………… 259
　17. 左の足底が痛い …………………… 260
　18. 最近の左顎関節症と20年来の坐骨神経痛 ……………………………… 260
　19. 右下腹の痛み。右肩甲骨の内側の痛みとこめかみの痛み ……………… 262
　20. 一穴鍼法の面白い症例 …………… 263
　21. 手首が痛い ………………………… 263
　22. 右腋が痛む ………………………… 264
　23. 左の顎から頬、こめかみ辺りまで痛い 265
　24. 背中が痛くて動かせない患者さんと張教授の執筆 ……………………… 265
　25. 右の股関節が痛い ………………… 267
　26. 右の鼠蹊部が痛い、左の肩が痛い … 269

27. 脈位と脈診の検証方法と一穴鍼法 … 270

参　考 …………………… 271
近代文学の巨匠夏目漱石と病気
―新城先生ならこう治療するだろう―

1. 夏目漱石と糖尿病 ………………… 272
2. 夏目漱石と胃潰瘍 (1) …………… 274
3. 夏目漱石と胃潰瘍 (2) …………… 281
4. 夏目漱石と痔 ……………………… 285
5. 「肩が凝る」という言葉は夏目漱石の造語 ……………………………… 287
6. 「肩が凝る」とは、肩関節と肩関節囲炎まで ……………………………… 290

Tips

- 治療中に気分が悪くなる ………… 38
- 鼠蹊部と足首捻挫 ………………… 42
- 病気と治療 ………………………… 50
- 華陀夾脊の使い方 ………………… 60
- 冷え症治療の三温鍼 ……………… 64
- 二日酔い …………………………… 68
- 巨刺法 ……………………………… 74
- 眩暈 ………………………………… 91
- 婦科鍼 ……………………………… 94
- 卒倒 ………………………………… 101
- 貧血 ………………………………… 105
- 結膜炎 ……………………………… 107
- 解毒 ………………………………… 115
- 高血圧 ……………………………… 123
- 北斗鍼 ……………………………… 128
- 頭痛 ………………………………… 137
- 物忘れ ……………………………… 165
- 中耳炎 ……………………………… 168
- 上肢の関節 ………………………… 170
- 鼻血 ………………………………… 176
- 腹痛 ………………………………… 178
- 乗り物酔い ………………………… 192
- ヒステリー ………………………… 195
- 目蜂子（ものもらい）…………… 198
- ボケ防止の灸 ……………………… 201
- 上腕の痛み ………………………… 206
- 嘔吐 ………………………………… 219
- 巨針療法 …………………………… 220
- 脳血管障害の前兆 ………………… 227
- 激しい動悸 ………………………… 231
- 下痢 ………………………………… 233
- ムチ打ち …………………………… 238
- 躁病と鬱病 ………………………… 240
- 自律神経失調症 …………………… 286
- こむら返り ………………………… 292

あとがき …………………………… 293

索引 ………………………………… 295
- 用語 ………………………………… 295
- 病症と臨床例 ……………………… 302

▶▶▶ 第一段階

マジックのような一穴鍼法と査穴

1. 一穴鍼法って何？
2. 一穴は査穴一つ
3. 査穴の力とは
4. 査穴の誕生
5. 七星論の発想起点
6. 査穴と七星論
7. 陰陽と七星論
8. 関節と七星

「どうすれば早く治せるか」ということを考えながら臨床してきた。短い期間での治療は患者さんの精神的、時間的、経済的負担を少なくすることであり、それが治療師の使命でもあると考えているからである。だから≪即効療法新城理論≫と呼ぶのである。

―新城三六―

1. 一穴鍼法って何？

　毎日新城治療院を訪ねてくる人は子供から大人まで年齢層も多様であり、病状もいろいろです。新城先生の治療の特徴はまず、患者さんの痛みを訴える主訴から解決していきます。最も痛いところを先生が治療すると異口同音に患者さんは先生の治療はマジックのようでまるで魔法使いのようだと言っています。たとえば次のような臨床例がそうです。

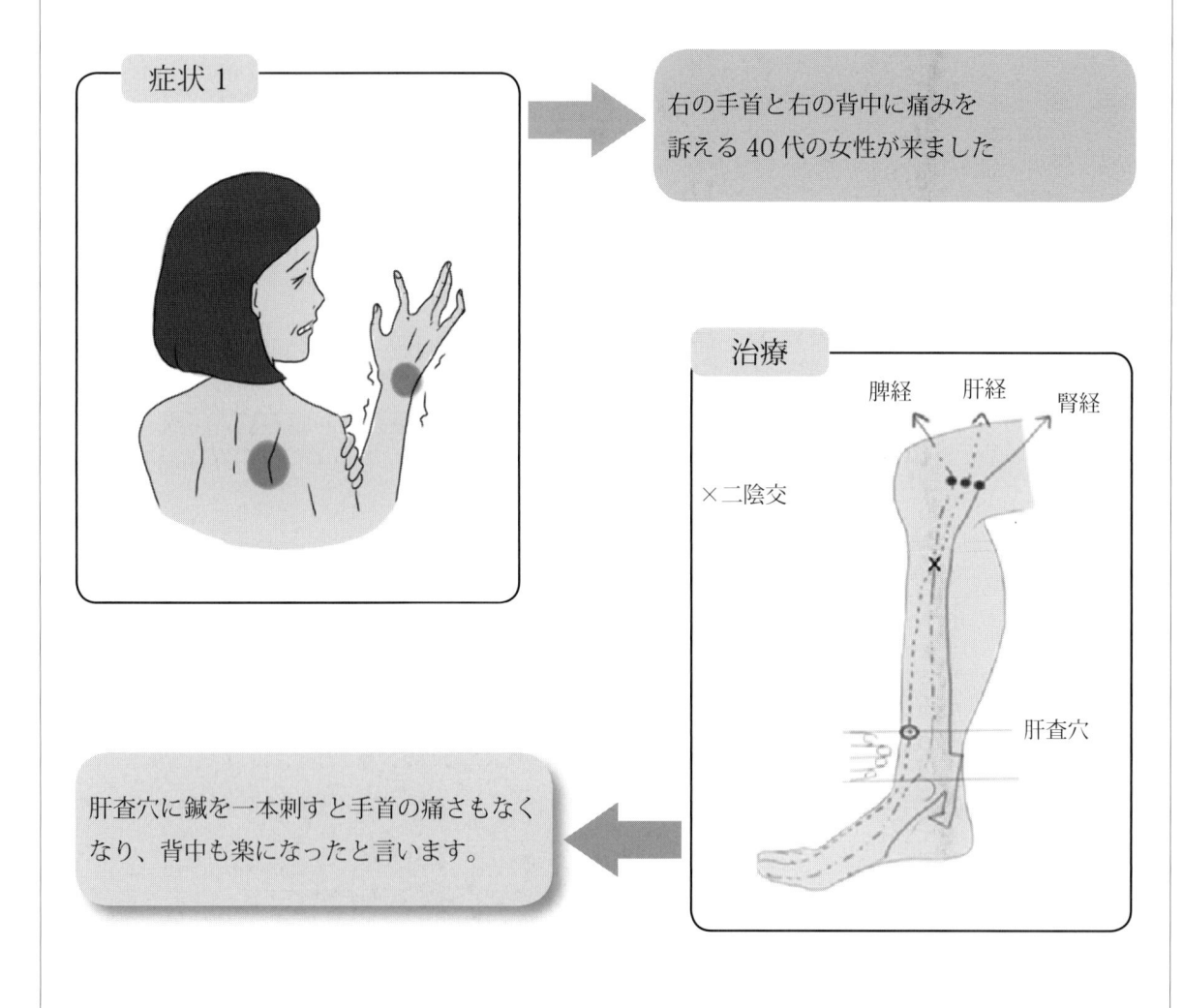

症状1

右の手首と右の背中に痛みを訴える40代の女性が来ました

治療

脾経　肝経　腎経

×二陰交

肝査穴

肝査穴に鍼を一本刺すと手首の痛さもなくなり、背中も楽になったと言います。

17　第一段階　マジックのような一穴鍼法と査穴

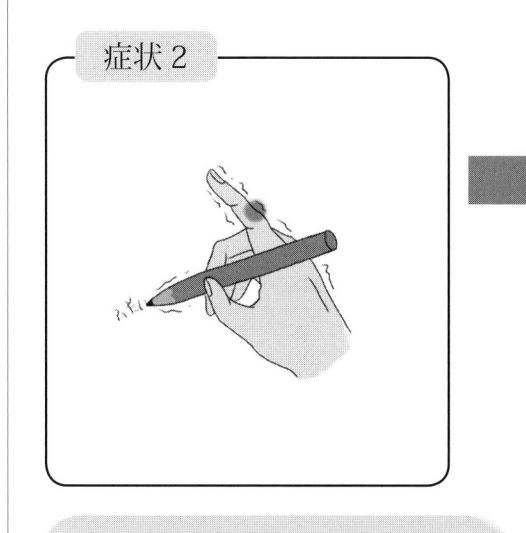

症状2

右の人差し指が痛くて使えないと訴える患者さんが来ました。

治療

大腸経
三焦経
小腸経
大腸査穴

大腸査穴を刺すと人差し指の苦痛もなくなり自由に動くようになりました。

症状3

右の手首が回らなく、右腕も痛くて上げられないと訴える患者さんです。

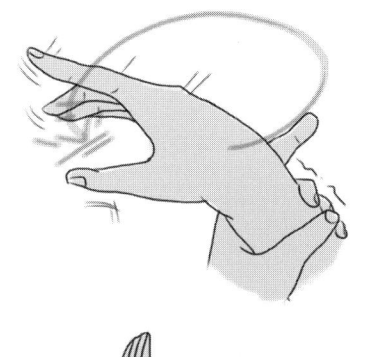

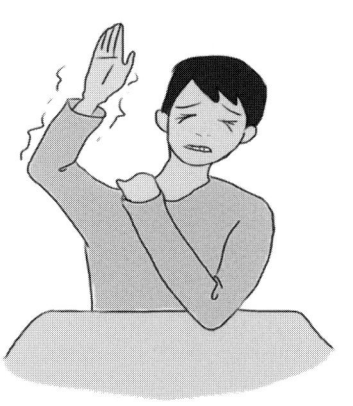

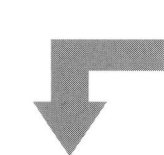

治療

脾経　肝経　腎経
□陰陵泉
×二陰交
腎査穴

腎査穴に鍼を一本刺しただけで右の手が楽になり、腕が上がるようになりました。

症状 4

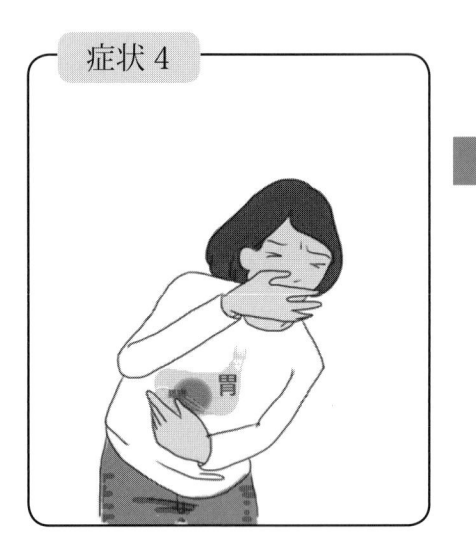

胃と膵臓のあたりが痛くて堪らないと訴える患者さんです。

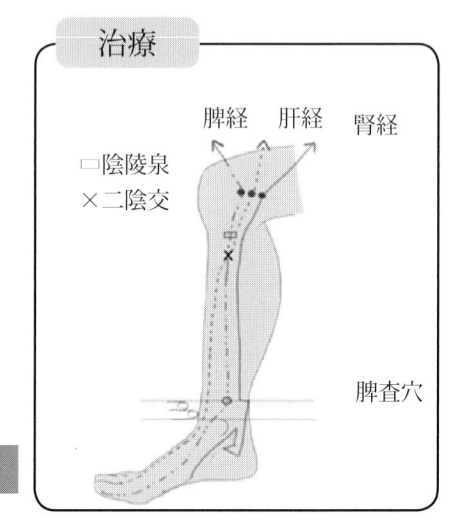

治療

脾経　肝経　腎経
□陰陵泉
×二陰交

脾査穴

脾査穴で痛みが取れました。

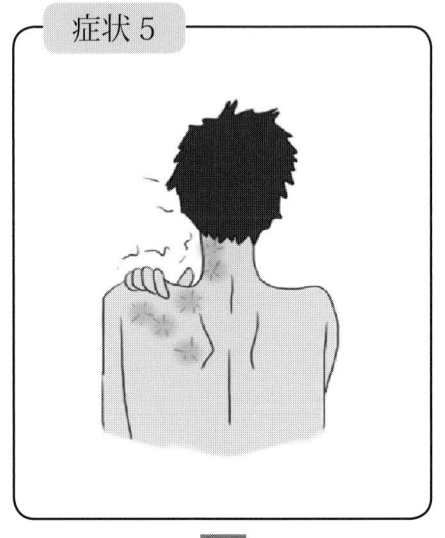

症状 5

左の首と背中、そして顔が引きつって痛いという患者さんです。

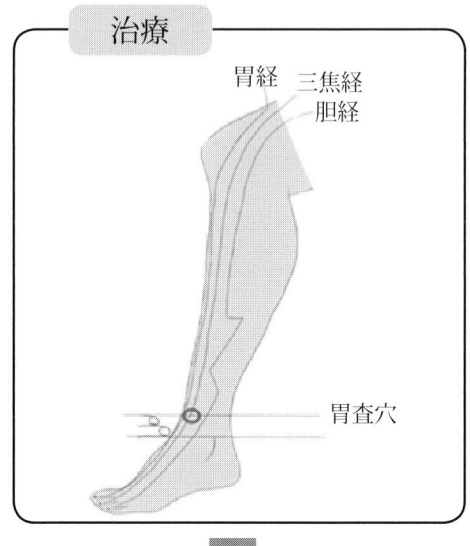

治療

胃経　三焦経　胆経

胃査穴

胃査穴を刺すとその場で痛みがなくなりました。

19　第一段階　マジックのような一穴鍼法と査穴

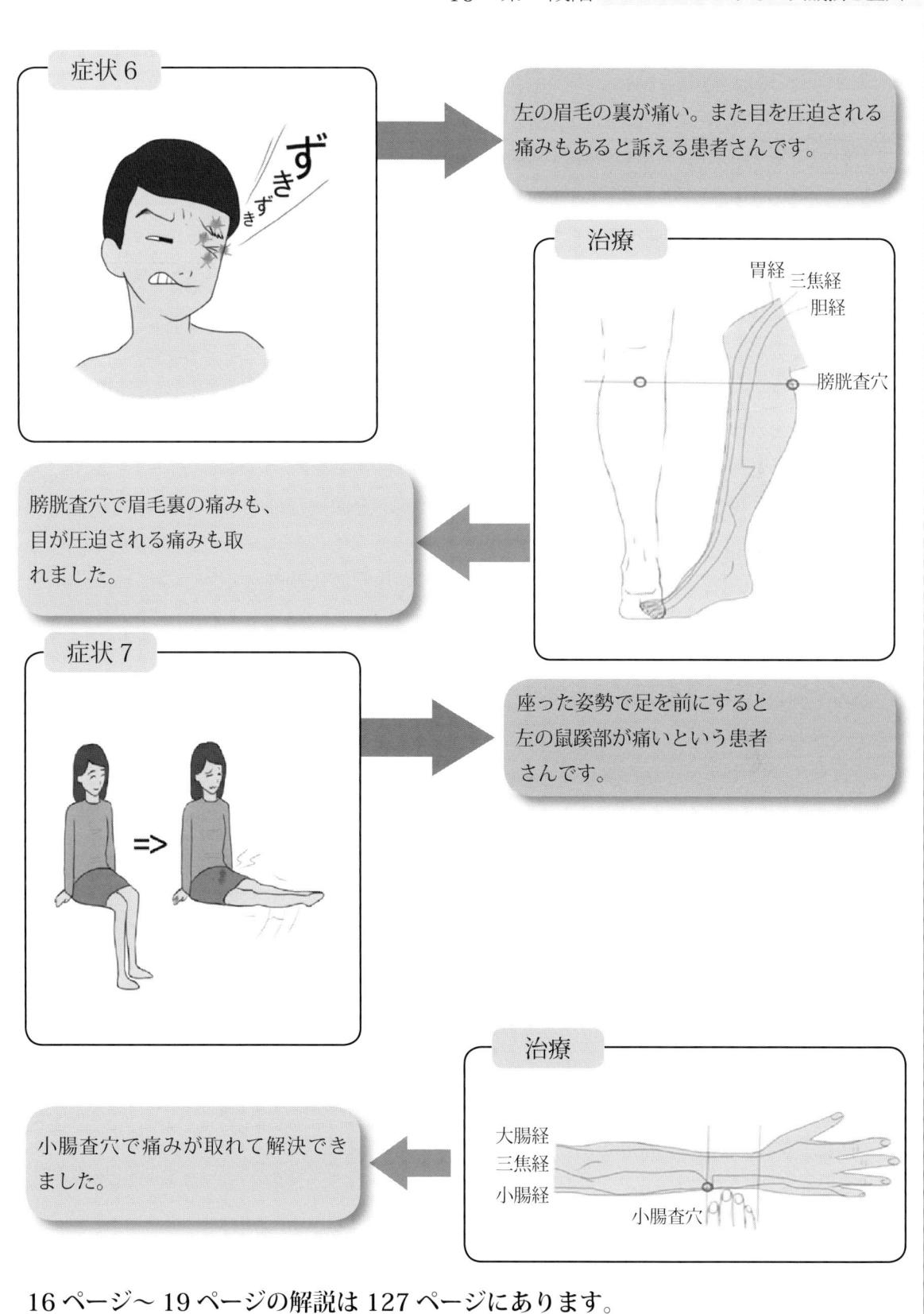

症状6

左の眉毛の裏が痛い。また目を圧迫される痛みもあると訴える患者さんです。

治療

胃経
三焦経
胆経
膀胱査穴

膀胱査穴で眉毛裏の痛みも、目が圧迫される痛みも取れました。

症状7

座った姿勢で足を前にすると左の鼠蹊部が痛いという患者さんです。

治療

大腸経
三焦経
小腸経
小腸査穴

小腸査穴で痛みが取れて解決できました。

16ページ～19ページの解説は127ページにあります。

生きている間、病魔と闘わない生活ができる方法を知り、実践できる人がいるとしたらその人はもっとも幸せな人だと言えるでしょう。しかし、病魔の苦痛を経験せずに生きることはほとんど不可能であります。そこで次善策としては、病魔を早く退治するということです。その次善策が大きな苦痛を伴わず、そのうえ、費用がかからないとしたら言うまでもありません。その方法を求めてこれまで多くの治療者は苦心してきました。

　その道の先端を行くのが新城一穴鍼法です。一穴鍼法とは患者の病気を一本の鍼で治す治療法で、新城先生が考案した新しい鍼法であります。私が鍼の巨星といわれる新城先生の鍼法の中で、最も関心があり、また学びたいところです。

　長い歴史を持っている鍼灸の能力を一夜にして伸ばすことはできないと思う人が多いと思います。しかし、皆さんが七星論を理解して活用できるようになれば、魔法のような治療ができます。多くの鍼を使わなくても一本の鍼で治療効果をあげることができます。人生も鍼灸の能力も積み重ねが大切でありますが、核心と原理だけをわかれば意外にも単純なことです。これから紹介する七星論を、ごく簡単なところから一つずつ活用することができたら、あなたもいつのまにか自分自身もびっくりする治療ができるようになっていると思います。

　私が新城先生のこの治療場面をみていますとまるで「奇跡」のようです。たぶんこの文を読んでいる読者の皆さんも目を疑うでしょう。しかし、これは一年間先生とともにした臨床の現場で毎日起ったごく普通の事です。

　それでは、これから一緒にその治療ができるように勉強していきましょう。

Point

　新城先生が長年にわたって開発した、たった一本の鍼で治療する「新城一穴鍼法」は論理的に説明可能な画期的な鍼法です。

2．一穴は査穴一つ

　ここでみなさんには耳慣れない言葉があります。何でしょうか。そうです。査穴という単語です。また新穴か、奇穴かと単純に思う方もいらっしゃるかもしれません。皆さんは前項で上げた臨床例の疾患を今までどのように治療してきましたか。先に提示した臨床例は新城一穴鍼法で治療した中のいくつかを列挙したものに過ぎないです。

　この本を最後まで読み、七星論の査穴を理解できますと、皆さんもすぐ一穴で治療が可能であると思います。決して難しくはありません。

　では、どのようにして一穴で治療ができるのでしょうか。

　新城一穴鍼法を敬遠する治療者が意外にも多いのが現実です。それはあまりにも簡単に治療すれば治療院を訪れてくる患者さんが減ってしまうと心配だからです。あまりにも早く治ってしまうからです。したがって、治療は難しく時間をかけてこそ治療が可能だと思う治療者には、この治療法は吉報にはなりません。治療が難しい重病の病気も、もちろんありますが、多くの病気の治療はごく簡単にできます。この新城一穴鍼法を習得すれば治療者は誰でもよくある大多数の病気をたやすく治療することができます。

　では、これからたった一つの経穴で病気を治す新城一穴鍼法の世界に入りましょう。

　この本に接する読者のみなさんは、東洋医学において基礎的な理解ができていると思います。まず、西洋医学と東洋医学の基本的概念を確認してみましょう。

	西洋医学	東洋医学
性格	身体を分析的・分業的に診る（対症療法）	身体を全身が関連する一つの有機体と診る（原因療法）
診断	種々の検査で客観的・科学的に診断	主観的で四診による。経験・伝統が重視される
治療	病巣を局所的に分析治療	病巣を局所的、また総合的に治療

※東洋医学には西洋医学にない視点(陰陽、虚実、寒熱など相対的認識法)で生体を観察します。

　西洋医学は人体を器官と組織・血液とリンパ液などに細分化して観察し、病巣がある局所的な部分を中心として分析し、治療します。これに比べて東洋医学は、病巣だけを見るのではなく、人体を全身が関連した一つの有機体として見ます。したがって東洋医学では局所的な治療もしますが、全体的な均衡を考慮しながら治療するのが特徴であると言えます。

東洋医学では人間の内臓を五臓六腑に区分します。この五臓六腑は単独に活動するのではなく、お互いに関係を維持しながら活動します。このような臓腑と器官を連結して全身の気と血を運送するのが経絡であります。

　経絡が走っている皮膚に経穴があり、経穴からは気が身体の内外を出入します。よく経絡を地下鉄に、経穴を駅にたとえます。経絡は体内を回り、全身に気と血を通して栄養を運搬し、外からは見えない地下鉄のようであり、経穴はその地下鉄の駅のように体内や体表につながっています。経絡の流れに停滞が起こったり、臓腑に問題があると、その現象は駅のような経穴に表れます。したがって、病気が起こると経穴に適切な刺激を与えて経絡の機能を活性化させる治療をすることになります。

　人体は正経十二の経脈と、任脈、そして督脈が全身を巡っています。経絡には361個の正穴と奇穴が存在します。駅の中でも急行列車や普通列車がすべて止まる重要な駅があるように、穴にも重要な役割をする要穴が存在します。例えば原穴・郄穴・絡穴・募穴・兪穴とか、五兪穴・下合穴などの要穴です。多くの病気は361個のすべての穴を使わず、要穴だけで治療が可能です。治療者がもっと熟練していると一つの穴で治療ができるようになります。

　新城一穴鍼法は正経十二経脈からこのような要穴は勿論、すべての穴の臨床結果を通じてもっとも効果の高い穴を発見し、その穴を中心として治療する鍼法です。**新城一穴鍼法の核心は査穴です。この査穴は検査穴であり、治療穴です。**したがって、査穴はこの査穴だけで多くの疾患を治療できる画期的なツボ（穴）であり、要穴の中の要穴だと言ってよいでしょう。

　これから説明する査穴のイメージを頭に入れておくと具体的な査穴の内容を分かりやすく体得できると思います。

Point

　一穴とは多くの場合査穴一つを言います。査穴は正経十二経脈に一つずつあります。即ち、十二の査穴が分かれば一穴鍼法の治療が可能です。

査穴

まず、覚えなくてもいいから査穴の大まかな位置を確認しましょう。一穴鍼法の学習は査穴の位置を知ることから始まります。たとえば、自分の手と足で査穴を取穴できるように繰り返しながら慣らしましょう。

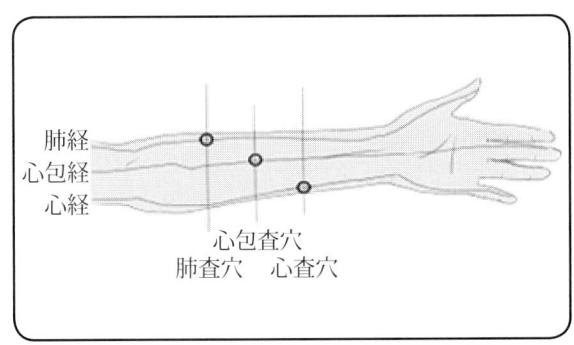

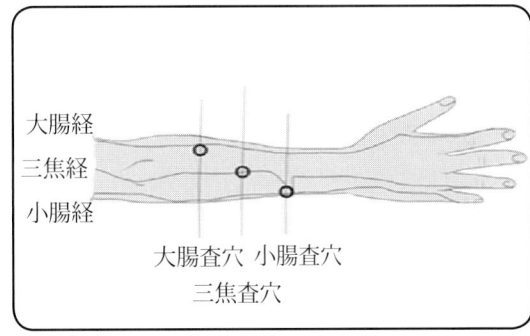

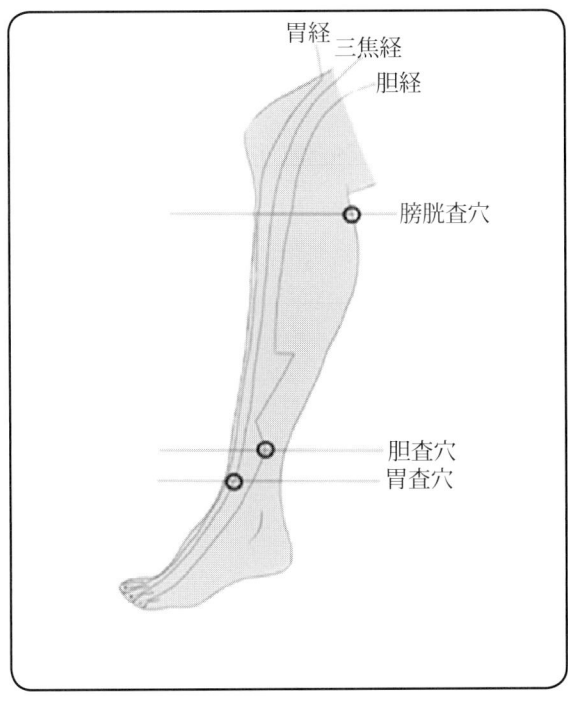

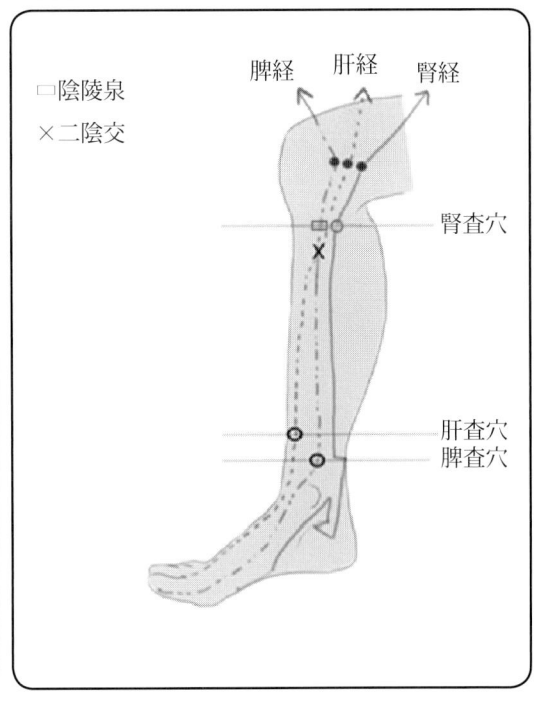

肺経
心包経
心経

心包査穴
肺査穴　心査穴

大腸経
三焦経
小腸経

大腸査穴　小腸査穴
　　三焦査穴

胃経
三焦経
胆経

膀胱査穴

胆査穴
胃査穴

□陰陵泉
×二陰交

脾経　肝経　腎経

腎査穴

肝査穴
脾査穴

※「二陰交」とは肝経が脾経と交差するところのツボで陰陵泉から2寸下にあります。
※「足の三焦経」とは足の第3趾に流れる経絡である。

3. 査穴の力とは

　先ほど、査穴は要穴の中の要穴であると言いましたが、伝統的な東洋医学での要穴をもう一度想起する必要があります。

　まず、原穴・郄穴・絡穴・募穴・兪穴（背部兪穴）を考えて見ましょう。

　原穴は、その経絡の代表性を持ち、元気が集まるところであります。五臓六腑の疾病治療によく使われ、手足関節に位置します。

　郄穴は、急性疾患の診断と治療に使われ、肘膝関節上下に位置します。

　絡穴は、経脈の虚実が表れやすく、慢性疾病の診断と治療に使われ、四肢の前腕と下腿に位置します。

　募穴は、胸腹部の各該当臓腑のもっとも近くに存在します。臓腑の気が集まる経穴です。その経絡の陰の代表穴です。陰血病と直接の五臓六腑の疾病治療に使われます。

　兪穴は、足太陽膀胱経にあります。五臓六腑の陽気病と直接の五臓六腑の疾病治療に使われます。

　また、治療によく使われる五兪穴も想起してみましょう。

　五兪穴は正経十二経絡要点に存在する井穴、榮穴、輸穴、経穴、合穴の五個の経穴で、上肢では肘関節から指先まで、下肢では膝関節から足先までの間にあります。

　臓腑と経絡の気血が出るところを井穴といい、主治は心下部の膨満感を調節します。即ち、みぞおちのあたりが重苦しく張ったのを治します。

　榮穴は気血が流れていくところで身熱を調節する性質を持ちます。即ち、体に熱があって、のぼせているのを治します。

　輸穴は気血が注ぎ運ばれていくところをいい、体が重く、節々が痛いのを治します。

　経穴は気血の流れるが通過するところをいい、喘咳寒熱を調節します。即ち、喘鳴や咳、寒気と熱の上下するのを治します。

　合穴は気血の集まるところをいい、逆気を泄すことで調節します。即ち、悪心嘔吐と下痢などの状態を治します。

正経十二経絡の主な要穴を表で整理してみると次のようです。

陰		井木	榮火	輸土	経金	合水	原穴	郄穴	絡穴	兪穴	募穴
木	肝	大敦	行間	太衝	中封	曲泉	太衝	中都	蠡溝	肝兪	期門（自）
火	心	少衝	少府	神門	霊道	少海	神門	陰郄	通里	心兪	巨闕（任）
相火	心包	中衝	労宮	大陵	間使	曲沢	大陵	郄門	内関	厥陰兪	膻中（任）
土	脾	隠白	大都	太白	商丘	陰陵泉	太白	地機	公孫	脾兪	章門（肝）
金	肺	少商	魚際	太淵	経渠	尺沢	太淵	孔最	列缺	肺兪	中府（自）
水	腎	湧泉	然谷	太谿	復溜	陰谷	太谿	水泉	大鐘	腎兪	京門（胆）

陽		井金	榮水	輸木	経火	合土	原穴	郄穴	絡穴	兪穴	募穴
木	胆	足竅陰	侠谿	足臨泣	陽輔	陽陵泉	丘墟	外丘	光明	胆兪	日月（自）
火	小腸	少沢	前谷	後谿	陽谷	小海	腕骨	養老	支正	小腸兪	関元（任）
相火	三焦	関衝	液門	中渚	支溝	天井	陽池	会宗	外関	三焦兪	石門（任）
土	胃	厲兌	内庭	陥谷	解谿	足三里	衝陽	梁丘	豊隆	胃兪	中脘（任）
金	大腸	商陽	二間	三間	陽谿	曲池	合谷	温溜	偏歴	大腸兪	天枢（胃）
水	膀胱	至陰	足通谷	束骨	崑崙	委中	京骨	金門	飛陽	膀胱兪	中極（任）

では、査穴とは何でしょうか。

査穴は元気が集まる原穴の性格を持っています。そして急性疾患に使う郄穴の性格も持っています。また、逆気を調節する五兪穴の合穴の機能も持っています。一つの穴で補法と寫法が可能である査穴は原穴・郄穴・合穴の同時的、統合的な性格を持っていると言えるでしょう。そのため、大きな効果をあげられます。

新城先生は査穴について次のように定義しています。

「査穴」という名称は、最初「検査穴」という意味で、四診や虹彩分析やスクレラ分析で

の正確性を確認するために用いていたが、査穴に刺鍼しただけで治ってしまう場合が多く、原穴としても郄穴としても用いることができるので、査閲や査定の意味も含めて「査穴」と命名した。(『人体惑星試論奥義書』九章より)

そうです。臓腑の原気を調節する原穴、痛みと急性の病気を診察し、治療できる郄穴、自経臓腑を治療できる合穴を同時に診断治療できるツボが査穴です。

■「査穴」の力…原穴・郄穴・合穴の総合的な役割をなす。

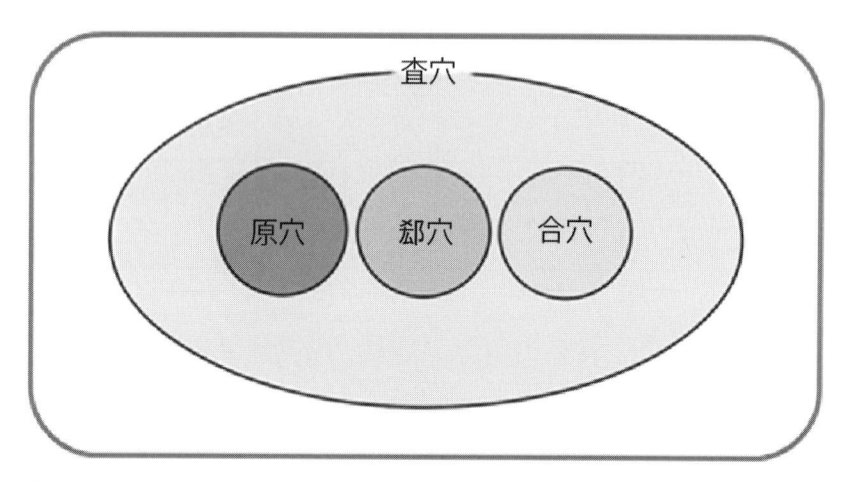

原穴	役割	経絡の代表で臓腑の原気の調節点 原気の増加と自然治癒力の増加 経絡の病的反応点、診察点、治療点
	位置	手首足首の周囲にある
郄穴	役割	急性の診察点、治療点 疼痛の診察点、治療点
	位置	手首と肘関節の間 足首と膝関節の間にある
合穴	役割	逆気調節 自経臓腑治療点
	位置	肘関節や膝関節の周囲にある

Point　査穴は十二経絡の診断と治療ができる力を持つ画期的なツボです。

4. 査穴の誕生

　では、新城先生の査穴はどこから来たものでしょうか。既存の陰陽五行論から発展したものでしょうか。そうでなければ独創的なものでしょうか。正解は七星論です。七星論を理解すれば新城一穴鍼法の精粋である査穴の秘密が解けるはずです。

　まず、五行論と七星論を考えてみましょう。

　五行論は3,000年前、古代中国で大自然の構造を解明した哲学として誕生しました。自然界を構成する要素を木・火・土・金・水に分類し、五つの要素各々が持っているエネルギーを表すのが五行論です。この五つのエネルギーを肝・心・脾・肺・腎という生理の構造に適応したものが、これまでの東洋医学の核心であると言えます。

　この五行論は各々独立して存在するのではなく、お互いに関連しながら循環するというのがその理論です。五行の要素がおのおの別の要素を生じさせる関係のこと、即ち、次の相手を強めるように作用する相生関係と、五行の要素が他の要素を剋（抑制、勝）する相剋関係を作用しながら均衡を維持します。この均衡が崩れたときに病気が発生するという説が東洋医学の五行論です。東洋医学はこの五行論を基本にして伝承、発展してきたと言っても過言ではありません。

　この五行論は宇宙よりも我々が住んでいる地球での観点から考えたと言えます。先賢たちはこの五行論に立脚して治療をしてきましたが、治療がうまくできなかったことが多かったのです。

　それはどうしてなのかという疑問から出発したのが、七星論の動機でもあります。違った見方、即ち、自然界はどのように動いているのか？人体に影響を与えているのは地球のエネルギーだけなのか。この疑問に新城先生は天を見ました。東洋思想の原点、天人合一で天の中で宇宙（七星）を見、宇宙の動きと人体を関連づけて考案したのが七星論です。五行論が二次元的なものであり、七星論は三次元であります。

　ここで参考までに新城先生の「五行論についての疑問」を載せます。

Point　査穴は古典にはない新城先生の独創的なツボです。

五行論で解けない疑問

1. 督脈は陽経なのに、何故上行するのか。
2. 古典や中医学の基礎理論では、陽経は上昇し陰経は下降するとなっているが、経絡流注はその逆になっているのは何故か。
3. 治療には鍼灸以外に各種徒手療法や飲食療法、及び自家療法がいくつもあり、それらでも治療が可能なのは何故か。
4. 心経があるのに、経絡治療では何故心経の代わりに心包経を使うのか。
5. 骨と関節の構造には法則性があると考えるが、その法則は何か。その法則を臓腑に当てはめることはできないのか。脊椎は大椎を除けば6の倍数になり（仙骨も腰椎の一部と考えて）、手足の関節も6つあるが、脊椎を四肢の中心とすれば、これも6つの関節になる。
その6つをつなぐのは督脈と任脈ではないか。
6. 十二経絡は手足に流れているが、何故第3趾だけに流注がないのか。あるべきではないか。
7. 人間が月の引力に影響を受けるのは何故か。（出産や自然死）

疑問に思うことや迷うことがあれば新城先生は実験をします。臨床で迷うことや文献で疑問に思うことがあれば、根拠を示すためにこのような実験をするのが一番です。『人体惑星試論奥義書』に書いた七星鍼法は、実験を繰り返す方法で組み立てた「鍼灸治療法」であると言えます。

督脈の流れ

参考

五行論においての精の流れの基本は木→火→土→金→水になっている。

七星論では宙（督脈・任脈）→水→金→地→火→木→土に精気が流れている。

29　第一段階　マジックのような一穴鍼法と査穴

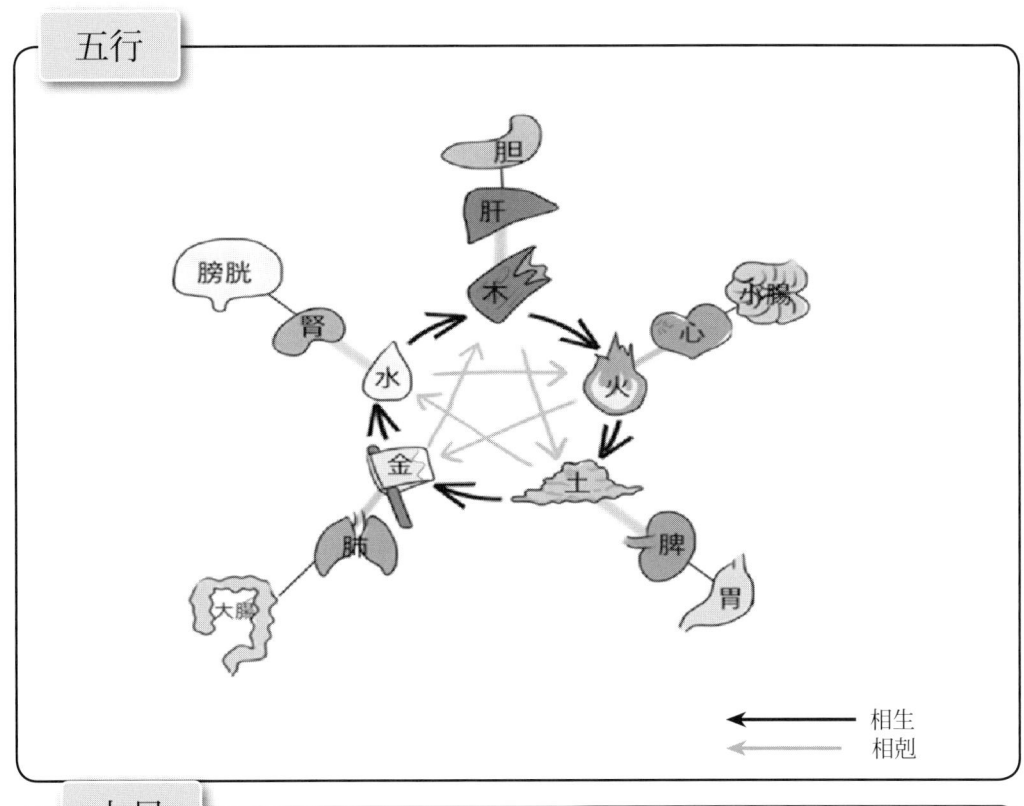

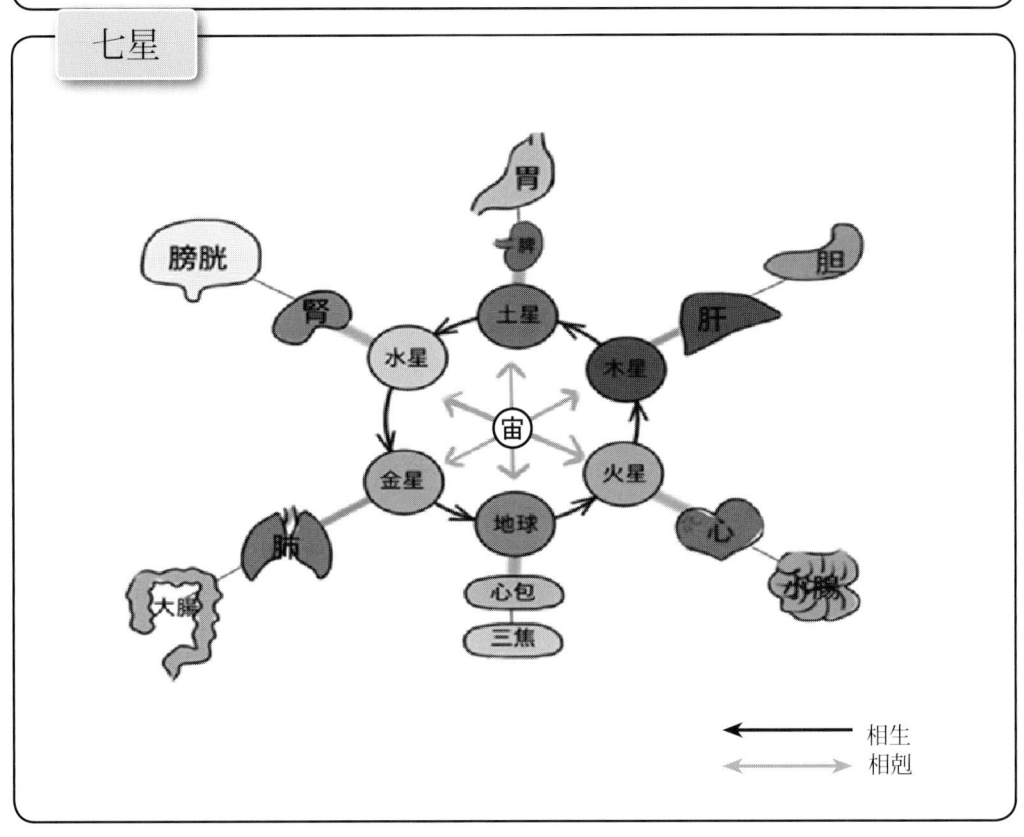

五行

- 胆 / 肝 — 木
- 小腸 / 心 — 火
- 脾 / 胃 — 土
- 大腸 / 肺 — 金
- 膀胱 / 腎 — 水

→ 相生
→ 相剋

七星

- 胃 / 脾 — 土星
- 胆 / 肝 — 木星
- 心 / 小腸 — 火星
- 心包 / 三焦 — 地球
- 大腸 / 肺 — 金星
- 膀胱 / 腎 — 水星
- 宙

→ 相生
→ 相剋

5．七星論の発想起点

　「七星論」を提唱した新城先生の発想起点を考えてみましょう。新城先生は大きく二つの疑問を持ちました。

　第一の疑問は督脈の流れは理論的にも臨床的にも、上から下に流れているのに、何故多くの書籍で「下から上に流れる」となっているのかという点。

　もう一つは鍼灸理論では「心」を「神」として強調し、脈診では「心経」と「心包経」を明確に分けるのに、『霊枢』本輸篇では、心経の流注が全て心包経の経穴が使われているし、経絡治療でも「心」の治療で「心包経」を使うように教えられている点。しかし実際には、「心経」は心経として、「心包経」は心包経として使うほうが治療効果があります。

　これらの疑問を解決するためには、新城先生はこれまでの鍼灸理論を再検討し、臨床主体の新しい理論が必要だと感じたので、鍼灸理論の原点である易の理論に立ち帰り、「人体と惑星の関係」を考え、人体に強力な影響を与えている太陽、地球、月からのエネルギーを考えてみたのです。

　最初に人体の核心である任脈と督脈が、どの惑星と関係しているかを考察したのです。『十四経発揮』には、【人身の任督あるは猶天地の子午有るがごとき、人身の任督は腹背を以て言う。天地の子午は南北を以て言う。以て分つべく、以て合すべきもの也。】という一節からヒントを得て、これは人身に現れた「天と地が任脈と督脈である」ということに気づいたのです。

　東洋医学の根本には、人は自然界（宇宙）と一体であるという天人合一の思想があります。人間は自然と非常に密接な関係があり、人間の体も自然と同じ構造になっているという考え方です。したがって人間は自然界の変化に大きく影響を受けることで、春夏秋冬の季節の変化など自然界の変化と人間の体に起こる現象は同じ法則と原理に従うことです。人間の体の構造を天と地の自然現象である大宇宙に対して小宇宙とみることで、体の中に自然があると考え、体の変化を推察することができます。

　しかし五行論での人体生理には、人体と関わりの深い太陽、地球、月からのエネルギーが明確に組み込まれません。

　これは加藤千恵著『不老不死の身体』で、【古代中国において、医学が陰陽五行等の伝統的理論の枠組からはみ出すことを許されなかったことが、大きな原因として挙げられよう。】と述べています。陰陽五行論に執着するのは東洋医学の発展を阻害する要素でもあると言えるでしょう。

督脈や経絡治療の矛盾に対しては、『黄帝内経』が前漢（紀元前206～8年）の時代に編纂されたが、その内容は散逸して一旦は失われ、『素問』が762年唐の時代に王冰によって改定と注釈が加えられ、宋代に林億らが校訂して刊行されたことも原因と思われます。

『中国医学の歴史』(東洋学術出版社刊)によると、【王冰はそれ以前の素問を大幅に変更したことが分かっていると云われており、王冰の素問からは古い素問を伺い知ることはできないと云われることや、現代の研究によると霊枢も散逸してしまい、現在に伝わるのは、1155年に南宋の史崧が新たに校訂し、24巻81篇として編纂したものが元になっている。】と記されています。

そのような歴史から考えると、印刷技術のない時代だけに、編纂時に編纂者の意見挿入や誤写も考えられるし、『難経』七十五難の一節【欲令金不得平木也】にある「不」が衍字ではないかと指摘したりする声もあることからして、鍼灸理論の再構築のためには、柳谷素霊先生が言い残したように、「古典の検証」をしなければなりません。

Point　　　　私が七星論を考えた理由！！（新城三六）

① 鍼灸学に発見した古典の矛盾がどうしても納得できなかった。
② 今後も矛盾のまま残すのは疑問に思った。
③ 矛盾を整理するための理論がない。
　（最初は矛盾を五行論で解決しようと必死になったが、いろいろ視点を変えて
　検討を繰り返しても、どうしても五行論では解決できないとことに気付いた。）
④ 即効的な治療法で患者さんを救いたかった。
⑤ 鍼灸だけでなく多くの治療法のスキルの解説を試みた。
　（鍼灸が論理的な治療法であるためには、理論解説が必要になる。それも比喩
　的な理論ではなく、客観的にも説明できる方法でなければならない。）

6. 査穴と七星論

　新城先生が「査穴は七星論での秘伝中の秘伝ですので、2～3年前まで門外不出にしていた。」という程度に画期的なものです。

　七星論の真髄は査穴と言えます。査穴が持っている効能を知るために、まず、七星論を理解しなければなりません。七星論の詳しい内容は査穴をある程度知った上で七星論に入ると分かりやすくなると思います。核心を理解すれば全体が見えることになるでしょう。

　しかし、査穴の世界に入ろうとすれば、七星論の基本的な概念は理解しなければなりません。東洋医学の整体観は「人間は自然と一体だ」という観念です。人体の中でも自然界と同じ構造が存在し、自然界にある法則と原理がそのまま人間にも適用されるという論理です。整体観の代表的なものが陰陽論です。万物は夜の月と昼の太陽のように対立する二つの要素で分けられるのが陰陽論です。人体にも陰陽があって陰陽の均衡が崩れると体に病気が発生するということです。この概念は七星論においても基本になっております。

　陰陽説を補充する概念が五行論です。前にも言及しましたが、これは人間と自然は木・火・土・金・水という五つの要素になっており、各要素は一定の法則によってお互いに関係を維持しながら均衡を取るという概念です。

　一方、七星論はすべての人体を七星に対比させて考える論理です。次の絵をみるとわかるように、銀河系も太陽系も地球もすべて同じ構造をしています。これを陰陽で分析してみると、人も宇宙も同じ構造をしていることがわかります。

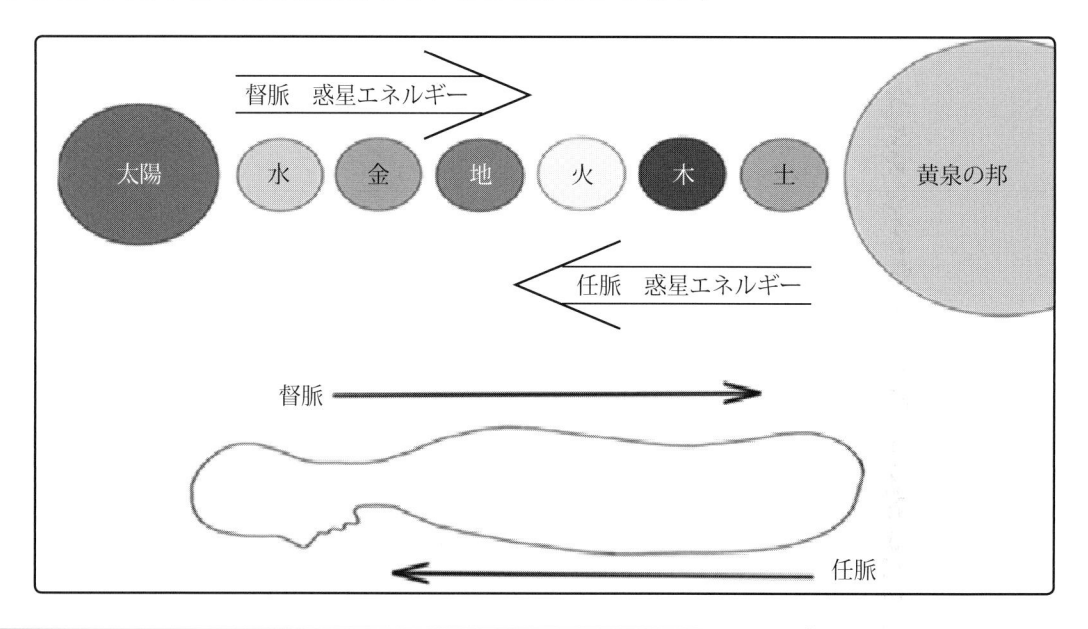

七星論の構築について新城先生は次のように要約しています。

七星論は、「ヒト創造の段階から太陽系惑星の影響が関係する」との仮説から構築した理論で、この中では「最も陽性な太陽。太陽の近くにある惑星は陰性の強い水星であり、次いで水星の次に陰性性状の強い金星が並び、その次に中庸な地球が並ぶ、とした仮説」を導きだすものでもある。

太陽系を取り巻く惑星の公転周期などから、地球と各惑星の周期、肉眼で見える五つの惑星である「水星、金星、火星、木星、土星」（太陽から土星までの範囲）を、人体と緊密に関わる恒星・惑星であると考えられたのであります。

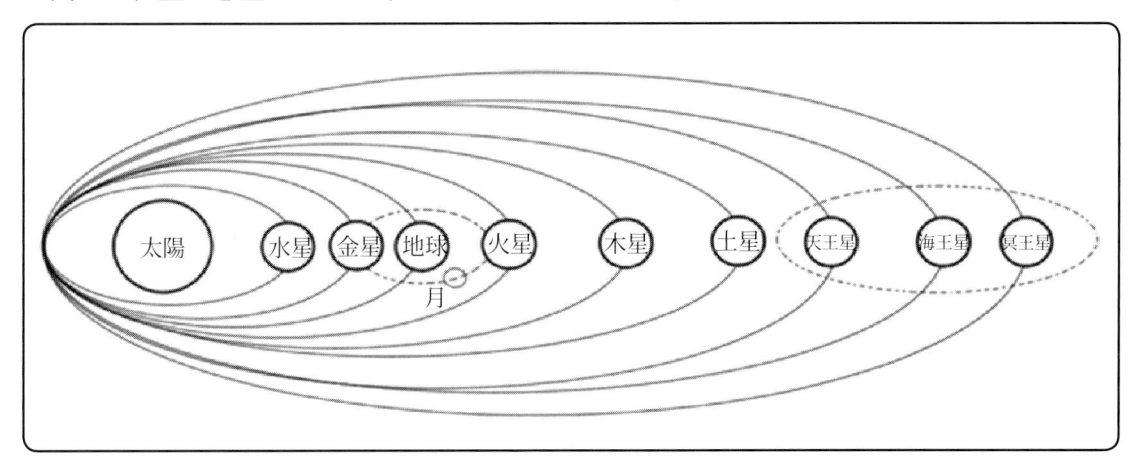

宇宙の構造から人体の構造まで、基本的には一つの法則に則っており、宇宙と人体の構造やシステムも基本的には同じであるというのが七星論であると定義することができます。

具体的な七星論は次の段階で理解することにして、ここでは基本だけを理解することにしましょう。

治療の即効性のある査穴を使うためにはまず人体に配置された七星を前もって把握しなければなりません。われわれ太陽系に生きている人間が影響を受けている七星と人体の関係を整理すると次のようになります。

水星＝腎・膀胱と関係がある。	金星＝肺・大腸と関係がある。
地球＝心包・三焦と関係がある。	火星＝心・小腸と関係がある。
木星＝肝・胆嚢と関係がある。	土星＝脾・胃と関係がある。

七星論ではいつも七つで考えるので太陽（宙＝太陽と黄泉で任督）を加えて七星論と命名したことです。

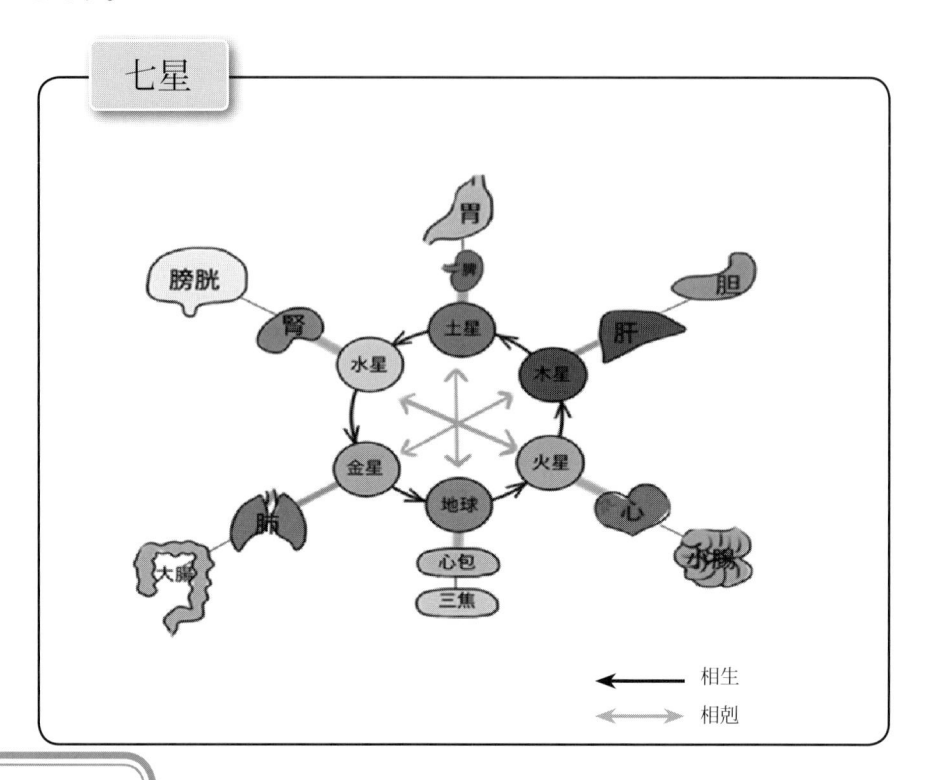

七星

[図：七星配置図。中央に地球、周囲に水星（腎・膀胱）、土星（脾・胃）、木星（肝・胆）、火星（心・小腸）、金星（肺・大腸）、地球に心包・三焦が付属。矢印で相生・相剋を示す]

←――― 相生
←―→ 相剋

参考

五行論と七星論の差はなんでしょうか

五行論は自然界に存在するすべてのものを五つの要素と考え、そのエネルギーの相関関係を形成するという論理です。

これに対して七星論は宇宙も人間も七星のエネルギーの相関関係によって形成されるという考え方です。発想が根本的に違います。七星論の特徴は 心包・三焦が地球に属するところです。地球は人間が存在する惑星ですので治療する時、心包・三焦は重要です。

Point

七星は人体に影響が深い太陽、水星、金星、地球、火星、木星、土星を言います。
人体も宇宙のように同じ構造を持ち、七星配置ができます。人体の七星配置が分かれば査穴はもっと理解しやすくなります。

7. 陰陽と七星論

　陰陽論は東洋医学の基礎理論になっています。世の中のすべてのものは月と太陽に象徴される陰と陽の二つの性質で分けられますが、この陰と陽はお互いに対立したり、制約したりしながら存在します。陰と陽のバランスが崩れると体に不調が生じて病気になります。

　したがって、陰陽の特性を明確に把握してないと、診断もできないし、治療結果の確認をすることもできないということになります。つまり、しっかりと陰陽の概念を捉えてなくては、正しい診断も的確で即効的な治療もできないのです。しかし、陰陽は象徴であり、一種の代名詞に過ぎないので、物事の見る方向によっては陰と陽が入れ替わってしまう事があります。たとえば、男が陽、女は陰と言いますが、性格で分ければ、肉食系の女子は陽、草食系の男子は陰となります。

　このように陰陽の概念が統一されていれば、陰と陽が入れ替わっても差し支えはないが、古典文献の中には時々陰陽の概念をあいまいなまま用いているため陰陽の使い方が入れ代わり、矛盾を生み出しているものもあると考えられました。

　つまり、適切な鍼灸治療を行うためには、陰陽の概念を整理する事が大切なのです。そして次に整理した陰陽の特性だけは覚えておきましょう。

　≪七星鍼法≫を組み立てていくのに多くの影響を与えた桜沢如一氏の『無双原理・易』の陰陽を参考を載せます。

■七星論の背景 - 無双原理・易

定理一：太極から陰陽が派生し、陰陽は感じることができる。
定理二：陰陽は動植物の生死のように、実有から派生して自然界に帰入する法則。
定理三：陰陽の特性の定義。
定理四：磁石の＋と－、男と女が引き合うように陰陽は相互に牽引する。
定理五：万物は全て陰陽が絡んだ集合体である。
定理六：一物とて変化せざるものなし、万物は全て変化する。
定理七：全てに陰と陽が含まれる。
定理八：森羅万象必ず陰か陽に偏る。
定理九：相互の力関係は陰陽の差に比例する。
定理十：磁石の＋と＋、－と－は跳ね返す作用がある。
定理十一：真夏が過ぎれば冬に向かうように最盛期に達すると後退の兆候が現れる。
定理十二：万物の中心は陽で外側は陰である。

> ### 原文
>
> 定理（一）：陰陽（以下陰陽を陰極と陽極とするも可）を生ずるものは実有である。
> 定理（二）：陰陽は実有より不断に派生し、分極し相関往来し栄盛し、不断に実有に帰入消滅する。此の実有は大極、無極、空、虚空、無限、絶対、永遠、などと呼ばれる宇宙万物の本質である。此の実有が陰陽を生ずる現象を分極作用と呼ぼう。
> 定理（三）：陽は求心、圧縮の性を有し、陰は遠心拡散の性を有し各々その反対なり。陽の求心圧縮力は自然の結果として音、熱、光、重さと云う現象に現れる。陰の遠心拡散力は寒という現象、軽さと云う現象に於いてみらるる。
> 定理（四）：陽は陰を、陰は陽を互いに牽引す。
> 定理（五）：森羅万象はあらゆる比例に於いて陰陽を荷帯せる実有大極の複雑にして無数なる微分子の集合体なり。吾々が宇宙と呼んでいるものもまた実は此の大極の一微塵毫に過ぎない。
> 定理（六）：森羅万象は単に種々なる程度の動的均衡を示す陰陽の集合体なり。一物と雖も不動、若しくは安定するなし。全ては不断永劫の変化運動にあり。何となれば大極実有の分極作用則ち森羅万象の根元が無始無休無終なるが為なり。
> 定理（七）：絶対的陰、若しくは絶対的陽なる事物は存在せず。（陰と云い陽と云うは相対的なり。全ては陰陽の集合体なり）
> 定理（八）：一物も中性なるものなし。必ず陰又は陽に多寡あり。分極作用と凝集作用不断に進展し、到る処に行わるる故なり。
> 定理（九）：森羅万象相互間の引力は各対者間の異性（陰陽）量の差に比例する。
> 定理（十）：同名の性は相排斥す。同性の二物の排斥力はその差に逆比例す。
> 定理（十一）：陰極まりて陽生じ、陽極まりて陰生ず。
> 定理（十二）：万物その内奥に陽を荷帯し、外側に陰を荷帯す。

　以上が桜沢如一氏の『無双原理・易』です。新城先生は「『無双原理・易』を最初の易学書として愛読したし、『無双原理・易』がなければ古典の矛盾を解くことも、≪人体惑星試論≫や≪七星鍼法≫を考えることもできなかった。」と述べています。この陰陽の概念は七星論を組み立てるのに理論的な背景になりました。

　陰と陽の性質を、無双原理・易で整理すると、≪陰陽の特性表≫ができ、それを基本にすれば陰陽判定ができるようになり、陰陽を治療でもライフスタイルでも活用できます。

　則ち、「何と比べて陰か、何と比べて陽か」という前に、陰陽の特性を優先させて「陽は収縮するし下降する。陰は拡散するし上昇する」と定理すれば、宇宙から人体までを一貫した理論で結びつけることができ、診断と治療を一貫して説くことができます。

陰陽の特性表										
陰	夜	日影	暗	地球	外郭	遠心力	拡散	冬	寒	弱	柔
陽	昼	日向	明	太陽	内郭	求心力	凝集	夏	暑	強	剛
陰	女	静的	虚	細長	軽い	上行性	消極的	淡い	斥力	泣	－
陽	男	動的	実	球形	重い	下降性	積極的	濃い	引力	怒	＋

　二つの物質が存在することで生じる万有引力は我々を地上に留めてくれるエネルギーです。太陽系惑星が太陽を中心にして軌道を回るのも、太陽と惑星間の間に万有引力が働くからです。

　宇宙の星座が天空を巡ったり、草木が伸びたりするのも二つの大きなエネルギーの力関係によって起った現象です。エネルギーにはプラスとマイナスがあり、プラスのエネルギーは収縮させる作用があり、それを陽性なエネルギー（陽気）と呼び、マイナスのエネルギーは拡散させる作用があり、それを陰性なエネルギー（陰気）と呼びます。そして陽性のエネルギーと陰性のエネルギーがバランスの取れた状態で宇宙は構成されています。人体も宇宙の産物なので、太陽系惑星からの影響を受けながら、人体自体がエネルギーのバランスをとっています。

■人体の陰陽

人体の表面は、頭髪、体毛などの陰性で包まれている。	陰
頭髪や体毛の生えているのは、皮膚という陽性である。	陽
皮膚と内臓を支えているのは、骨よりも陰性な筋肉や腱である。	陰
外部環境と接触して燃焼（代謝）をするのは陽性な六腑である。	陽
六腑と比べて静かな五臓は、体の奥で身体を守る。	陰
五臓六腑を支えるのは骨で、骨は非常に硬くて陽性である。	陽

★ 人体も陰陽が交互に入れ替わりながら構成されています。人体の最外部から陰→陽→陰→陽→陰→陽と、中心が陽になります。

■七星の陰陽

単純に陰陽だけで分類すると、太陽（極陽）→水星（陰性）→金星（陽性）→地球（陰性）→火星（陽性）→木星（陰性）→土星（陽性）になりますが、これを補寫理論に当てはめますと、次のようになります。

太陽（極陽）→水星（強い陰性）→金星（弱い陰性）→地球（陰性よりの中庸）→火星（陽性よりの中庸）→木星（弱い陽性）→土星（強い陽性）

参考

①水星と金星は「陰性」なので補法が良く効きます。
②地球と火星は中庸なので、バランスを取るのに効果があります。
③木星と土星は「陽性」なので、寫法がよく効きます。

Tips

治療中に気分が悪くなる

前腕の心包経と心経を指で解す。上半身への治療が原因なら足三里に、下半身への治療が原因なら合谷に刺鍼。右半身への治療が原因と思われるなら左半身の同位に、左半身への治療が原因と思われるなら右半身の同位に刺鍼。

前腕の心包経と心経を指で解すと、ほとんどの「気分の悪さ」を解消させることができるので、これだけは絶対覚えていたほうがいい。

■ 陰陽の見分け方

	陰性	陽性
陰陽の性状	遠心力が働く 拡張作用がある （広がる作用）	求心力が働く 収縮作用がある （縮む作用）
食べ物は	軟らかいものや 温かいものを好む 菜食が多い 甘味、酸味、辛味を好む	固いものや 冷たいものを好む 肉食が多い 塩味、苦味、渋味を好む
体質・体型	痩せた顔 冬（寒帯、亜寒帯）に弱い 体温は低い（冷たい） 痩せて背が高い 細長い体型になりやすい 皮膚や耳の中が湿っぽい	ガッシリした顔 夏（熱帯、温帯）に弱い 体温は高い（熱い） 太って背が低い 丸い体型になりやすい 皮膚や耳の中が乾きやすい
性格的には	暗い（空間）のが好き 物静かで温厚 静かを好む テンポが遅い 消極的 （飽きっぽい、諦めやすい） 緑、青、白、藍、紫の色が好み	明るい（時間）のが好き 荒っぽくて活動的 動くのを好む スピードがある 積極的 （ねばり強い、頑固） 赤、橙、黄、茶、金の色が好み
精神的には	精神的に弱い （泣く、悲しむ、寂しさ）	精神的に強い （喜ぶ、怒る、華やか）

8. 関節と七星

　惑星から人体に働くエネルギーは、背骨や肋骨や四肢の骨格、および各関節といった人体の各部位にも、各惑星と関係の深いエネルギーが強く働いています。
　七星の位置が分かれば即効治療に役立ちます。水は水で、金は金で、火は火で、木は木で、土は土で、即効的に治療ができると覚えておきましょう。
　人体のすべての部分を七星で区分することにより、治療もできます。
　まず、関節の七星を確認しましょう。

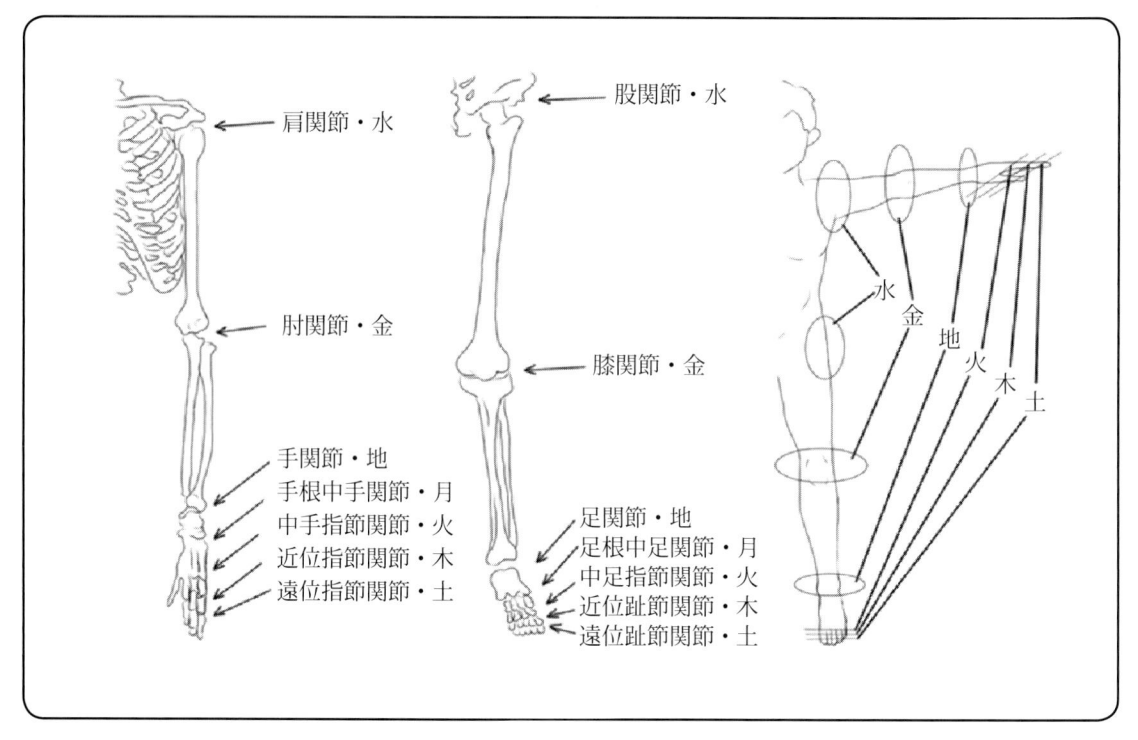

```
肩関節・水          股関節・水
肘関節・金          膝関節・金
手関節・地          足関節・地
手根中手関節・月    足根中足関節・月
中手指節関節・火    中足指節関節・火
近位指節関節・木    近位趾節関節・木
遠位指節関節・土    遠位趾節関節・土
```

（水・金・地・火・木・土）

※地・月（心包・三焦）は、人間が地球の産物で、地球や月と深い繋がりがある。

■ 臨床例
1）肩関節の痛みを胆経の環跳穴で治療ができるのは 肩関節が水（腎・膀胱）にあたり、環跳穴も水であるからです。
2）肘関節が痛いときに、左下腹（下行結腸で腹七金：100ページ参照）を押圧するだけで痛みが軽くなるのは、肘関節が金：肺・大腸と関係があるからです。
3）手関節の痛みが膻中（胸七地：103ページ参照）のお灸で取れるのは、手関節が地：心包・

三焦と関係があるからです。
4）中手指節関節が痛む時、玉堂（胸七火：103ページ参照）へのお灸で痛みが取れるのは、中手指節関節が火：心・小腸と関係があるからです。
5）手の近位指節関節が痛むときも、肝査穴だけで治すこともできます。近位指節関節が木である肝・胆に当たるからです。
6）足関節の痛みに、手の三焦経の原穴「陽池」に刺鍼したまま、足首を揺らすと痛みが取れるのも、陽池は関節配置では地で、経絡配置では「地」の衛星である「月」、則ち惑星での表裏関係で、「地」と同等の治療効果があるからです。

参考

★深谷灸法でよく言われる「肩髃穴で不妊や冷えや皮膚炎に効果がある」というのは、肩の関節配置が水（腎・膀胱）で、経絡が金（大腸経）となるので、先天の気を蔵す腎と、後天の気をもたらす胃腸が交わる経穴になり、生命エネルギーが整うからです。

★経絡の原穴が全て手関節と足関節の周囲にあるのは、七星論の関節配置で「地：心包・三焦」に当り、地球に生まれた生物として最も反応が出やすいと考えられるからです。

★ヘバーデン結節の痛みが、脾経の地機（郄穴）で取れるのも、七星論の関節配置で観ると、遠位指節関節が「土：脾経・胃経」になるからです。（地機でも効果はあるが、七星論での「脾査穴」を使うともっと効果がある。脾査穴は「土の土」（脾経の土）だからである）

上記は「七星鍼法」による例です。皆さんもすぐ治療できるでしょう。これだけでも七星論の即効性を理解できたのではないでしょうか。

では、十二正経の査穴を具体的に勉強してみましょう。

Point

関節は骨と骨を連結する重要な部分ですが、内臓に異変が生じると、関節に異変が起こります。例えば心臓病の人は左の肩関節が痛み、肝臓が原因の場合は右の肩関節に痛みが出やすいです。

Tips

鼠蹊部と足首捻挫

　足首の捻挫は女性に多い。それは経筋腱収縮牽引の原理6で説明するように、女子においては膣や子宮をとりまく筋膜群にまで、経筋腱収縮牽引が起こるからで、足首捻挫の治療は婦人科まで考えて行う。

　女性生殖器は男性の生殖器と違い、体幹に納められているし、複雑な機能があるので、婦人科の症状が出ていたら、脾査穴や血海や陰陵泉の圧痛を確認するが、時折、婦人科の症状が出ていない場合がある。

　そこで経筋腱収縮牽引の原理6を使い、恥骨結合部と鼠蹊部の圧痛を探るのであるが、そこに圧痛を見つけることができなければ、原理8を応用して大腿部のつけ根、すなわち内股の両側に蒙色が出ていないかを診る。

　最初に腰や骨盤の歪みを調べ、歪みがあれば骨格矯正鍼で矯正するのが治療のコツで、軽い捻挫なら足三里から臨泣まで巨針を透刺して、経筋腱収縮牽引の調整をすれば、たいていはそれで済む。

　しかし、何ヵ月も何年も引きずっている捻挫なら、必ず体幹の経筋腱収縮牽引と、鼠蹊部の経筋腱収縮牽引の調整まで行なう必要がある。則ち、骨盤周辺の経筋腱収縮牽引も整えるわけです。

　婦人科が関わっていれば、大腿内側と仙骨後部への巨針をする時もあるが、多くは全ての陰査穴と婦人科鍼で治まる可能性が高い。それから捻挫で痛みのあるところに数箇所、刺鍼かお灸をする。

　稀に、骨盤や腰椎の矯正が上手くいかないこともあるが、それは生殖器の内部でひどい経筋腱収縮牽引を起こしていると診て、原理12を応用する。

　則ち、偏食が原因の場合は、偏食を正すことが第一番目の治療になるが、それをしなければ、どんな靴をはいても簡単に捻挫するし、何度も同じ足を捻挫する。そして、最悪は股関節の障害を起こすこともある。

　逆に言うと、何度も同じ足首を捻挫したり、股関節に異常を感じたりしている人は、骨盤腔内で経筋腱収縮牽引を起こしているので、骨盤腔内の臓器を整えるための食養生をしたほうがいい。

▶▶▶ 第二段階

即効的な治療ができる査穴

1. 心身の不調をチェックして査穴で治療に挑戦しましょう
2. 臓腑と査穴
    1) 腎査穴・膀胱査穴 (水)
    2) 肺査穴・大腸査穴 (金)
    3) 心包査穴・三焦査穴 (地)
    4) 心査穴・小腸査穴 (火)
    5) 肝査穴・胆査穴 (木)
    6) 脾査穴・胃査穴 (土)
3. 宙（督脈・任脈）
4. 任督と脾腎

七星鍼法での治療は即効性が特徴です。

―新城三六―

1．心身の不調をチェックして査穴で治療に挑戦しましょう

　これからは査穴を一つずつ勉強しましょう。七星論の水→金→地→火→木→土の順序で考えてみましょう。
　査穴が病気の反応所、診察点、治療点であるので臓腑の異常がわかればすぐ治療ができます。次にあげた項目が多い臓器には該当の査穴に鍼と灸で治療すれば病気を未然に防ぐこともでき、病気の治療と改善にも効果的です。十二経絡の査穴の位置を覚えましょう。

■査穴の基本
① 査穴の効果としては、急性疾患に用いる「郄穴」のようでもあるし、合穴や原穴のようでもあります。
② 査穴の位置するところは、基本的に前腕と下腿とします。
③ ツボの名称は、検査の意味を含めたテスト鍼の意味で「査穴」と称することにします。
④ 表記方法は、肺経の査穴なら「肺査穴」、肝経の査穴なら「肝査穴」と記します。
⑤ 取穴方法は肘関節から手関節まで、あるいは膝関節から足関節までを図で示した寸法で取穴します。

> **Point**
> 　穴位は基本的には伝統的な経穴に合わせてありますが、査穴を探す場合は、一般的な経穴もそうであるように、最終的には術者の手指感覚が大切になります。

　次は全体的な査穴です。各々の査穴を学習する前に大体の査穴の位置を頭に入れてみましょう。

45　第二段階　即効的な治療ができる査穴

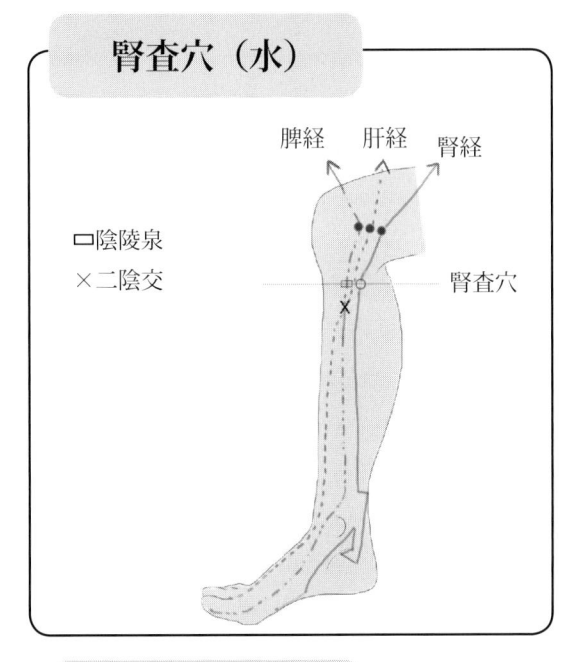

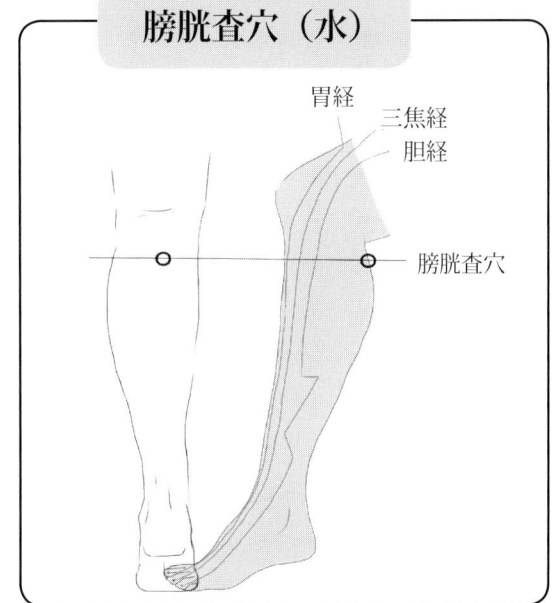

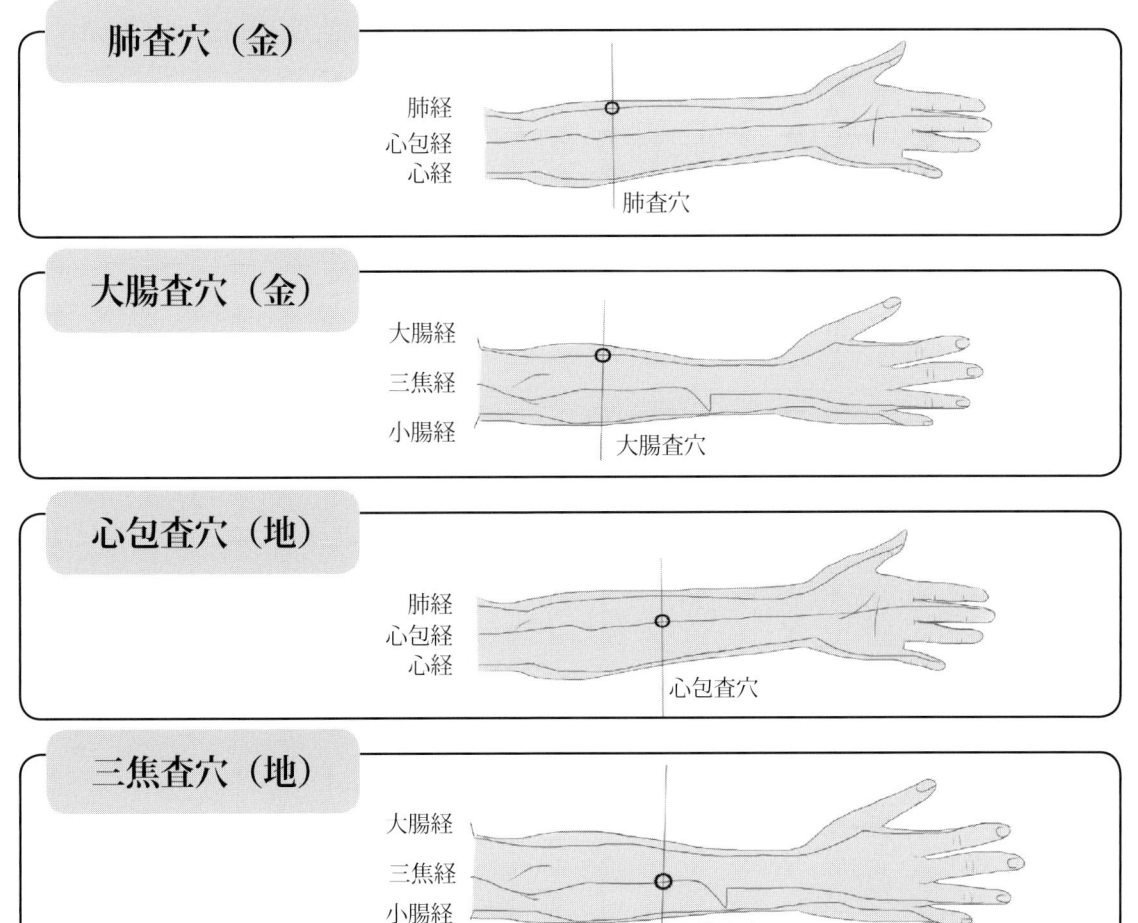

腎査穴（水）

脾経　肝経　腎経
□陰陵泉
×二陰交
腎査穴

膀胱査穴（水）

胃経
三焦経
胆経
膀胱査穴

肺査穴（金）

肺経
心包経
心経
肺査穴

大腸査穴（金）

大腸経
三焦経
小腸経
大腸査穴

心包査穴（地）

肺経
心包経
心経
心包査穴

三焦査穴（地）

大腸経
三焦経
小腸経
三焦査穴

心査穴（火）

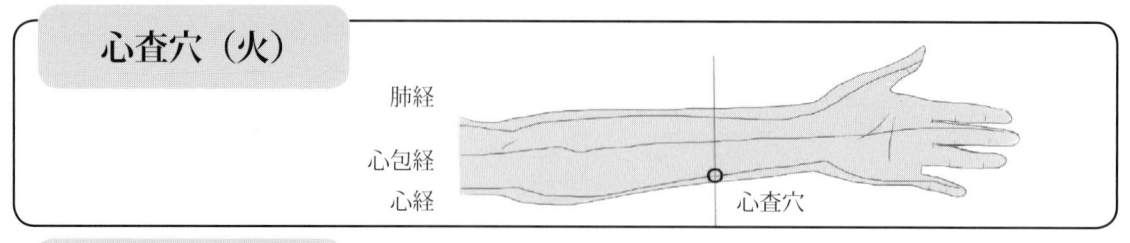

肺経
心包経
心経
心査穴

小腸査穴（火）

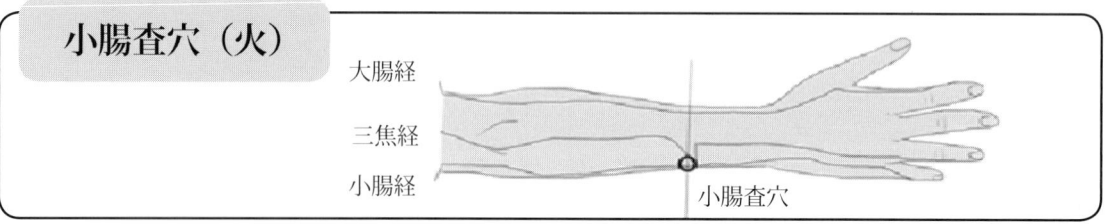

大腸経
三焦経
小腸経
小腸査穴

肝査穴（木）

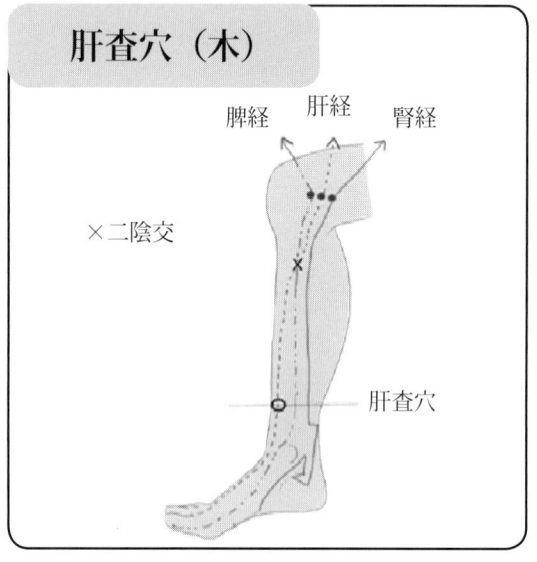

脾経　肝経　腎経
×三陰交
肝査穴

胆査穴（木）

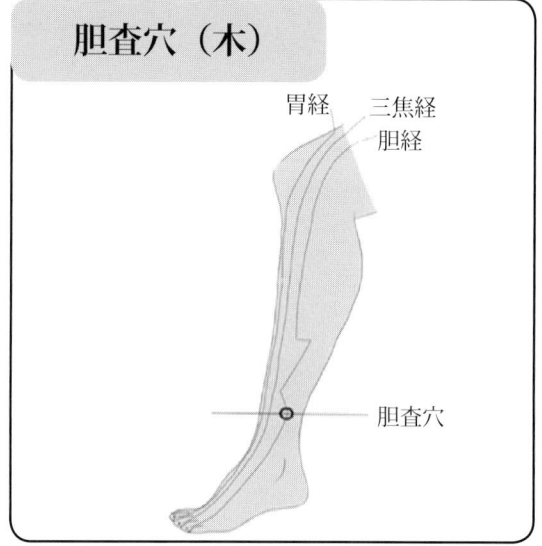

胃経　三焦経
胆経
胆査穴

脾査穴（土）

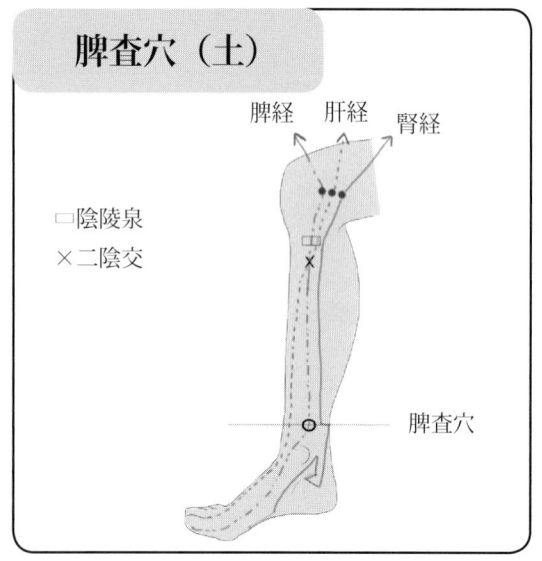

脾経　肝経　腎経
□陰陵泉
×三陰交
脾査穴

胃査穴（土）

胃経　三焦経
胆経
□陽陵泉
胃査穴

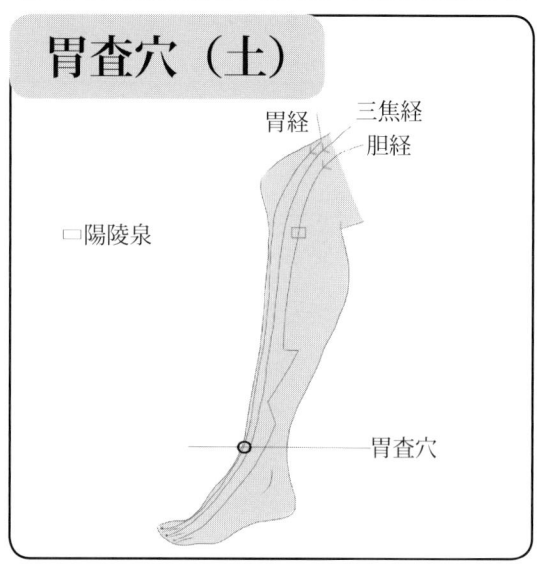

47　第二段階　　即効的な治療ができる査穴

2. 臓腑と査穴

1) 腎査穴・膀胱査穴 (水)

心身の不調を診断してチェックしながら査穴を活用してみましょう。

まず、七星論の水に該当する腎査穴・膀胱査穴を確認してみましょう。

腎査穴

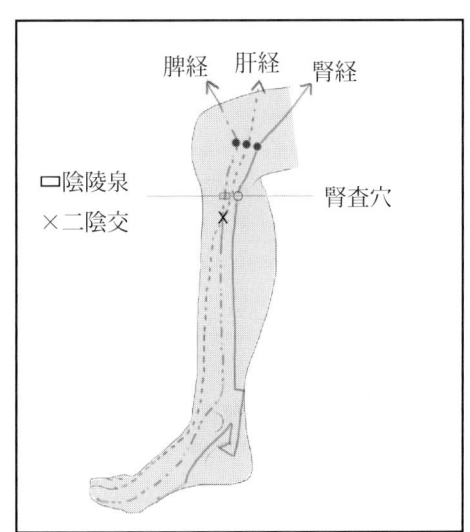

下腿内後側で、陰陵泉と同じ高さ、陰陵泉より後方二横指、腓腹筋内側頭に取ります。

水（腎）の変調

虚の場合

- □ 腰や背が痛む。
- □ 排尿しにくい。（透明の尿）
- □ 腹が張る。
- □ 頸部がだるい。
- □ 炎症や膿の病が多い。
- □ 汗をかかない。
- □ 小腹が痛む。
- □ 根気がなくなる。
- □ 気が小さくなる。
- □ 恐がる。

- □ 精力や性欲減退。
- □ 足腰が冷える。
- □ 後頭部の酷い凝り。
- □ 皮膚に艶がなく黒ずんでいる。
- □ 塩辛い物を好む。
- □ 下痢と便秘を繰り返す。
- □ 尾骨が捲くれて痛む。
- □ 左右のいずれか腰痛。
- □ 潰瘍性疾患。
- □ 歯茎が黒い。

実の場合

- ☐ 排便、排尿がしづらい。
- ☐ 仰向けになれない。
- ☐ 喘ぐ。
- ☐ 若禿げ。
- ☐ 尿の色濃い。
- ☐ 耳鳴り。
- ☐ 頑張り屋。
- ☐ 頑固者。
- ☐ 足の裏が火照る。
- ☐ 膝内後側の痛み。
- ☐ 左右共に腰痛。(前屈ぎみ)
- ☐ 腰痛性側弯。
- ☐ 肩関節・股関節が痛む。
- ☐ 便秘。
- ☐ 精力旺盛。

腎の主な働き

1. 腎は生命の根本的なエネルギーである腎精を蔵します。腎精は成長、発育を促します。
2. 体内の水分代謝は腎の作用によります。
3. 骨と髄の成長に深く関わります。
4. 腎の不調は二陰(尿道と肛門)と耳などに生じやすいです。
5. その華は髪にあり、養い育てるのは骨です。
6. 腎は肺から吸入した気を腎におさめる納期作用をします。腎がうまく作用しないと、肺は正常な呼吸が難しいです。

参考

腎は太陽エネルギーの影響を強く受けているわけで、腎を補うには太陽エネルギー(督脈)を補えばいいということで、督脈を補すことは補腎になり、腎気が上がれば粘膜の代謝も上がり、粘膜も強くなるので健胃にもなります。逆に督脈を寫せば、腎気も胃気も低下します。

督脈から流れてきた精気が、水(腎・膀胱経)の機能を活性し、水の機能が活性されると、血液が浄化されて血液がきれいになります。腎の異変で血液が汚れると、肺・大腸にも悪い影響を及ぼし、鼻炎、肺炎、風邪、腸炎、潰瘍性大腸炎、切痔、難治性の皮膚炎、アレルギー等が発症しやすくなります。更に腎不全になれば、肺炎や尿毒症で命を脅かされることもあり、血液が汚れれば心臓への負担も大きくなります。しかし、その流れは相剋関係にもなります。例えば、腎に異常が発生すると、腰痛が起りやすいです。なぜなら腰痛は即督脈の流れを悪くし、督脈上に病状が現れるからです

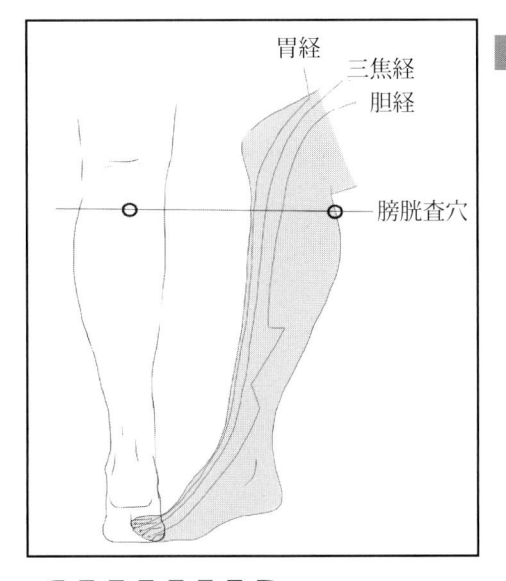

第二段階　即効的な治療ができる査穴

膀胱査穴

(図: 胃経、三焦経、胆経、膀胱査穴)

後下腿部で、腓腹筋の内・外両頭の筋溝、陽陵泉と同じ高さに取ります。

水（膀胱）の変調

虚の場合
- □ 下腹が張る感じ。
- □ 腰背疼痛。
- □ 頸部がだるい。
- □ 膝が痛い。
- □ 膝に力が入らない。
- □ 頻尿。尿漏れがある。
- □ 背中がぞくぞくする。

実の場合
- □ 背中から踵までの引き攣り。
- □ 体が重苦しい。
- □ 膝裏の痛み。
- □ 踵底の痛み。

膀胱の主な働き

1. 水液が聚まり、水液を体外に排泄します。
2. 腎と膀胱は表裏の関係にあります。

> **参考**
>
> 　鍼灸学での「膀胱経」は、顔面から頭部、後頚部、背部・腰部の脊柱両側、仙骨後部、大腿後部、下腿後部を通り第五趾に到達するので、その経絡流注で起る病状は、全てが膀胱経と関係することになります。臨床で多く診られるのが膝痛であります。
>
> 　膀胱経は脊柱両側を通るために、督脈の異常も膀胱経に現れることが多く、膀胱経の治療点で督脈を調整することもでき、水（腎・膀胱）は火（心・小腸）とも関係が深いので、膀胱経を使って心・小腸を調整することもできます。
>
> 　女性においては、婦人科からの症状と間違う場合もあるので、その鑑別は任脈の中極や下中極と脾経の脾査穴の圧痛や押圧による触診を使います。

Tips

> **病気と治療**
>
> 病気や症状というのは、大きく３つに分けて考えると、答えが出てくる。
> ① 臓腑の盛衰（治療は鍼灸なら経絡調整）
> ② 表証の盛衰（治療は筋肉や骨格の調整）
> ③ 栄養の問題（治療は栄養の過不足を調整）

2) 肺査穴・大腸査穴 (金)

心身の不調を診断してチェックしながら査穴を活用してみましょう。

七星論の金に該当する 肺査穴・大腸査穴を確認してみましょう。

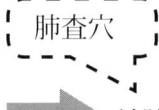

肺査穴

➡ 前腕の腕橈骨筋上で、肺経の孔最穴（尺沢から3寸下）と同じ高さです。

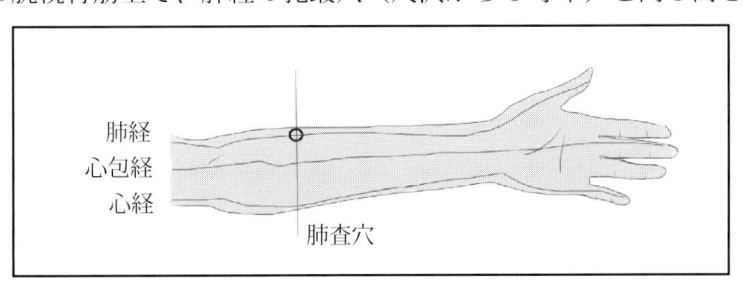

金（肺）の変調

虚の場合

- □ 脇肋部が痛む。
- □ 身重疼痛。
- □ 皮膚のやつれ。
- □ 喘咳寒熱。
- □ 寒気がする。
- □ 軽い咳が出る。
- □ 風邪を引きやすい。
- □ 鼻水が出る。
- □ 皮膚が透明のような白さ

実の場合

- □ 胸が重苦しい。
- □ 深い息が出来ない。
- □ 大きな咳と痰。

肺の主な働き

1. 肺はすべての脈が集まり、気を司ります。
2. 呼吸作用があります。
3. 生気の調節をします。

4. 魄を蔵します。
5. 華は毛にあり、皮膚を養い育てます。
6. 肺の異常は鼻に異常をもたらし、鼻の異常は肺に異常をもたらします。
7. 鼻に司り、七香を知ります。
8. 心と密接な関係にあり、全身の生命活動を調整します。

参考

　七星の流れからすると、水（腎・膀胱）→金（肺・大腸）となるので、その母である腎が正常であれば、その子である「肺・大腸」も正常であり、その母である腎に異変が起れば、その子である「肺・大腸」にも異変が起ります。

　古典では、皮膚の異常は肺が原因となっているが、臨床家は肺と表裏関係にある大腸が原因と考えており、大腸の治療ができなければ難治性の皮膚疾患を治すことはできません。

　肺疾患の特徴としては、肩と上胸部に酷い凝り症状が現れます。肩凝りは誰もが経験する症状ですが、時として肺疾患の場合があるので、中府、雲門辺りを探って肺の異常を確認する必要があります。

大腸査穴

→ 前腕の後橈側で、大腸経の上廉穴に同じ。曲池から3寸下で取ります。

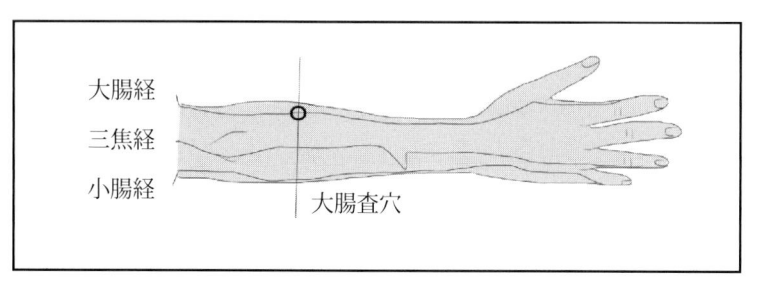

（図：大腸経・三焦経・小腸経、大腸査穴）

金（大腸）の変調

虚の場合
- ☐ 皮膚が痒い、粉を吹く。
- ☐ お腹が張る。
- ☐ 下痢。
- ☐ お腹がゴロゴロする。
- ☐ 唇が乾く。
- ☐ 腰痛。
- ☐ 肩関節や膝関節の痛み。

実の場合
- ☐ 便秘気味。
- ☐ 膝前面の痛み。
- ☐ 左臀部から大腿外側の痛み。

大腸の主な働き

1. 大腸は伝道の官で、食物の変化したのがここより出ます。
2. 肺と合す。則ち肺との表裏を表します。
3. 大腸は浄化器官の一つです。

参考

　肘痛や膝痛で鍼灸院に来る患者さんは多いが、肘や膝は関節七星で診ると、金（肺・大腸）にあたり、肺経や大腸経で取れる痛みも少なくないです。特に膝関節の痛みは大腸に関係する場合が多く、難治性の膝痛でも、腹部七星の「金」への施灸で治る人は多いです。

　大腸に異常が発生すると、腎の排泄機能を多く必要とし、腎臓は過重労働を虐げられることになります。その症状としては、「老人性掻痒症」や「粉を吹く皮膚」が挙げられます。

　また、アトピー性皮膚炎は、大腸の代謝が悪いと、すぐにも皮膚症状が悪化します。アトピーに限らず、難治性の皮膚疾患は大腸の治療から始めるほうが賢明と言えます。

　大腸の代謝異常は、多くの器官に病状を引き起こし、さまざまな疾患に陥る原因になるということですが、大腸を整えることは、生命力（免疫力）を高めるとも言えます。故に、大腸は免疫に貢献する器官です。

　小腸大腸から運ばれてきた血液が肝臓に入るとき、肝臓が硬いと門脈が滞り、上手く肝臓に血液を送りこむことができず、大腸で血管が膨らんでしまい、それが痔核をつくり、イボ痔を発生させます。また、肝臓は「筋膜を主る」ので、肝機能が低下すると、「大腸の筋」も機能低下し、大腸の蠕動運動が上手くいかずに便秘が起り、再び大腸での自家中毒や血液汚染の原因になり、肝臓に負担をかけることになります。

3) 心包査穴・三焦査穴 (地)

心身の不調を診断してチェックしながら査穴を活用してみましょう。

七星論の地に該当する心包査穴・三焦査穴を確認してみましょう。

心包査穴

➡ 前腕部の中央にして、橈側手根屈筋と長掌筋の間。

心包経の郄門穴と同じ高さです。

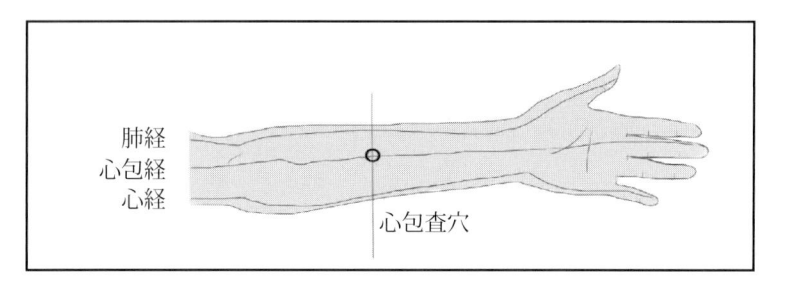

（図：前腕部 — 肺経、心包経、心経、心包査穴）

地（心包）の変調

虚の場合

- ☐ 音の聞こえが悪い。
- ☐ 頭痛。（頭がぼっーとする。）
- ☐ 眩暈。
- ☐ 左顔面の異常。
- ☐ 手関節・足関節の痛み。
- ☐ 全身倦怠。
- ☐ 左肩甲骨内側の凝り。
- ☐ 眠りが浅い。
- ☐ 動悸や息切れ。
- ☐ 皮膚色は暗赤色。

実の場合

- ☐ 頭の芯が重い。
- ☐ 頭痛と腹痛がよく起る。
- ☐ フラツキ。
- ☐ 顔色が黄色い。
- ☐ 目が赤い。
- ☐ 咳が出る。

心包の主な働き

1. 心包は心臓を包み、保護します。
2. 心臓の護衛をします。
3. 喜怒哀楽の感情を主ります。
4. 三焦経と表裏の関係にあります。

参考

　七星の流れで、地（心包・三焦）の前にある、金（肺・大腸経）の機能が正常だと、肺でガス交換した血液はきれいで、心包（心筋と考えます）への負担が減り、臓腑や筋肉、骨、皮、毛を潤してくれます。逆に、金（肺・大腸経）の機能が低下すると、肺でのガス交換がうまくいかず、血液は汚れ、心包（心筋）に負担がかかり、心包（心筋）に疲労が出て代謝が落ち、全身に十分な酸素供給ができなくなり、諸器官の代謝まで落ちてしまいます。

　臨床では、心包（心筋）と肝の関係は非常に深く、鍼灸治療では心包経と肝経を頻繁に用います。それは七星論で、「心包イコール心筋」と仮定するからです。「心包は心臓の筋肉である」と想定したら、「肝は筋膜を主る」ですので、肝に異常が発生すると、当然心包（心筋）にも異常が発生します。

三焦査穴

▶ 前腕背部の中央にして、総指伸筋と小指伸筋の間で、大腸経の温溜穴の高さに取ります。肘関節と手関節の中央です。

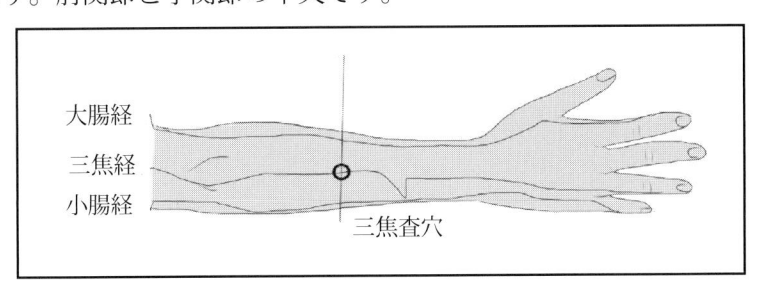

大腸経
三焦経
小腸経
三焦査穴

地（三焦）の変調

虚の場合
- ☐ 聴覚が曖昧。
- ☐ 喉腫れて腫脹閉塞する。
- ☐ 体表が冷たい。
- ☐ 寒がり。
- ☐ 太陽穴の痛み。

実の場合
- ☐ 側頭痛。
- ☐ 肩の後方の痛み。
- ☐ 手の甲全体の熱感。

三焦の主な働き

1. 三焦は脾胃大腸小腸膀胱と合せて穀物倉庫の本家です。
2. 食物を腐熟消化し、気血津液の調整作用をします。
3. 五臓の濁気を受納する輸写作用をします。
4. 三焦は水液を疎通し、全身の水の道を主宰します。
5. 皮膚腠理の間を温養する熱作用をします。
6. 心包経と繋がって連属します。

参考

　足の三焦経とは：新城先生が見つけた下腿に流れる三焦経です。下焦は足の第3趾に至るので足の三焦経と言えます。冷え症を治す「三温鍼」(64ページ参照) で、第3趾に刺鍼することで左右の体温のバランスを整えます。また、手の三焦経にある陽池で足関節の矯正ができます。第3趾が下腿三焦経が至るところとすると、その途中にあるツボ (傍谷：93ページ参照) は六腑の治療に使えます。

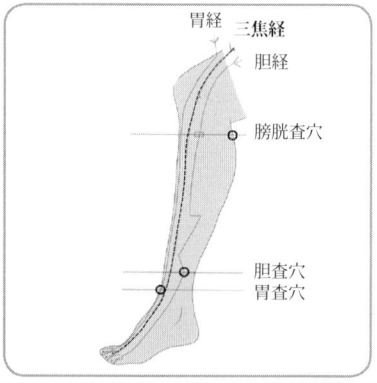

例) 下肢三焦査穴

　「右膝から下の外側が痛い」という人がおり、痛みのあるところを触ってもらうと下腿三焦経でした。脈診をすると心包も三焦も虚しているので左手の三焦査穴に5番鍼を刺鍼して3分置針したら、痛みが完全に取れました。その後仰臥になったら、お腹がゴロゴロ鳴り出しました。消化器系が動き始めた証拠です。

4）心査穴・小腸査穴 (火)

　心身の不調を診断してチェックしながら査穴を活用してみましょう。
　七星論の火に該当する心査穴・小腸査穴を確認してみましょう。

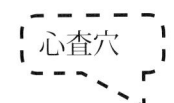

⌐ ￣ ￣ ￣ ￣ ¬
｜ 心査穴 ｜
└ ＿ ＿ ＿ ＿ ┘

➡ 前腕部で、心包経の郄門穴と大陵の中間の高さ、尺側手根屈筋腱の母指寄りに取ります。心包経の間使穴の高さです。

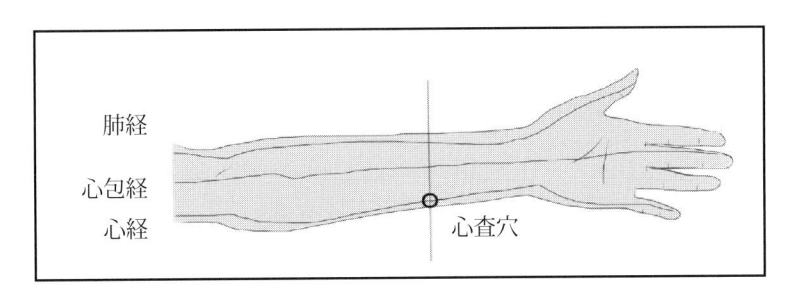

（図：前腕部　肺経／心包経／心経／心査穴）

⌐ ￣ ￣ ￣ ￣ ￣ ￣ ¬
｜ 火（心）の変調 ｜
└ ＿ ＿ ＿ ＿ ＿ ＿ ┘

虚の場合

- □ 精神散逸の気。（自律神経失調）
- □ 心痛や不整脈。
- □ 顔色がどす黒い。
- □ 不眠。
- □ 立ち眩み。
- □ 左顔面異常。
- □ 赤ら顔。
- □ 毛細血管拡張。
- □ 眩暈。
- □ 味覚がない。
- □ 耳鳴り。
- □ よく笑う。
- □ 咳嗽。
- □ 大汗をかく。
- □ あくびがよく出る。
- □ 身熱あり。
- □ 疲れ易い。
- □ 顔色が赤い。
- □ 肘内側や小指の異変。
- □ 中手指節関節異常。
- □ 体調が急変する。
- □ 大腿後側の凝り。
- □ 足額部が痛む。
- □ 上肢・下肢が浮腫む。

実の場合

- □ 背上部の異変。
- □ みぞおち部の異変。
- □ 口が渇く。
- □ 体調の急変で動けない。
- □ 後頭部の凝り。

> 心の主な働き

1. 心は人体活動を主宰します。
2. 血脈を主ります。
3. 精神作用を主ります。
4. 舌を主り、七味を知ります。
5. 表面では顔に現れます。
6. 病状は熱を嫌い、汗が出て、おくびが出て、笑うようになります。

> **参考**
>
> 　自律神経失調症と診断された人の多くが、心に異常があり、心を整えることで精神的な疾患を治療することができます。
>
> 　人間の死亡を確認するのには、まず心臓の鼓動を調べます。心臓の鼓動があれば生きる望みがあるわけで、心臓が全ての臓腑を支えていると考えるので、「心は神」と云われます。
>
> 　心の働きを正常に保つには、腎の力が必要になります。則ち上焦の働きと関係するわけですが、腎間の動気で起った精は、心に活力を与え、全身を潤す気血の元を創ります。逆に、火（心・小腸経）の機能が低下すると、不整脈などが起るとされ、全身への血液循環は悪くなり、特に頭部への血液供給が低下するために、頻繁に頭痛を起すようになり、表裏関係にある小腸も機能低下を起すので、消化がうまくいかずに頻繁に下痢を起し、栄養吸収がうまくいかずに痩せてきます。
>
> 　心に異常が発生すると、左肩甲骨内側に凝りが生じ、その凝りが経筋腱収縮牽引(179ページ参照)という現象を引き起こし、胸椎上部や頚椎を歪めてしまい、目眩や耳鳴り、顔面神経麻痺等、心包の異常と同じような症状を起す場合もあります。

小腸査穴

前腕背部にして、尺側手根屈筋と尺側手根伸筋の間、手関節中央から肘関節に向かい3寸のところに取ります。大腸経の偏歴の高さです。

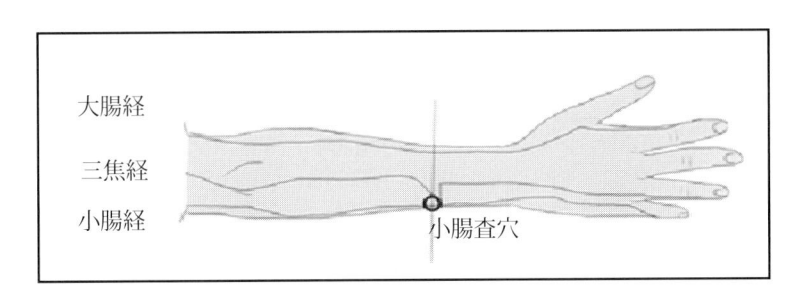

火（小腸）の変調

虚の場合

- □ 下痢。
- □ 痩せる。
- □ 頚が細い。
- □ 首筋、肩の異変。
- □ 上肢小腸経の異変。

実の場合

- □ 太陽穴や側頭部の痛み。
- □ 食べながら消化する。（健啖）

小腸の主な働き

1. 胃で消化された栄養素を受け取り、器官が利用しやすい状態にして全身に送る役目をします。
2. 心と小腸は表裏を成します。

> **参考**
>
> 　小腸は、胃から送られてきた食物成分を、念入りに混ぜ合わせ、さらに胆嚢や膵蔵から送られてくる消化液と混ぜ合わせて、栄養吸収がスムーズにできるようにします。その時、毒素を作る細菌などが混ざっていると、痙攣が起き、激痛に襲われ、心臓の拍動も激しくなります。則ち「食あたり」ですが、細菌やウイルスの種類によっては命もあぶないです。食あたりによる下痢を治すには、第二趾の付け根（中足指節関節）の「裏内庭」に熱く感じるまでお灸をします。
>
> 　また、動悸が起る人には、裏内定の少し前にある「第二生泉水穴：93ページ参照」へのお灸がよく効きます。これは、七星論での足底配置では、中足指節関節は「火」に当り、「火」は心・小腸の病状をよく治すからです。
>
> 　心に異常があるときに、臍の下で気海穴の横にある大巨に刺鍼して症状を治めることができるのは、大巨は七星論での腹部七星で火（心・小腸）に当るからで、臓と腑の陰陽（表裏）関係を利用するわけです。

Tips

華陀夾脊の使い方

　椎間板ヘルニアのように大きく骨格が歪む疾病は、筋層にもズレが生じているので、それを取り除くことが早期回復への道になる。故に、そんな時は深鍼をする。

　それには、華陀夾脊を使うのがいいのですが、華陀夾脊を使うときは、督脈から外方1寸ぐらいで、上下の横突起の間を通すようにすると効果的な治療ができる。

　則ち、腰部なら大腰筋まで到達するように刺鍼する。但し、胸椎上部では気胸の危険があるので、深鍼はしないし、胸椎上部で華陀夾脊を使う必要のある症状は診たことがない。

　また、華陀夾脊の目的は、あくまで筋層のズレを取ることであると考えているので、一般的な腰痛などでは使う必要はない。

5) 肝査穴・胆査穴 (木)

心身の不調を診断してチェックしながら査穴を活用してみましょう。

七星論の木に該当する肝査穴・胆査穴を確認してみましょう。

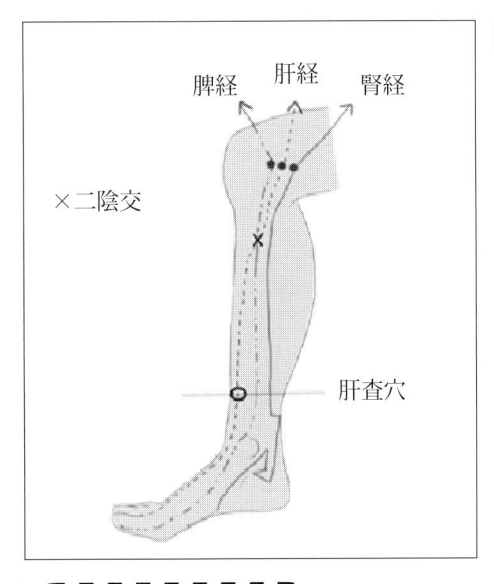

肝査穴

⇒ 下腿内側下方で、肝経上の脛骨粗面、脾経の三陰交と同じ高さ、内果の上3寸に取ります。

木（肝）の変調

虚の場合

☐ 恐れ慄く。
☐ 不眠。
☐ 右顔面異常。
☐ 胸や脇が痛む。
☐ 立ち眩み。
☐ 短気、イライラする。
☐ 全身倦怠感。
☐ 目の疲れ、涙目、視力の衰え。
☐ 顔色や皮膚が青っぽい。
☐ 肝臓部の痛み。
☐ 外反拇趾。
☐ 精力減退。

実の場合

☐ 興奮しやすい。（怒りっぽい）
☐ ヒステリック。
☐ 大声で怒鳴る。
☐ 持久力がない。
☐ 食後に右側腹部が重い。
☐ 食欲低下だが食べられる。
☐ 目の奥の痛み。
☐ こむら返り。
☐ 右背・右肩の凝りや痛み。

肝の主な働き

1. 人体に有害なものに対して防御作用に働きます。
2. 全身の気の働きを調節します。
3. 血液の貯蔵と育成と循環の調節作用をします。
4. 判断力や計画性などの精神活動を支配します。
5. 筋膜を司ります。
6. 目と爪と関係が深いです。
7. 感情面で影響が多いです。怒りは肝を傷付けます。

参考

　肝臓の働きは、免疫や代謝の管理や、吸収された栄養素から血液成分を作り、エネルギーや栄養の補給や貯蔵、消化液や酵素やアンモニアの生成等多岐にわたります。肝臓に貯えられないほどの栄養素が入ってくると、筋肉に栄養素を貯えるようになり、それでも栄養素が過剰に入ってくると、痙攣（こむら返り）が起り、栄養素を消費させようとします。

　肝臓は分解処理した不要物質や不要成分を腎臓に送り、腎臓は血液を濾過してきれいにするために、肝臓から送られてきた不要物質や不要成分、或いは過剰な水分等を尿として体外へ排出する働きをします。ところが、肝臓から送られてくる不要物質や不要成分によっても腎臓は傷つけられることがあります。故に「肝腎要」と言われます。

　肝臓は「物言わぬ臓器」とも言われ、なかなか痛みを感じませんが、異常が発生すると、右背や右肩に凝りをつくり、それが経筋腱収縮牽引を引き起こします。右肋下部や右背の腫れや痛み、五十肩、腰痛、右肩凝り、腱鞘炎、ガングリオン、右顔面の引き攣り、目の奥の引き攣り、消化器系の異常、頻尿、腰痛、膝痛、こむら返り、外反拇趾、等々を引き起します。

胆査穴

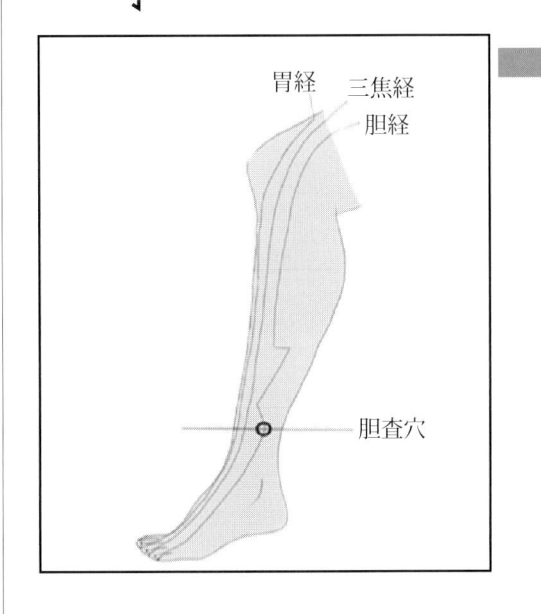

外側下腿部で、外果の上3寸で取ります。
（懸鐘に同じ）

図中ラベル：胃経、三焦経、胆経、胆査穴

木（胆）の変調

虚の場合
- □ よくめまいがする。
- □ 寒気がする。
- □ 溜息が出やすい。
- □ 皮膚に艶がない。

実の場合
- □ 右側腹部の痛み。
- □ 偏頭痛。
- □ 下痢か便秘。
- □ 白眼が青い。

胆の主な働き

1. 正確な判断を下す能力があります。
2. 十一の臓腑の決定権があります。
3. 肝と表裏関係にあります。

> **参考**
>
> 　陽経である胆は胆汁によって、消化吸収を助ける機能を持ちます。胆汁の分泌が不調になると、飲食物が胃から逆流したり、胆汁が口に出て苦くなります。肝と表裏関係にあるため、ストレスの影響を受けやすいです。
>
> 　胆囊に異常が起ると、側頭部の頭痛が出やすいが、胆査穴や胆経の原穴を寫すれば偏頭痛は即座に治せます。
>
> 　胆経は、人体を前面と後面に分けるラインですが、体の左右の伸縮を調整するときにも有効で、体が片方に歪んでいるときに、縮んでいる側の胆経を寫せば、症状を緩和させることができます。

Tips

冷え症治療の三温鍼

「冷え症を治せる鍼」の方法である。

　理論は、三焦経は、太陽エネルギーを濾過して、腎間で動気を起していると仮定して、腎間の動気は人体内の精気を活性化する作用があると考えられる。そこで三焦経の生穴（五行穴での井穴に相当）を刺激すれば、三焦の精が発揮され、全身に精を隈なく廻らすことができる。その場合、両足の三焦経の生穴にも刺鍼すれば、左右の平衡も調整することができる。

方法：

① 02番を使う。
② 右手薬指の橈側で、表裏の肌目、末節骨中間辺りの高さから、手首に向けて斜刺。
③ 第三趾の拇趾側で、表裏の肌目、末節骨中間辺りの高さから、足首に向けて斜刺で刺鍼。一往復を一回として、ゆっくりした捻鍼で10回捻鍼する。
④ 右手薬指に刺鍼した鍼をゆっくり、痛みの出ないように、静かに捻鍼する。
⑤ 患者さんが体の一部に温かみを感じたら、そのまま置鍼する。
　置鍼は、右手薬指の捻鍼を始める時点から8〜10分。
⑥ 二回目の治療以降は、ほとんどの人が、右手薬指の施術だけでOKである。
　体で感じる温もりは、腰、則ち腎間から暖かくなる人が多いが、人によってお尻や太ももの裏、ふくらはぎ、足首、或いは肩や後頭部と、温もりを感じる場所が違う。

6）脾査穴・胃査穴（土）

心身の不調を診断してチェックしながら査穴を活用してみましょう。

七星論の土に該当する脾査穴・胃査穴を確認してみましょう。

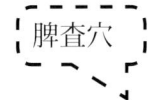

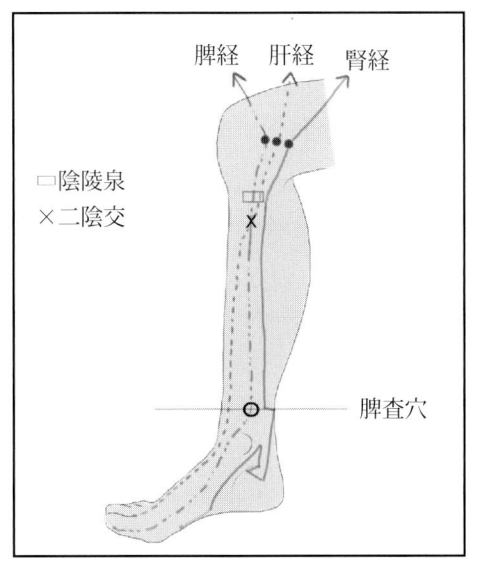

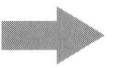

脾査穴

図中ラベル：脾経　肝経　腎経／□陰陵泉　×三陰交／脾査穴

下腿内側下方で、脾経の長指屈筋腱上、内果から1.5寸上、新穴の肝炎点と同じ高さに取ります。

土（脾）の変調

虚の場合

- □ 九竅通じず。
- □ 噛まずに飲み込む。
- □ 体重節痛。
- □ 食欲にむらがある。
- □ 胃部が重い。
- □ 頚から腰までがだるい。
- □ 全身がだるい。
- □ 冷たい物を欲しがる。

実の場合

- □ 体重く足がだるく四肢が挙らない。
- □ 頚から腰までの凝り。
- □ 取り越し苦労をする。
- □ 居眠りをしやすい。
- □ おならがよく出る。
- □ 物忘れが激しい。
- □ 記憶力の低下。
- □ 皮膚の色が黄色い。

脾の主な働き

1. 七方で中央を占めます。(任脈・督脈と同位)
2. 甘を生じ、肉を育成します。
3. 黄色を示し、口(唇)に開竅し、病は舌を本とします。
4. 脾胃が協力して飲食物の精を全身に運び、七味を調整します。
5. 肝、心、肺、腎を長養し、筋骨や肌肉を栄養します。
6. 四肢を動かし、九竅を通じさせます。
7. 湿で浮腫んだり膨満したりする症状を防ぎます。

参考

　東洋医学で云う「脾」は、膵臓も含めています。よって脾の機能低下は膵液の分泌も悪くなり、脂肪分解作用も低下し、胃の働きも落ちます。その結果、患者さんが感じる症状は胃の変調と思われても、実際には脾臓や膵臓の変調である場合が多いです。

　鍼灸学では、脾と胃は表裏一体としますが、解剖学としての位置も表裏になっています。ですから、脾に変調が出ても、胃に変調が出ても、最初の症状は胃部に出る場合が多く、胃腸科でも誤診が多いです。しかし、病が重くなると背中に痛みが出るのですぐわかります。

　臨床を繰り返しているうちに、任脈・督脈と脾が同じ位置にあることがわかり、任脈・督脈(脳)と脾を同じ位置に配置することにします。

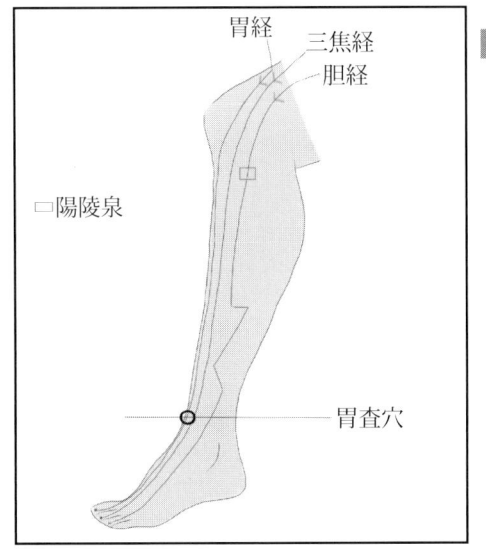

第二段階　即効的な治療ができる査穴

胃査穴

長指伸筋と前脛骨筋の腱間にして、外果より上1.5寸に取ります。

土（胃）の変調

虚の場合

- ☐ 食欲不振。
- ☐ 食べ物の味に鈍感。
- ☐ 甘い物が好き。
- ☐ 下腿の胃経に異変。

実の場合

- ☐ 大食漢癖あり。
- ☐ 膨満感あるが食べる。
- ☐ 何でも食べられる。
- ☐ 夏でも熱い食べ物が好き。

胃の主な働き

1. 脾と協力して七味を主ります。
2. 胃の気が降りないと、しゃっくり、恐怖心が出ます。
3. 熱があれば穀物は消化しやすく食欲が増し、臍上の皮膚が熱くなります。
4. 水穀の海と称せられ、骨格や頸胸が丈夫なら、食欲旺盛です。
5. 五臓六腑の活動や機能を維持しています。

> **参考**
>
> 　胃は五臓六腑の中で海のようなものです。一切の飲食物は胃に入ってきて、胃が消化した精微を受けて五臓六腑は機能しているわけで、五臓六腑は胃から気を受けて、その活動や機能を維持しているというわけです。
>
> 　陽明経に属する胃は、「陽明経」の名で示すが如く、強い陽性作用を現しているので、基本的には頑丈な器官です。しかし、いくら強い陽性の器官も、強い陰性な食品を連続的に胃に詰め込んでいると、やがては機能が低下し、時々穴が開いて潰瘍を呈します。これを治すには、陰性な食品を摂り過ぎないことです。
>
> 　胃の異常を訴える患者さんでも、実際には他の臓器が影響している場合が多いです。多くの場合が心、心包、肝、脾が原因になりますが、残念ながら病院での検査にはかからず、検査結果は「軽い胃炎です」と言われる場合が多いようです。そんなときは東洋医学の四診に従い、心包経や心経や脾経や肝経で治療すると、即座に治る場合も多いです。

Tips

> **二日酔い**
>
> 　足三里、肝兪穴に刺鍼。肝臓部に灸5壮。右膈兪から大腸兪、左脾兪から大腸兪へ巨針。二日酔いをする人は、基本的に肝臓が強くない。
>
> 　二日酔いをする人は、お酒を飲む30分か1時間ほど前におにぎりを食べるようにして、飲んだ後に味噌汁（酵素）を飲むと、二日酔いの症状が少なくて済む。

3. 宙 (督脈・任脈)

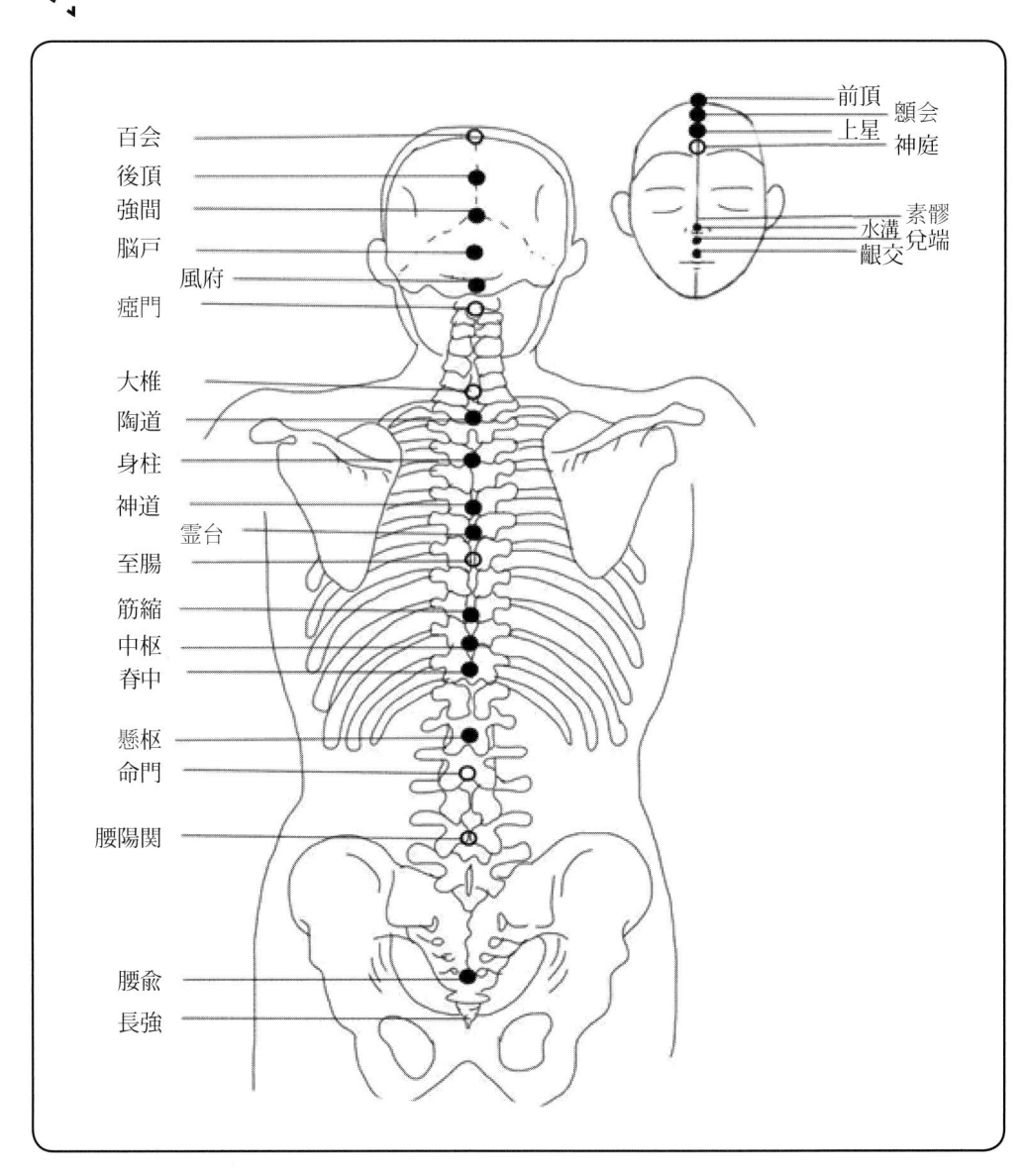

督脈

前頂 — 顖会
上星 — 神庭

百会
後頂
強間
脳戸
風府
瘂門

大椎
陶道
身柱
神道
霊台
至陽
筋縮
中枢
脊中

懸枢
命門

腰陽関

腰俞
長強

素髎
水溝 — 兌端
齦交

▶ 督脈が一身の中心と成り、その分布は背部の正中にあり、一身の全てを審察、統率します。督脈は水が回り流れるように、諸陽経の脈が回り流れて、組織が集まり、陽脈がたくさん集まるところです。

宙（督脈）の変調

虚の場合
- □ 首が前に垂れる。
- □ 頭部全体に痛みがある。
  （頭が重い）
- □ 低体温。

実の場合
- □ 後頭から腰部が凝る。
- □ 全身の筋肉が硬い。
- □ 脊が強ばる。

督脈の主な働き

1. 一身の全てを審察、統率、総監督します。
2. 諸陽の主気です。
3. 脳、脊が主体です。
4. 諸陽経に影響を与え、諸病を発病させます。
5. 任陰や二陰（排尿・排便）の調節をします。

参考

　太陽や宇宙からのエネルギーがなければ、惑星の軌道を維持することも、地球上の生物の生命を維持することもできないので、七星論では、それを源気とし、「督脈」と「任脈」の働きと考えています。

　源気は、全ての臓腑のエネルギーの源なので、全ての臓腑と相生関係にあり、そのバランスが崩れたときに病が発生します。背骨の中を通る脊髄神経に異常が発生すると、脊椎神経は全ての臓器を支えているので、予後不良になる場合も少なくありません。

　督脈の機能が低下すると、第七頸椎辺りで頸椎が前方に落ち込んでしまうが、これは砂糖に代表されるような陰性食品の過剰摂取でも起ります。クル病に似た「婦人のコブ」といわれる猫背が起きれば、骨粗鬆症の危険区域に入っていると診ます。

任脈

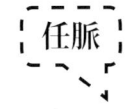

任脈は、陰脈の海です。任脈の別絡を尾翳といい、鳩尾穴から別れて下行し、腹部に分布しています。

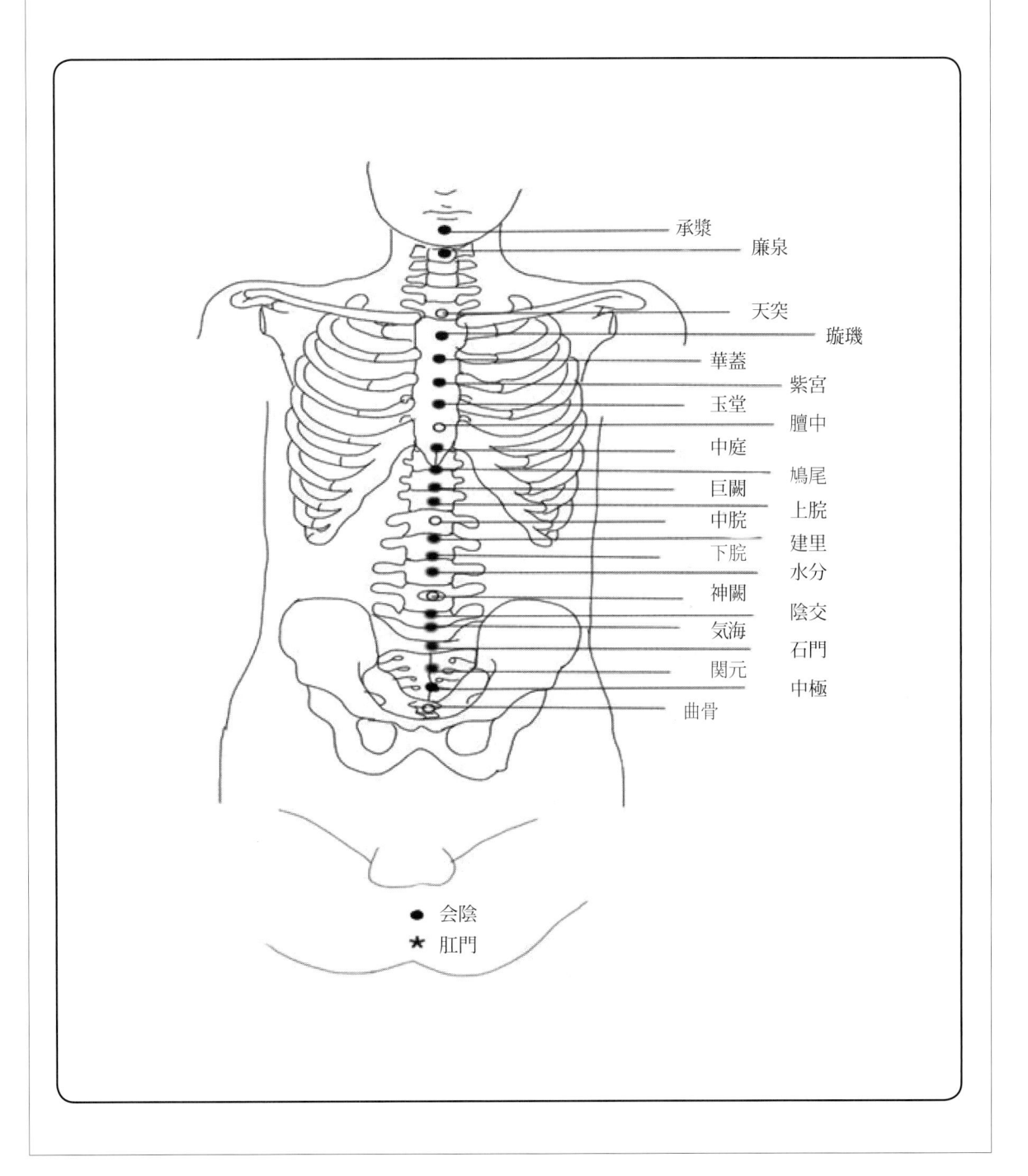

- 承漿
- 廉泉
- 天突
- 璇璣
- 華蓋
- 紫宮
- 玉堂
- 膻中
- 中庭
- 鳩尾
- 巨闕
- 上脘
- 中脘
- 建里
- 下脘
- 水分
- 神闕
- 陰交
- 気海
- 石門
- 関元
- 中極
- 曲骨

● 会陰
★ 肛門

宙（任脈）の変調

虚の場合
- ☐ 腹の皮が痒い。
- ☐ 腰椎が後弯している。
- ☐ 小腹が柔かい。
- ☐ お腹が凹む。
- ☐ 食欲不振。
- ☐ 妊娠しにくい。

実の場合
- ☐ 腹の皮が痛む。
- ☐ 臍を廻って苦しむ。
- ☐ 横骨に引き攣り出る。
- ☐ 陰中に切痛が生じる。
- ☐ 腹部が硬い。
- ☐ 腹が脹る。

任脈の主な働き

1. 男女の生殖機能を調整し生長を促します。
2. 陰脈の中心であり陰脈が集まるところです。
3. 発病は任脈上の部位に生じます。

参考

　任脈は督脈の一部で一源にして二岐です。内経や十四経発揮や奇経八脈考に記されているように、全ての陰経の枢要であり、督脈と任脈を整えることができれば、全ての経絡を整えることができます。

　任脈の任は「妊娠」の妊の意味もあり、任脈と生殖器の繋がりは深く、女性にみられる内結は、任脈経に沿って腹中に固いしこりができるもので、臍から恥骨の間が固くなる症状のことです。この症状は不妊症、生理異常、その他の婦人科疾患のときに起こり、任脈の異常と診ます。

　任脈には中極（膀胱経）、関元（小腸経）、石門（三焦経）、巨闕（心経）中脘（胃経）、膻中（心包経）の募穴があり、任脈が滞りなく流れることは、それらの経絡がスムーズに循していることを意味します。これは陰経の中心となる任脈と上記陽経の繋がりを現していて、任脈の活力が低下すると、胸腹部に力がなくなり、胃下垂様の姿勢になり、腰椎が後弯してきます。

4. 任督と脾腎

　七星鍼法では百会と顖会を頻繁に用います。その理由の一つは任督が最初の経絡と考えているからで、任督の次に腎経（陰蹻脈）を整えれば全ての脈が時間の経過とともに整います。

　任督を最初に使えば、頭部の七星配置だけでも経絡治療ができます。それは、七星論が考える精気の流れも、最初に督脈と任脈（太陽エネルギーと黄泉エネルギー）と考え、それに続くのが水星の経脈（腎経で陰蹻脈に通ず）になるからです。

　『奇経八脈考』に、【奇経八脈は先天の根源であり、一気の祖である。八脈の中から選ぶとすれば、まず陰蹻脈を第一とする。この脈が少しでも動けば、全ての脈も通じるようになる。これに次ぐのが督、任、衝の三脈であって、すべて経脈と造化の根源になるのである。】と記されています。即ち、陰蹻脈、督脈、任脈、衝脈（任脈に並ぶ）を整えれば、すべての脈が整うということです。

　従って、一気の祖である八脈の根源として選ばれるのが陰蹻脈であれば、陰蹻脈の流注は腎経に沿うので、太陽（督脈）→水星（腎経）→金星（肺経）の流れも不自然ではありません。奇経八脈では、照海－列欠(腎－肺)を組み合わせて使います。

　また、任脈は督脈と表裏の関係にあり、督脈から進入した精気が任脈に代わり、任脈を流れる精気が最終的に流れ出る穴が顖会と考えると、陰蹻脈とは、督脈の次にくる経脈です。脾経は任脈の前にくる経脈と考えることができます。つまり、土（脾）は万物を（五臓を）包むことができることから、任脈を同位と考えることができます。

　『啓迪集』の【五臓六腑の精気は、皆脾より供給され、目に伝えられている。脾は諸陰の首であり、目は血脈の宗である。故に脾が虚すと、五臓の精気は目を滋養することができなくなってしまう。】とあります。

　督脈と任脈は一対であり、陰経の祖である任脈は、臓器の祖である脾（脾は諸陰の首）と同位配列とも解釈できます。

　極端に表現すると、「督脈と任脈と腎を整えることから治療を始めれば、全ての脈絡は必然的に整えることが出来る」ということになります。

Tips

巨刺法

　巨刺法は症状のある正反対の部位に強刺激を与えて治療する方法で、非常にユニークな治療法である。しかし、そのユニークな治療法も、時に全く効果のない時があり、治療をした後で患者さんに気まずい思いをする時がある。

　何故効果がある時とない時があるのだろうか。それは、古典にも巨刺法の手法は書かれているが、その原理は経絡学説からきたもので、現代医学的な人体構造と生理を考えた理論ではないので的確なる治療ができないわけである。しかし、経筋腱収縮牽引の原理7で考えれば、わりと簡単に理解できる。

　左右の筋肉の起始停止というのは、人間を正面から真っ二つに割ったようになっており、右側に経筋腱収縮牽引が起これば、基本的に右側に収縮牽引は波及していく。しかし、時折左側の筋肉まで右側に引っ張られる場合があり、本来は右経筋腱の収縮牽引の現象であるので、右半身に症状が出るはずなのに、たまたま左の経筋腱が弱くて、症状が左に出てしまう場合もあるわけである。そのような時に、経筋腱収縮牽引の原理を知っていれば、患者さんに気まずい思いをせずに治療にかかれる。

　巨刺法を使おうとする時は、恥骨部や腰部、あるいは臓器診断により、左右のどちらに経筋腱収縮牽引が起こっているかを確かめてから使うようにすればいいわけである。もっとも、巨針療法や腱上施術法（過緊張のある腱を狙って鍼灸を施す）を知れば、その必要もないかも知らない。

　巨刺法をする時の診断のコツは、痛みの出ている反対側の筋肉や腱に過緊張がある時に「最も有効」と考えれば上手くいく。

▶▶▶ 第三段階

一穴鍼法と七星配置

第一、第二段階の整理

1. 上肢と七星
   ■ 手の査穴と七星
2. 下肢と七星
   ■ 足の査穴と七星
3. 足底と七星
4. 背中と七星(背七)
5. 腹部と七星(腹七)
6. 腹部七星配置の検証
7. 任脈上の胸腹部と七星(胸七)
8. 頭部と七星(頭七)
9. 表情筋と七星
10. 顔と七星
11. 歯と七星
12. 唇と七星
13. 目と七星
14. 七星論による色体表

医療有資格者は占いで病気を治すのではなく、患者さんが納得する理論で、根拠ある技術で治療をすべきだ。

―新城三六―

前の段階で十二経絡の査穴の位置が分かるようになったと思います。もっと効果的な治療をするためには体の七星の位置を知らなければなりません。病気の時は痛みがあるところがどの七星に当たるかを知ることができれば、その経絡の査穴か同じ七星を活用することで直ちに治療ができるからです。

> **臨床例**
> 1. 前頭部が痛い（胃査穴）
> 2. 上の歯＃4（24）が痛い（三焦査穴、または脾査穴）
> 3. 足の第4趾が痛くて歩けない（大腸査穴）
> 4. 足関節（足首）が痛くて動けない（三焦査穴）
> 5. 胸の間に痛みがある（心包査穴）
> 6. 鎖骨の下縁が痛む（肺査穴）
> 7. 口と顎の間に異物ができ、がさがさする（膀胱査穴）

　実際に上のような患者さんがいらっしゃいましたらどのように治療なさいますか。
それがわかれば、皆さんも一穴で治療することができるでしょう。

　第一、第二段階で最も重要なことは査穴でした。査穴をうまく使うためには体の七星を理解することが先決のところでした。その中で大きく区分できる関節を考えてみました。もう一度確認してみましょう。

第一、第二段階の整理

(1) 主な関節と七星の確認

（　）の中に水、金、地、火、木、土の七星を入れてみましょう。

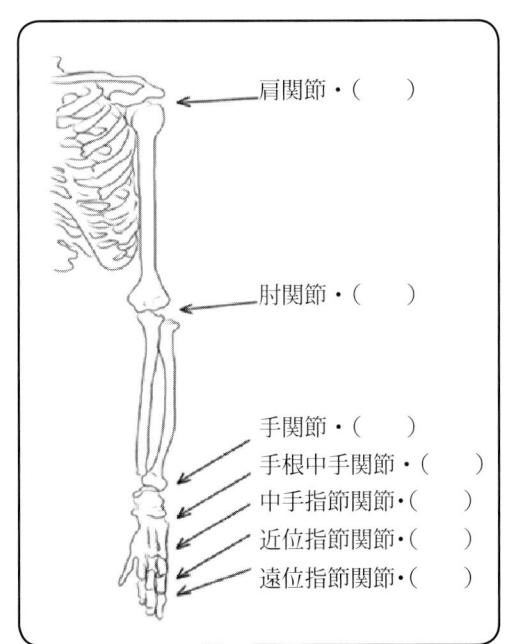

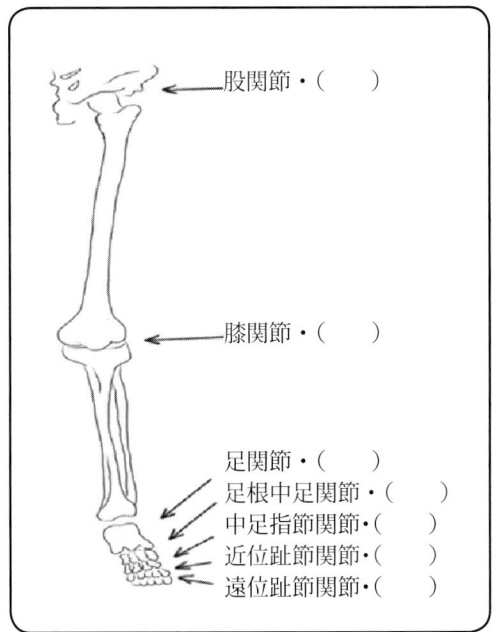

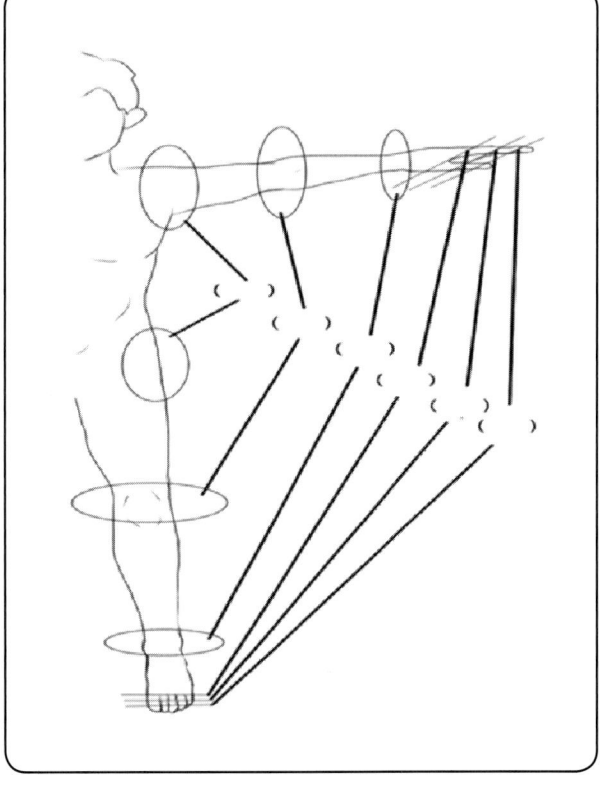

肩関節・（　　）
肘関節・（　　）
手関節・（　　）
手根中手関節・（　　）
中手指節関節・（　　）
近位指節関節・（　　）
遠位指節関節・（　　）

股関節・（　　）
膝関節・（　　）
足関節・（　　）
足根中足関節・（　　）
中足指節関節・（　　）
近位趾節関節・（　　）
遠位趾節関節・（　　）

(2) 査穴の確認

( ) の中に経絡と査穴の名称を入れてみましょう。

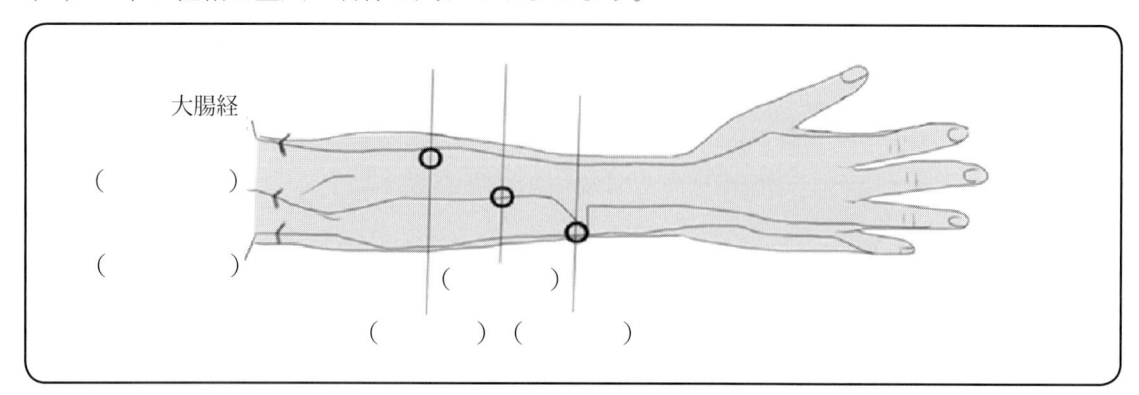

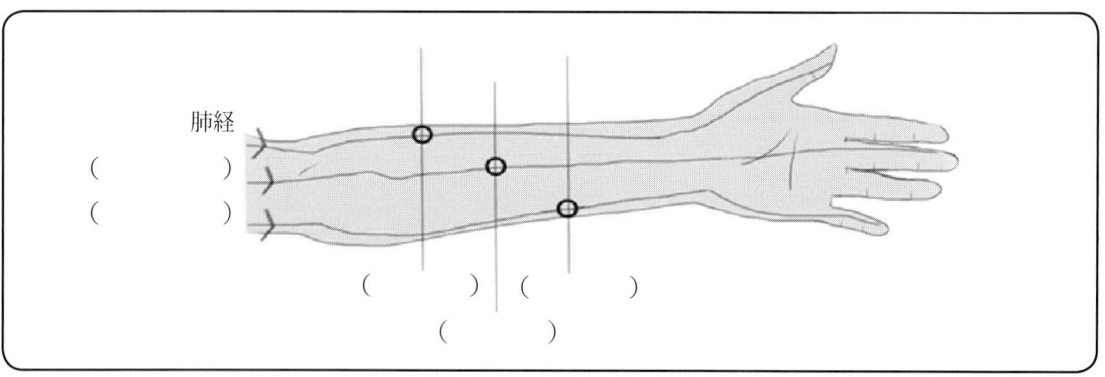

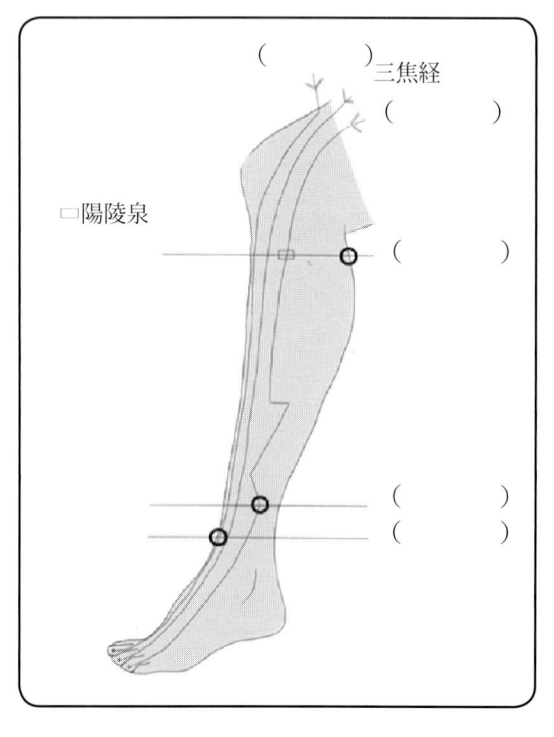

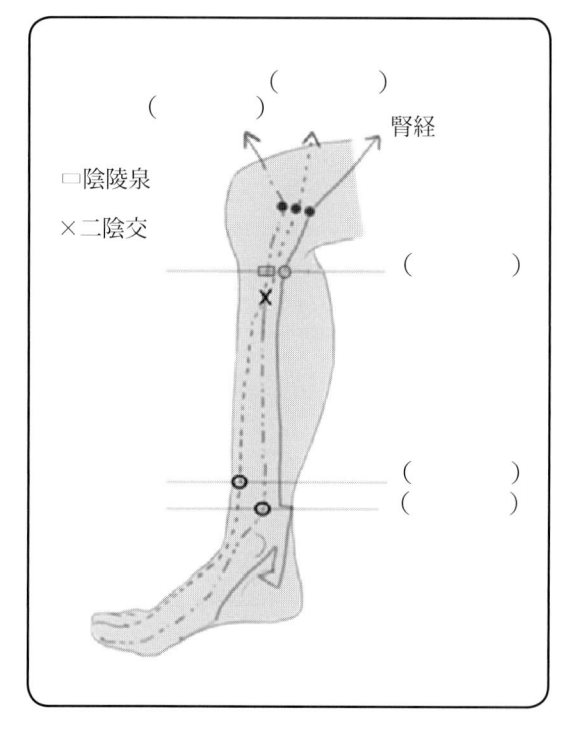

1. 上肢と七星

　すでに確認したように人体の関節を七星に配置すると、肩関節が水（腎・膀胱）で、肘関節が金（肺・大腸）、手関節が地（心包・三焦）と、肩関節から肘関節に向っても七星は配置できます。また前腕部においても、肘関節から手関節に向っても七星を配置することができます。

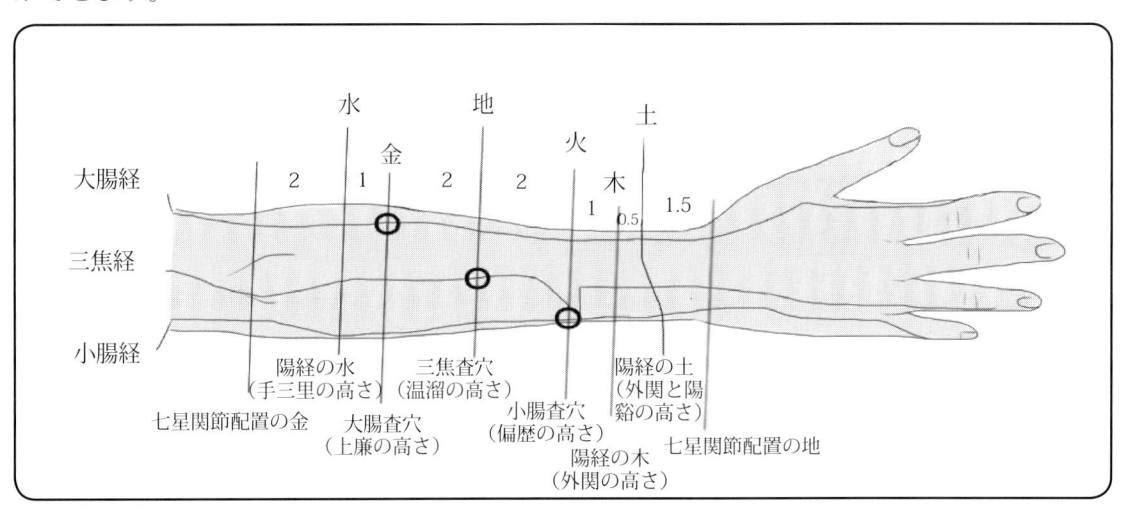

次の陰経の絵でもう一度確認しましょう。

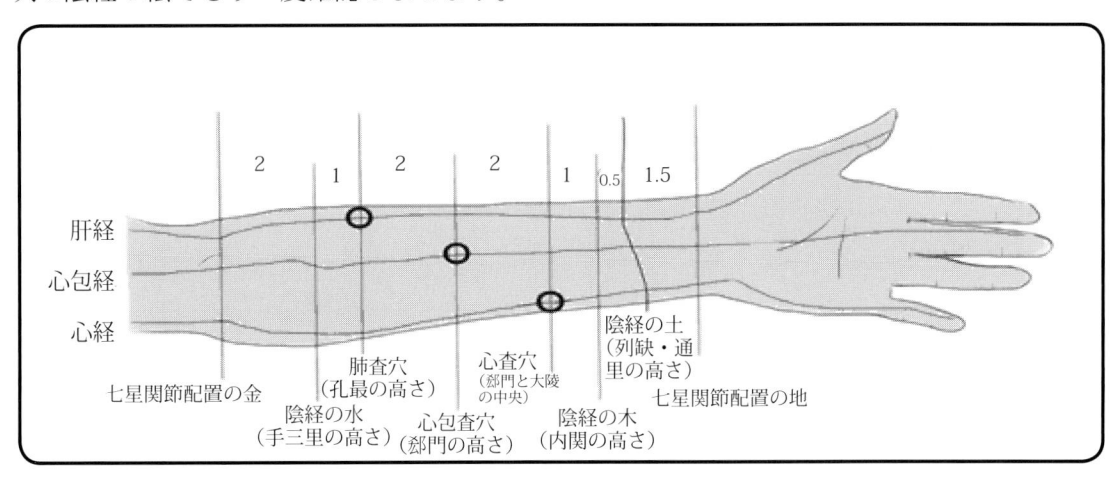

　この配置を見ると、肺経の孔最は「金」の辺りに位置し、痔の特効穴として孔最を使うのは、痔が大腸の異変であるので「金中の金」を使っていることになります。

また、郄穴というのは急性病に多く用いるが、心包経の郄穴「郄門」は、ちょうど肘関節と手関節の中央辺りで、七星で観ますと「地」の辺りになり、「地中の地」で、地球に生まれた動物に対しての働きが強いツボだからです。
　郄穴で治療効果のあるのは、自経と七星配置が同じか、自経と七星配置が「地」になる部位にある経穴です。
　例えば先ほどの心包経の郄門（地中の地）とか、肺経の孔最（金中の金）、脾経の地機（土中の地）、腎経の水泉（水中の地）、肝経の中都（木中の地）、胃経の梁丘（土中の土）、膀胱経の金門（水中の地）などがそれに当ります。七星論の「査穴」のツボを使うと郄穴のような即効的治療効果を出すことができるのはそのためです。
　次に、手に配置された七星を探りますと、図のようになり、それを経絡筋力テストで検証すると、手への七星配置が浮かんできます。

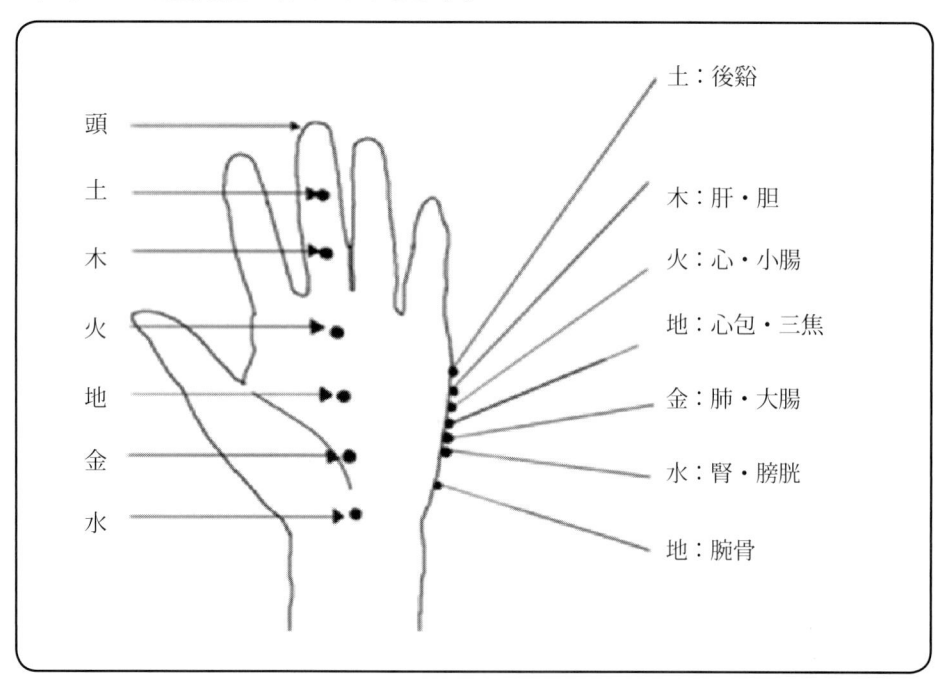

```
頭 ────→
土 ────→●            土：後谿
木 ────→●
                      木：肝・胆
火 ────→●
                      火：心・小腸
地 ────→●●
金 ────→●●            地：心包・三焦
水 ────→●
                      金：肺・大腸
                      水：腎・膀胱
                      地：腕骨
```

　手に書き込んだ七星配置で説明すると、水は手関節横紋より少し指先方向寄りで、金は手根中手関節、地は中手骨の中央、火は中手指節関節、木は近位指節関節、土は遠位指節関節、頭は指先になります。
　原因がわからない体調不良の時、手首の水の位置から、順番に水→金→地→火→木→土と、自分で指圧すると体が楽になってきます。

また、中手骨だけを見ましょう。

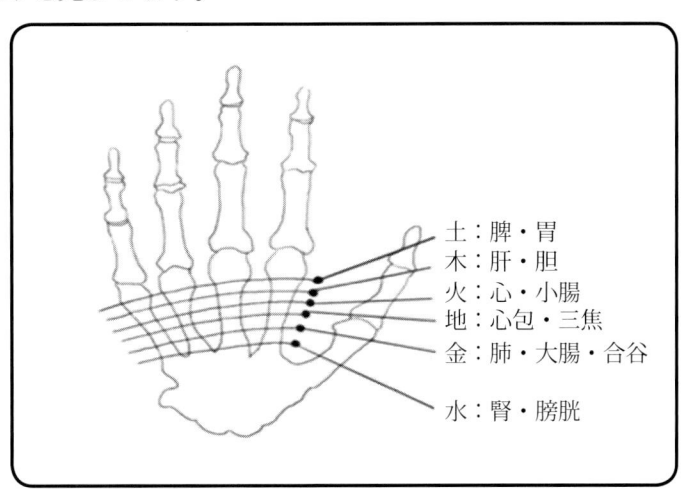

```
土：脾・胃
木：肝・胆
火：心・小腸
地：心包・三焦
金：肺・大腸・合谷
水：腎・膀胱
```

　手首側から水、金、地、火、木、土、と配置されているので、肩関節周囲炎が完治できない時、第五中手骨の尺骨側を強く押しながら擦ると圧痛の出るところがあります。そこを揉むか、そこに鍼灸を施すかで痛みが軽減されるし、痛みのある部位で「どの経の異常か」がわかるので、その経を用いて治療することもできます。

　同様の方法で取穴すると、大腸経の合谷は手根中手関節より指先寄りに取るほうが治療効果を上げることができます。それは、大腸経（金）の経絡上にありながら、七星配置で「金中の金」となるからです。

> **参考**
>
> 　査穴と並んで治療効果の高い経穴に、「地穴」というのがあります。それは当該経絡と七星の「地」が交叉するところです。
> 　査穴も地穴も、十二経絡全てにあり、当該経絡に七星を当てはめ、査穴の「肺金」や「肝木」と同じように、当該経絡と同じ七星名があたる部位で、「肺地」とか「肝地」というように、「地」を付けて記す部位です。

■ 手の査穴と七星

1) 手の陰経査穴の名称と部位及び記述の方法

手の陰経、即ち、肺経、心包経、心経の経絡の流れはご存知でしょう。

本書では前腕の長さを1尺としました。

肺査穴	前腕の腕橈骨筋上で、肺経の孔最穴（尺沢から3寸下）と同じ高さ。
心包査穴	前腕部の中央にして、橈側手根屈筋と長掌筋の間。心包経の郄門穴に同じ。
心査穴	前腕部で、心包経の郄門穴と大陵の中間の高さ、尺側手根屈筋腱の母指寄りに取る。心包経の間使穴の高さ。

　記述方法は、肺経の金の高さを「肺査穴」（孔最の高さ）とし、以下「肺水」（手三里の高さ）、「肺地」、「肺火」、「肺木」、「肺土」（列缺の高さ）と記します。

　心包経の地を「心包査穴」（郄門穴の高さとし、以下「心包水」、「心包金」、「心包火」、「心包木」（内関の高さ）、「心包土」と記します。

　心経の火を「心査穴」とし、以下「心水」、「心金」、「心地」、「心木」、「心土」（通里の高さ）と記します。

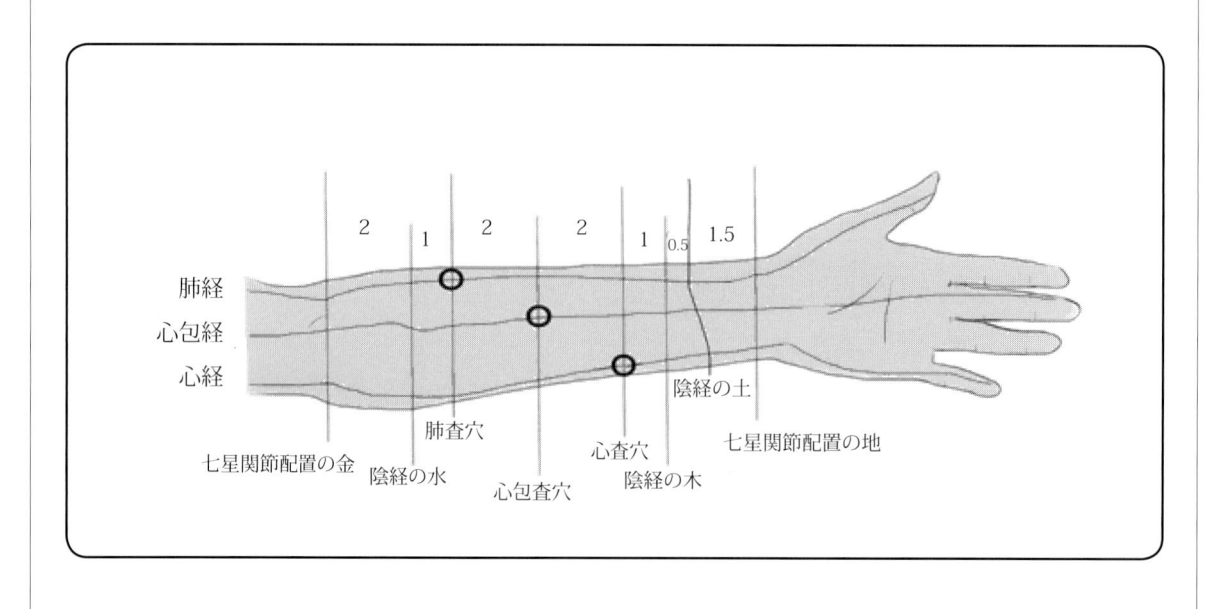

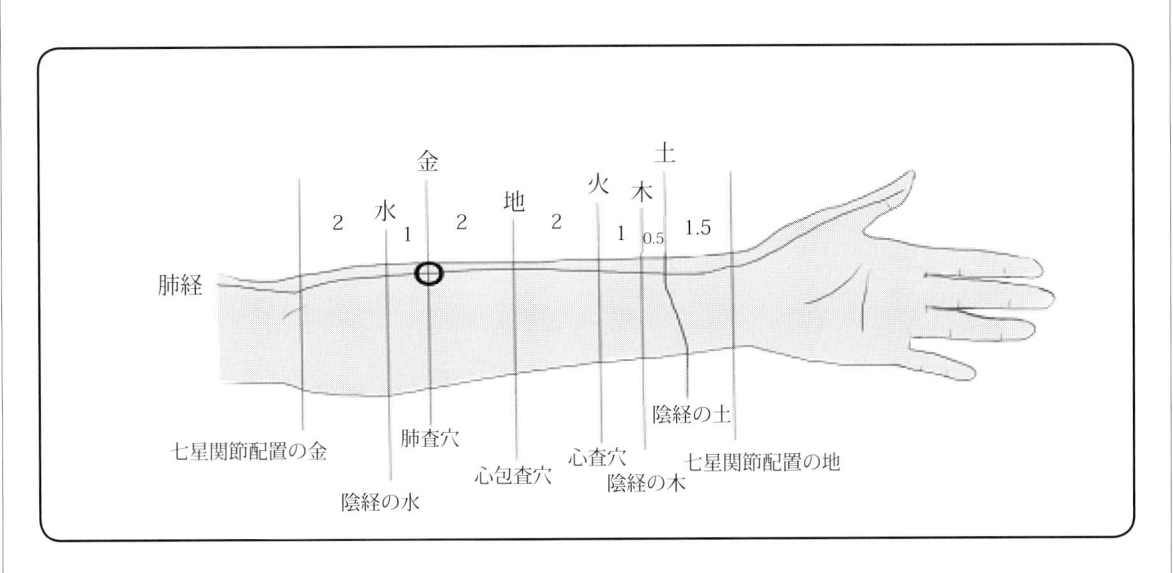

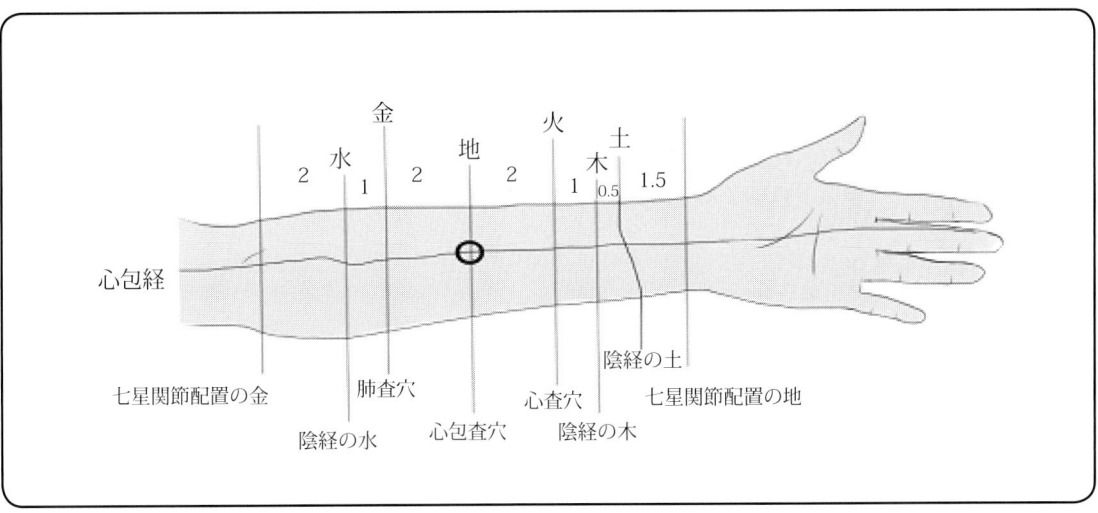

83　第三段階　　一穴鍼法と七星配置

肺経

金　土
水　　　地　火　木
2　1　2　2　1　0.5　1.5

肺経

七星関節配置の金　　肺査穴　　心包査穴　　心査穴　　七星関節配置の地
　　　陰経の水　　　　　　　　　陰経の木
　　　　　　　　　　　　　　　陰経の土

心包経

金　土
水　　　地　火　木
2　1　2　2　1　0.5　1.5

心包経

七星関節配置の金　　肺査穴　　心包査穴　　心査穴　　七星関節配置の地
　　　陰経の水　　　　　　　　　陰経の木
　　　　　　　　　　　　　陰経の土

心経

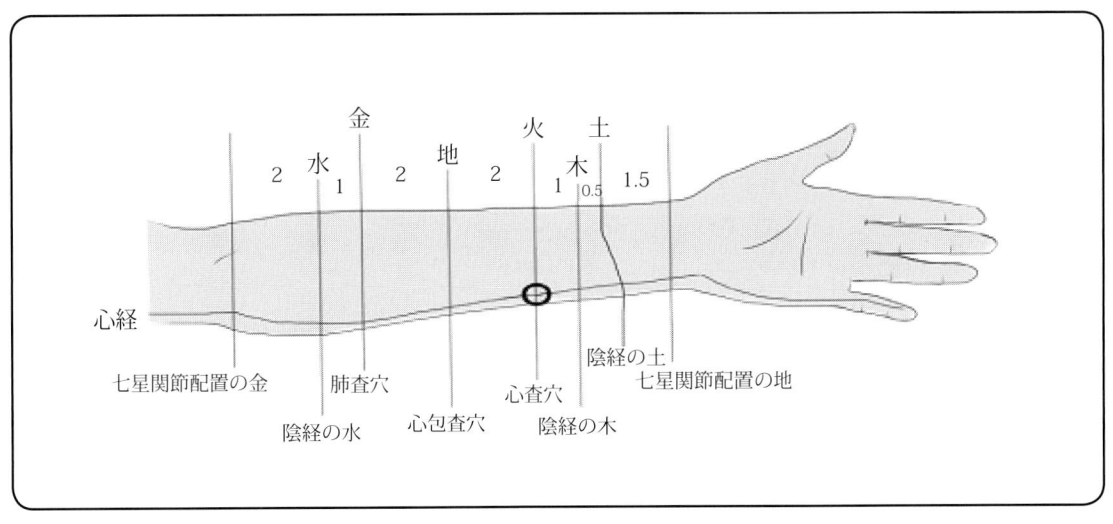

金　　　　火　土
　水　　　地　　木
2　1　2　2　1　0.5　1.5

心経

七星関節配置の金　　肺査穴　　心包査穴　　心査穴　　七星関節配置の地
　　　陰経の水　　　　　　　　　陰経の木
　　　　　　　　　　　　　陰経の土

2) 手の陽経査穴の名称と部位及び記述の方法

手の陽経、即ち、大腸経、三焦経、小腸経の経絡の流れはご存知でしょう。

大腸査穴	前腕の後橈側で、大腸経の上廉穴に同じ。曲池から3寸下。
三焦査穴	前腕背部の中央にして、総指伸筋と小指伸筋の間で、大腸経の温溜穴の高さに取る。肘関節と手関節の中央。
小腸査穴	前腕背部にして、尺側手根屈筋と尺則手根伸筋の間、手関節中央から肘関節に向かい3寸のところに取ります。大腸経の偏歴の高さ。

　記述方法は、大腸経の水を「大腸水」とし、大腸経の金を「大腸査穴」、大腸経の地を「大腸地」、大腸経の火を「大腸火」、大腸経の木を「大腸木」、大腸経の土を「大腸土」と記します。三焦経の水を「三焦水」、三焦経の金を「三焦金」、三焦経の地を「三焦査穴」、三焦経の火を「三焦火」、三焦経の木を「三焦木」、三焦経の土を「三焦土」と記します。小腸経の水を「小腸水」、小腸経の金を「小腸金」、小腸経の地を「小腸地」、小腸経の火を「小腸査穴」、小腸経の木を「小腸木」、小腸経の土を「小腸土」と記します。

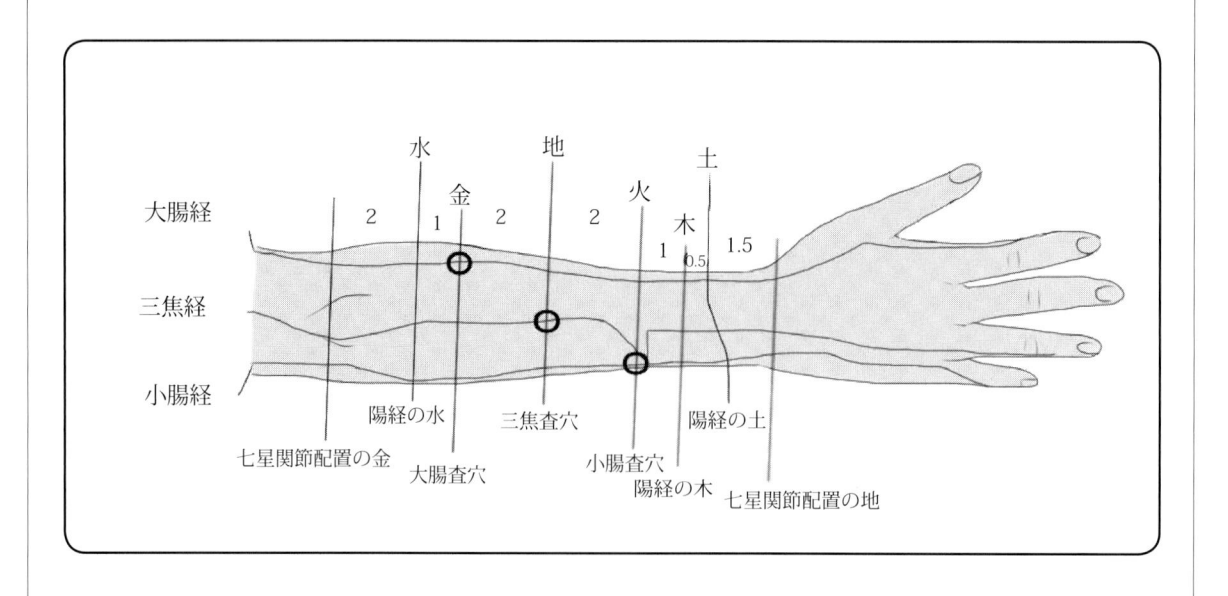

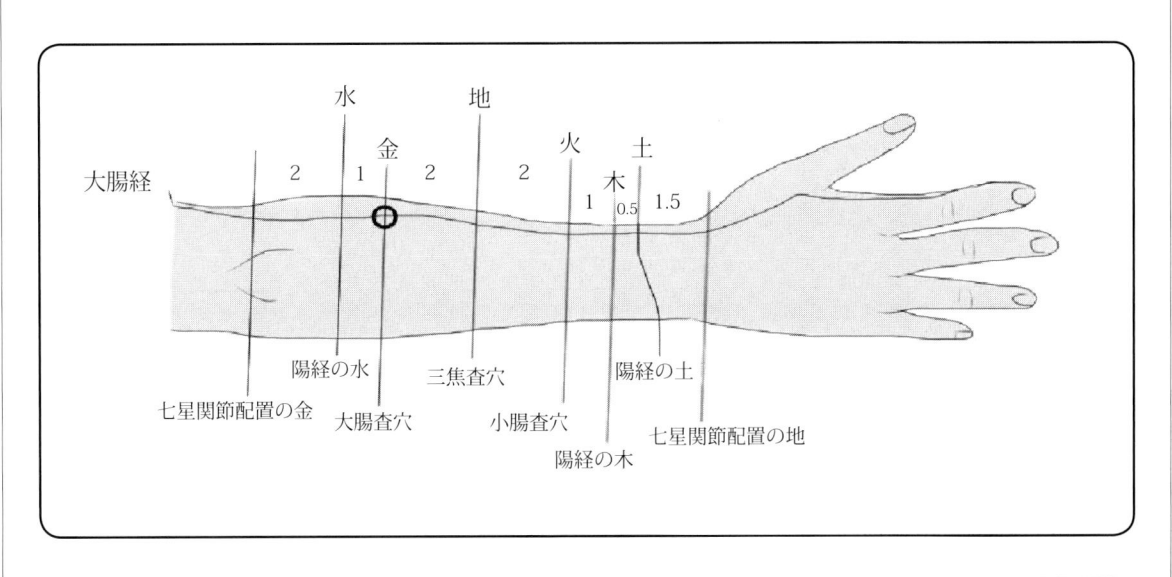

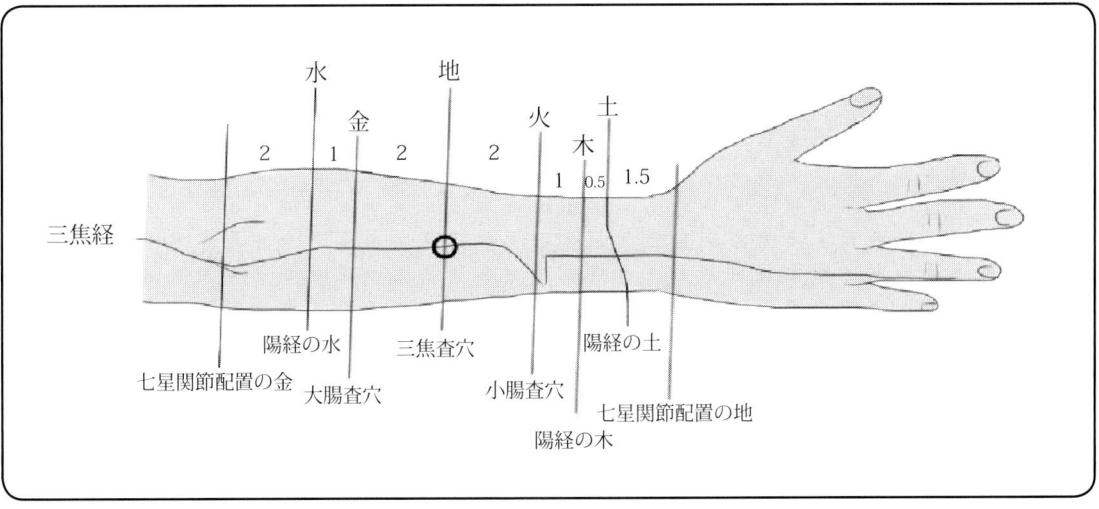

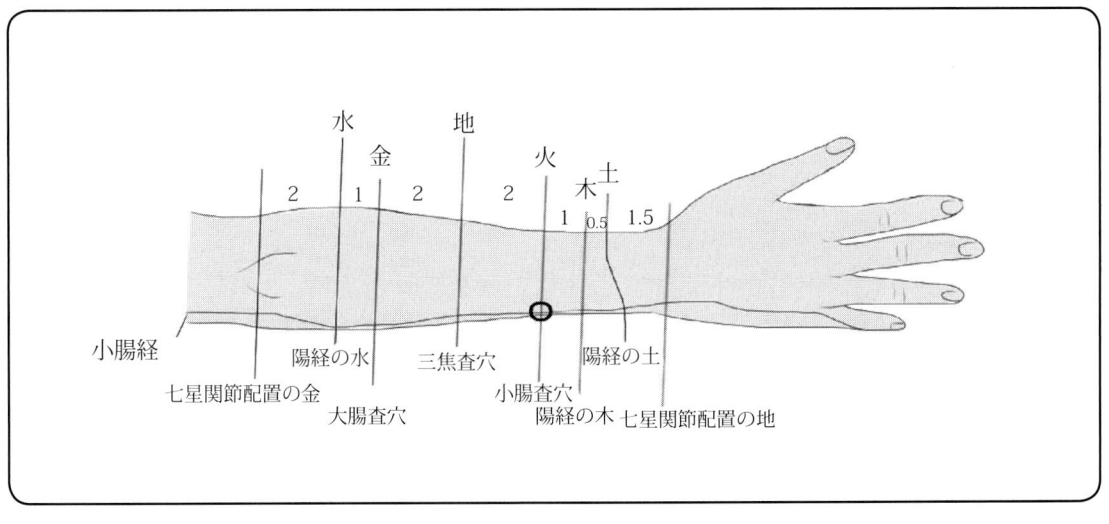

85　第三段階　　　一穴鍼法と七星配置

大腸経

- 水 / 金 / 地 / 火 / 土 / 木
- 2　1　2　2　1　0.5　1.5
- 七星関節配置の金
- 陽経の水
- 大腸査穴
- 三焦査穴
- 小腸査穴
- 陽経の木
- 陽経の土
- 七星関節配置の地

三焦経

- 水 / 金 / 地 / 火 / 木 / 土
- 2　1　2　2　1　0.5　1.5
- 七星関節配置の金
- 陽経の水
- 大腸査穴
- 三焦査穴
- 小腸査穴
- 陽経の木
- 陽経の土
- 七星関節配置の地

小腸経

- 水 / 金 / 地 / 火 / 木 / 土
- 2　1　2　2　1　0.5　1.5
- 七星関節配置の金
- 陽経の水
- 大腸査穴
- 三焦査穴
- 小腸査穴
- 陽経の木
- 陽経の土
- 七星関節配置の地

2. 下肢と七星

　下肢に出る症状は、経脈（上下に流れる脈）で該当する経絡を考えた上で、絡脈（水平に流れる脈）で経絡を考えます。具体的には、関節配置で示したように、さらに股関節は「水：腎・膀胱経」に該当し、膝関節は「金：肺・大腸経」に該当します。股関節から膝関節まで、膝関節から足関節までを図のように七星に分割します。

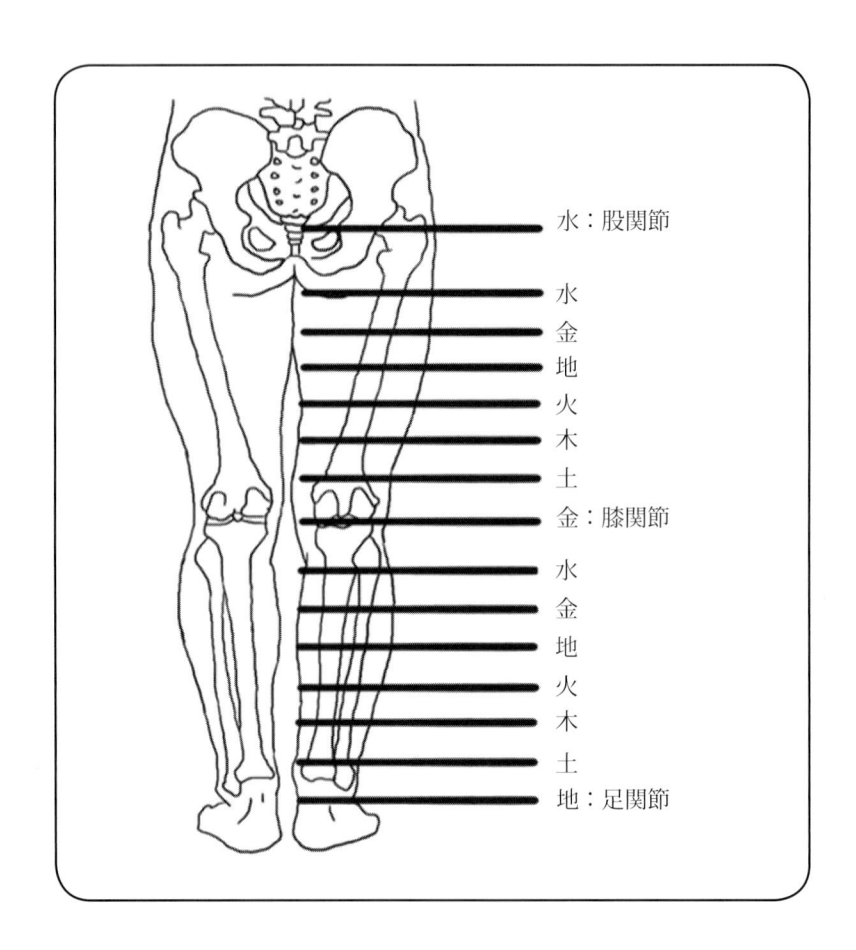

水：股関節
水
金
地
火
木
土
金：膝関節
水
金
地
火
木
土
地：足関節

　この方法で診ると、膀胱経の下合穴の委中は、膀胱経と金（肺・大腸経）を治療していることになり、肺や大腸が絡んだ膀胱経の異常を同時に整えられます。
　ですから同じ膀胱経の症状であっても、股関節の近くに異常があるのか、膝関節の近くに異常があるのかで、膀胱経とどの経絡が絡んでいるかを探ることができるので、選穴が変わってきます。

例えば、臨床で多く診るのが、心や心包や肝の異常による大腿後側の凝りで、その場合は前の図の「地」や「火」や「木」の辺りに凝りがあるので、その凝りを狙って鍼灸や指圧をすれば、心や心包や肝の治療になり、脈診で確認してもそれらが治療されたことがわかります。

この分割方法は、膀胱経だけに限らず、足に流れる腎経、脾経、肝経、胃経、胆経にも応用できます。

具体的に、足の下合穴を例に説明します。中医学の臨床では肩関節周囲炎の治療で、下巨虚や下巨虚より少し下の阿是穴に強烈な捻鍼や雀啄をして治療する方法がありますが、それは次の図で説明できます。

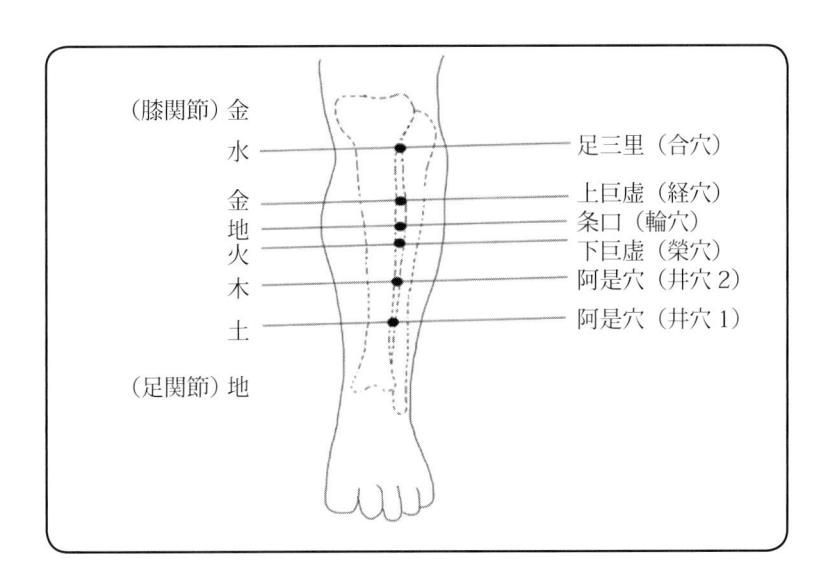

```
(膝関節) 金
        水 ―――――――― 足三里（合穴）
        金 ―――――――― 上巨虚（経穴）
        地 ―――――――― 条口（輸穴）
        火 ―――――――― 下巨虚（榮穴）
        木 ―――――――― 阿是穴（井穴2）
        土 ―――――――― 阿是穴（井穴1）
(足関節) 地
```

則ち、下腿を上から水、金、地、火、木、土と配置していき、肩関節周囲炎の治療で、心臓の異常からくる肩なら下巨虚（火に相当）が効を成し、肝臓の異常からくる肩であれば下巨虚のさらに下の阿是穴（木に相当）が効を成します。

胃経を用いるのは、七星論では、太陽が最も陽性で、太陽の近くにある惑星は陰性の強い惑星（水星）であり、順次金地火木土と陰性の度合いが少なくなり、陽性度が増す。則ち易の剛柔でいうと「陰とは虚であり陽とは実である」ので、陰（水星）には補法が、土星には寫法が著効をなす原理からであります。しかし、陰経（腎経・肺経・心包経・心経・肝経・脾経）を強烈に寫すと、五臓のバランスを崩してしまうので、基本として強烈な寫法は陰経には用いないほうがいいです。

但し、下合穴は、圧痛等の反応がなければ治療点としては意味がありません。

■ 足の査穴と七星

　下肢の査穴を、陰陵泉の高さから内果までと、陽陵泉の高さから外果までの高さを1尺3寸と定め以下のように分割しました。

1) 足の陰経査穴の名称と部位及び記述の方法

　足の陰経、即ち、腎経、肝経、脾経の経絡の流れはご存知でしょう。

　陰経は、陰陵泉の高さを水と定め、金の高さまでを2寸、金の高さから地の高さまでを3寸、地の高さから火の高さまでを3寸、火の高さから木の高さまでを2寸、木の高さから土の高さまでを1.5寸、木の高さから内果上縁までを1.5寸としました。

腎査穴	下腿内後側で、陰陵泉と同じ高さ、陰陵泉より後方二横指、腓腹筋内側頭に取ります。
肝査穴	下腿内側下方で、肝経上の脛骨粗面、脾経の三陰交と同じ高さ、内果の上3寸に取ります。
脾査穴	下腿内側下方で、脾経の長指屈筋腱上、内果から1.5寸上、新穴の肝炎点と同じ高さに取ります。

　記述方法は、腎経の水を「腎査穴」とし、以下は腎経の金を「腎金」、「腎地」、「腎火」、「腎木」、「腎土」と記します。

　同様に肝経の木を「肝査穴」とし、その他は上から、「肝水」、「肝金」、「肝地」、「肝火」、「肝土」と表します。

　脾経も脾経の土を「脾査穴」とし、その他は上から、「脾水」（陰陵泉）、「脾金」、「脾地」、「脾火」、「脾木」と記します。

　図の経絡流注を見ると、経絡流注も伝統の鍼灸学と違い、肝経が脾経と交差するところを「二陰交」と称して陰陵泉から2寸下と記してあります。これは肝経と脾経が交わるところで、実験や臨床から得た結果で変更したもので治療効果が大きいです。

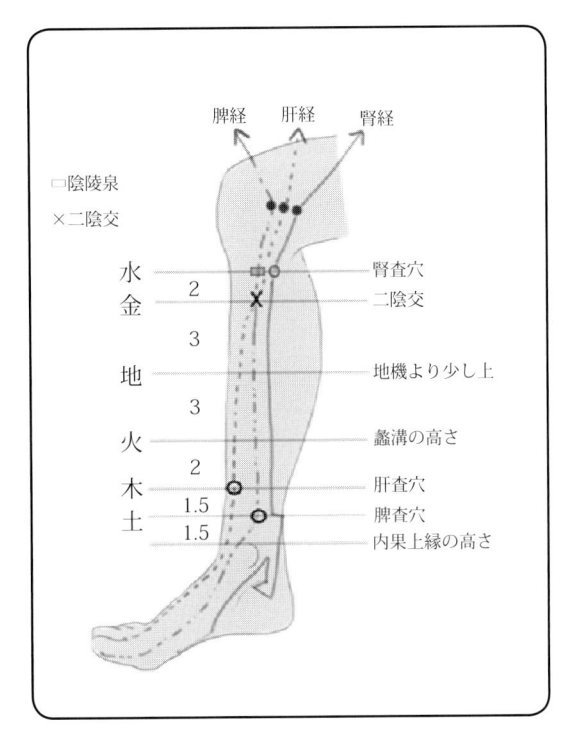

89　第三段階　　　一穴鍼法と七星配置

図1（左上）:
脾経　肝経　腎経
□陰陵泉
×二陰交
水
　2
金
　3
地
　3
火
　2
木
　1.5
土
　1.5
腎査穴
二陰交
地機より少し上
蠡溝の高さ
肝査穴
脾査穴
内果上縁の高さ

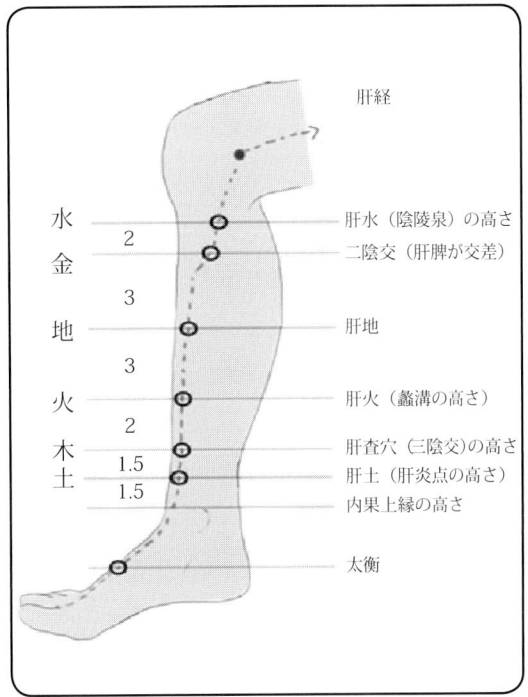

図2（右上）:
肝経
水
　2
金
　3
地
　3
火
　2
木
　1.5
土
　1.5
肝水（陰陵泉）の高さ
二陰交（肝脾が交差）
肝地
肝火（蠡溝の高さ）
肝査穴（三陰交）の高さ
肝土（肝炎点の高さ）
内果上縁の高さ
太衝

図3（左下）:
腎経
水
　2
金
　3
地
　3
火
　2
木
　1.5
土
　1.5
腎査穴（陰陵泉の高さ）
腎金
腎地
腎火
腎木（三陰交の高さ）
腎土（肝炎点の高さ）
内果上縁の高さ
水泉

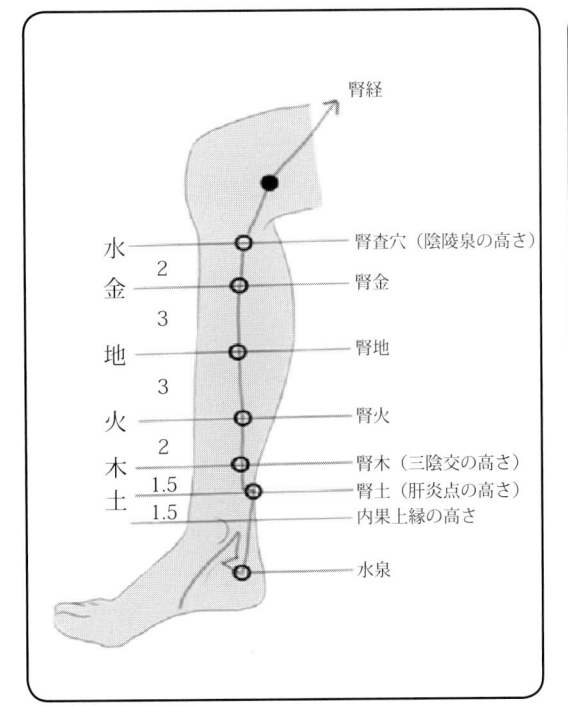

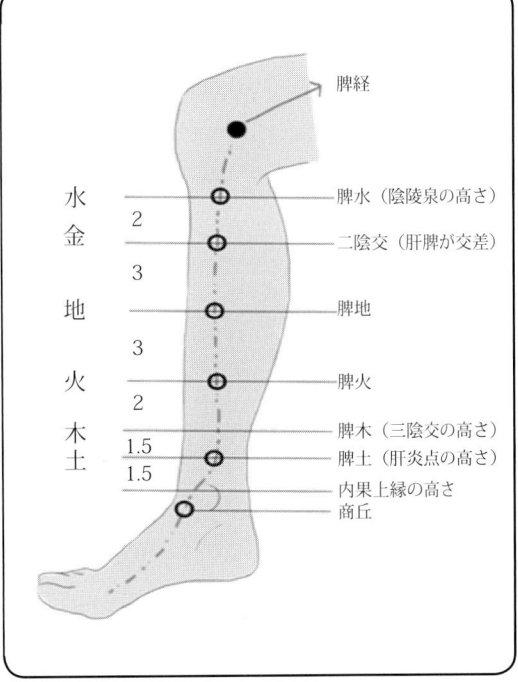

図4（右下）:
脾経
水
　2
金
　3
地
　3
火
　2
木
　1.5
土
　1.5
脾水（陰陵泉の高さ）
二陰交（肝脾が交差）
脾地
脾火
脾木（三陰交の高さ）
脾土（肝炎点の高さ）
内果上縁の高さ
商丘

2) 足の陽経査穴の名称と部位及び記述の方法

　足の陽経、即ち、膀胱経、胆経、胃経の経絡の流れもご存知でしょう。

　陽経も陰経と同様に、陽陵泉から外果上縁までを1尺3寸とし、陽陵泉から金の高さまでを2寸、金の高さから地の高さまでを3寸、地の高さから火の高さまでを3寸、火の高さから木の高さまでを2寸、木の高さから土の高さまでを1.5寸、木の高さから外果上縁までを1.5寸とし、流注は経絡経穴学に従います。

膀胱査穴	後下腿部で、腓腹筋の内・外両頭の筋溝、陽陵泉と同じ高さに取ります。
胆査穴	外側下腿部で、外果の上3寸。（懸鐘に同じ）
胃査穴	長指伸筋と前脛骨筋の腱間にして、外果より上1.5寸に取ります。

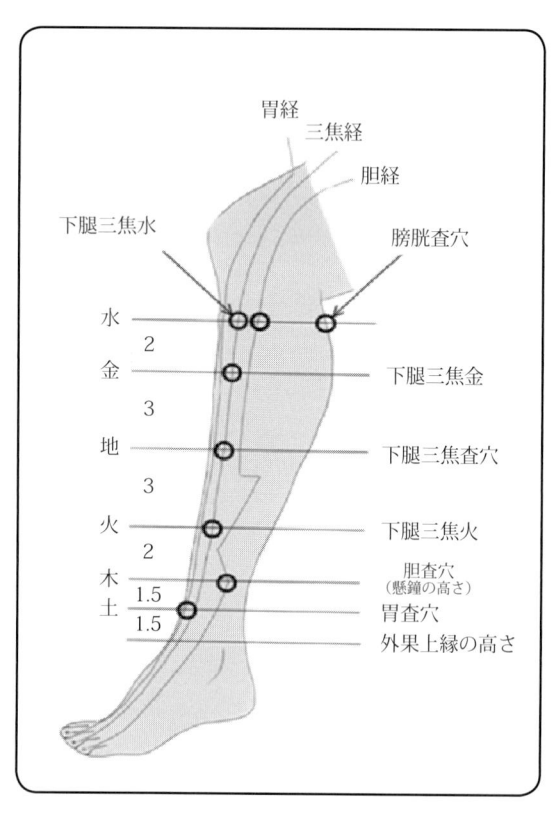

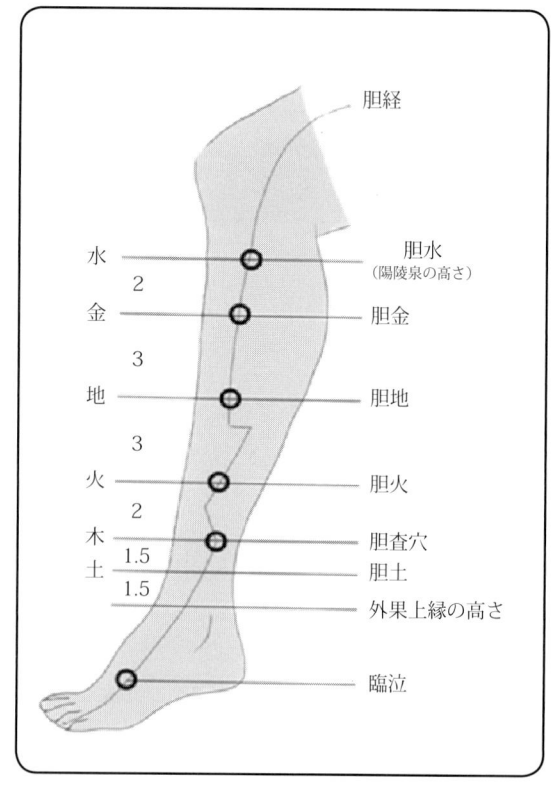

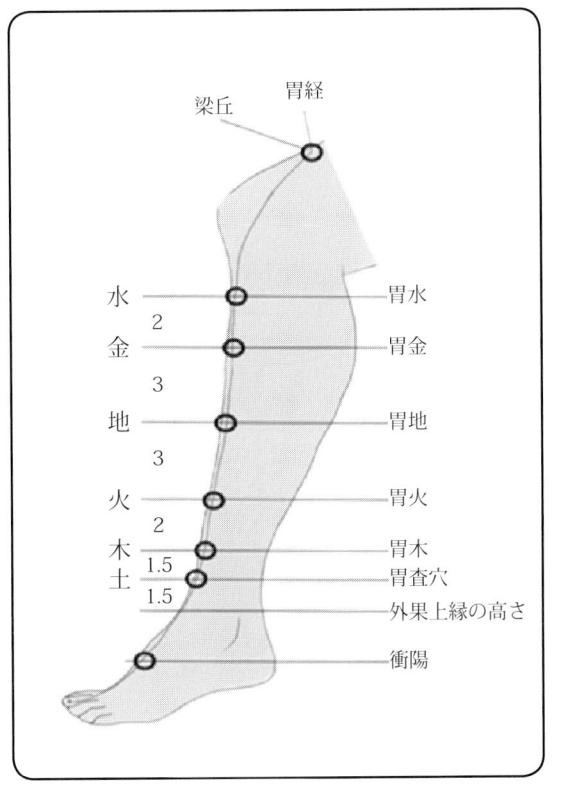

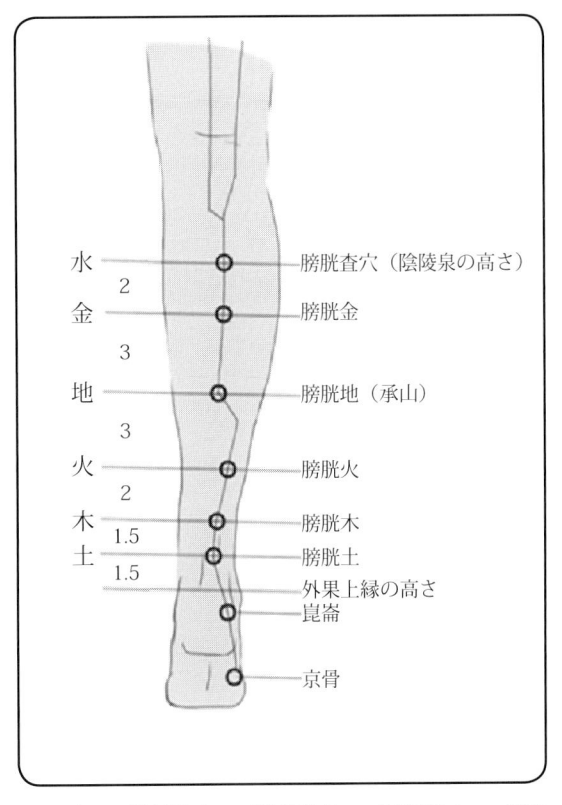

記述方法は、膀胱経の水を「膀胱査穴」とし、以下は「膀胱金」、「膀胱地」、「膀胱火」、「膀胱木」、「膀胱土」と記します。胆経の水は「陽陵泉」と同じ高さになるので、そのまま「陽陵泉」としてもいいし、「胆水」としてもいいです。以下「胆金」、「胆地」、「胆火」、「胆査穴」、「胆土」と記します。胃経の水は、足三里と同じ位置になるので、「足三里」としてもいいし、「胃経の水」としてもいいです。以下「胃金」、「胃地」、「胃火」、「胃木」、「胃査穴」と記します。

Tips

眩暈

　メニエールと診断されている場合、多くが心や心包が原因になっている。その時は、顖前・百防に刺鍼したまま、膻中か玉堂へのお灸7壮、胸椎の歪みに合わせて、左に歪んでいるなら左膈兪から大杼。右に歪んでいるなら、右膈兪から大杼。次いで右膈兪から大腸兪への巨針。たいていはそれだけで治るが、虹彩やスクレラ分析をして、脳血管に異常が出ていると思われるときは、百会にお灸をする時もある。

3. 足底と七星

　足底への七星配置は、図で示すように、第三趾に「地＝心包経・三焦経」を配置してあります。伝統的な経絡学説にはありません。臨床ではこの図の配置を用いたほうが即効的な治療ができます。

　昔から論争の多い三焦経については、ここでは詳細を省きますが、古典文献や実験及び臨床結果からすると、太陽からのエネルギーが人体に入るとき、最初に三焦というフィルターがあり、そこで動気が起ると考えられ、太陽の次に並ぶのが腎なので、左右の腎間で陰陽のバイブレーションが起ります。それが腎間の動気と呼ばれ三焦が発生し、それが第三趾に至ると考えているわけです。

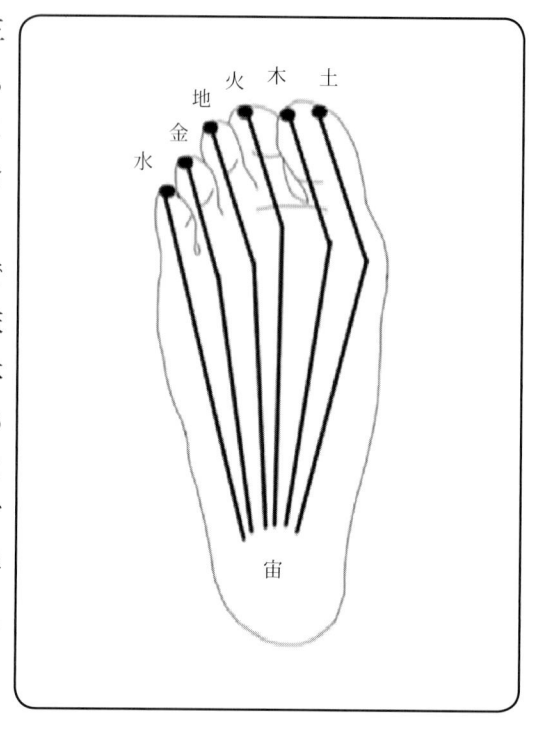

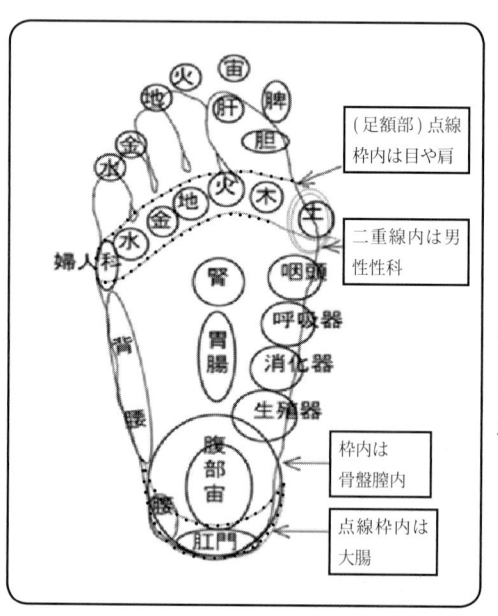

　動悸の特効穴として使う「第二生泉水穴」、食中毒のような激しい下痢の特効穴として使う「裏内庭」は、「火」の位置である第二趾の裏にあります。

　お腹が冷えて眠れない時に使う「失眠穴」は踵の中央、則ち「太陽」にあり、失眠穴にお灸をすることで、督脈が暖まり、全ての陽経に陽気が流れて、冷えに対応するわけです。

93　第三段階　　一穴鍼法と七星配置

　肺や大腸からくる異常を整えるには、足背の第三趾と第四趾の間にある「傍谷」を使いますが、喘息等で肺に異常のある人は、第四趾が屈曲したり捻れたりしている事が多く、第四趾と「金」の関係がわかります。ただし、「傍谷」は三焦とも関連があります。

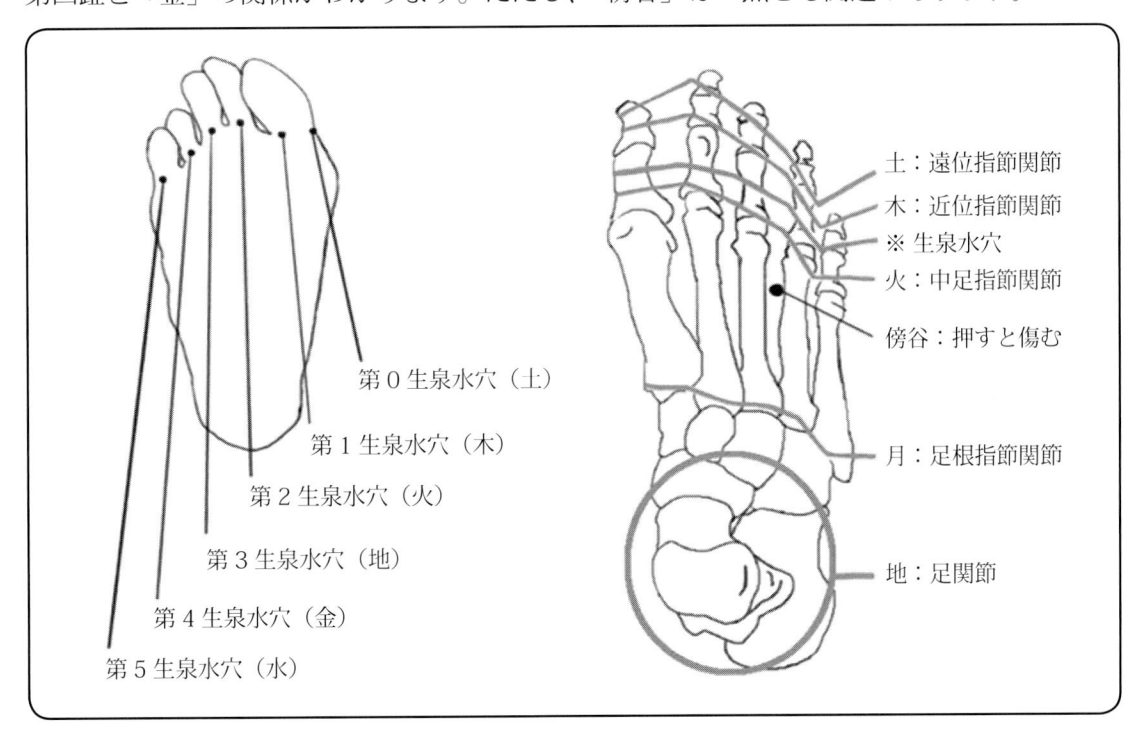

```
第0生泉水穴（土）
第1生泉水穴（木）
第2生泉水穴（火）
第3生泉水穴（地）
第4生泉水穴（金）
第5生泉水穴（水）

土：遠位指節関節
木：近位指節関節
※生泉水穴
火：中足指節関節
傍谷：押すと傷む
月：足根指節関節
地：足関節
```

　第四趾の付け根の横紋は、七星鍼法で「第四生泉水穴」というところで、左臀部から大腿に痛みや脱力感があり、下行結腸辺りに硬結があれば、そこに強い熱さを感じるお灸を3壮すると、即座に治ってしまいます。

> **参考**
>
> 　お灸をする時、異状がある時は熱さを感じない場合が多いので、その時は熱くなるまで施灸し、熱さを感じたときだけを1壮として計算します。

第五趾には、水の配置で、これも経絡学説と一致するので、腎・膀胱経の異常からくる疾病の治療に使うことができます。例えば、潰瘍性大腸炎は大腸の異常であるが、大腸の粘膜に異常が発生しているので、血液の汚れで粘膜の代謝が落ちていると考え、血液浄化作用のある腎経を使いますが、第五生泉水穴に米粒大のお灸を2壮しても効果があります。

　第一趾に配置した、「木」と「土」は「肝経と脾経」が、陽性な太陽から離れるので水星や金星よりも陽性（剛）になり、寫法で効果がある経絡となるので、お灸で補しても顕著な治療効果を確認することはできないが、診断法としては大切であります。

　足の関節を細かく分けると、上記の図のような配置となります。この配置の検証方法としては、各生泉水穴や関節部位に糸状灸をして、これに対応する経絡の経絡筋力テストをすれば確認できます。

Tips

婦科鍼

　婦人科のことを中国語では「婦科」と言い、発音のリズムがいいのでそのまま婦科を使い、「婦科鍼」とした。

　婦人科系の疾患を治療するときに使う経穴で、経絡治療に合せて、中極、子宮（経外穴）、子宮部、及び脾査穴へ刺鍼する方法である。子宮部とは、中極と子宮の間で、任脈から左右に1横指から2横指、高さは中極の高さから4横指の間に2点取る。

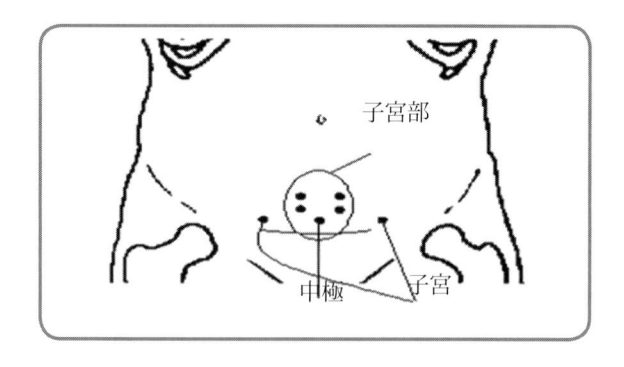

4. 背中と七星（背七）

　エネルギーの流れは、最初に太陽エネルギーが百会と大椎から注入され、一枝は背部の中央を下り尾骨先端に達し、分枝が四肢に分散し、四肢にそれぞれの惑星との相関性を示しながら関節を形成します。

　その後、陽性な太陽エネルギーは、尾骨先端から会陰付近で任脈という陰性なエネルギーに変わり（陽極まれば陰になる）、更に水、金、地、火、木、土の器官を形成しながら上昇していき、最後に頷会から抜けていきます。

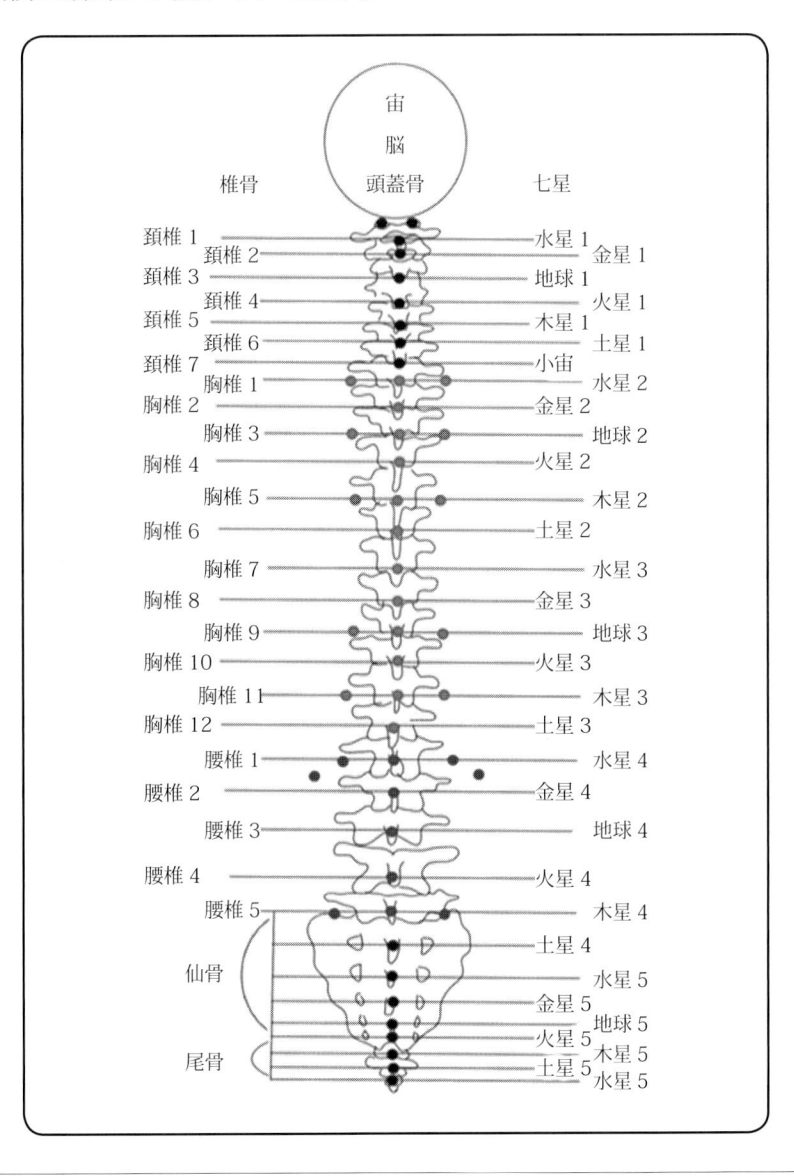

椎骨	頭蓋骨	七星
	宙脳	
頚椎1		水星1
頚椎2		金星1
頚椎3		地球1
頚椎4		火星1
頚椎5		木星1
頚椎6		土星1
頚椎7		小宙
胸椎1		水星2
胸椎2		金星2
胸椎3		地球2
胸椎4		火星2
胸椎5		木星2
胸椎6		土星2
胸椎7		水星3
胸椎8		金星3
胸椎9		地球3
胸椎10		火星3
胸椎11		木星3
胸椎12		土星3
腰椎1		水星4
腰椎2		金星4
腰椎3		地球4
腰椎4		火星4
腰椎5		木星4
仙骨		土星4 / 水星5 / 金星5 / 地球5 / 火星5 / 木星5
尾骨		土星5 / 水星5

頚椎、胸椎、腰椎に七星を上記の図のように当てはめ、特定の椎骨の高さに異状のある患者さんに、関連する経絡を用いて治療することができます。この脊椎と七星の相関図は、臨床経験や実験の結果を基にして仕上げたもので、この図の見方は、次の通りです。

宙　＝太陽と黄泉で任督と関係がある。　　小宙＝全ての陽経と関係がある。
水星＝腎・膀胱と関係がある。　　　　　　金星＝肺・大腸と関係がある。
地球＝心包・三焦と関係がある。　　　　　火星＝心・小腸と関係がある。
木星＝肝・胆嚢と関係がある。　　　　　　土星＝脾・胃と関係がある。

参考

背部兪穴の基本取穴

背部兪穴での基本的な取穴は２（地、木または火）、３（地、木）、４（水、外水、木）です。外水とは、水の外方１寸５五分のところで、伝統経絡の志室の一個上に取穴します。

各々の位置に現れた陥凹や凝りや痛みで、臓腑の疲労や虚実、あるいは疾病を見つけることができます。この反応のある脊椎（督脈）の高位と七星の相関を用いて虚実を見つける手法は、七星論独自の方法論で臨床上価値の高いものです。

例えば、この配置を参考にしながら、背中の産毛の渦巻きを見ると、渦巻きはその人の弱点である臓腑と関係する部位に発生していることを確認することができます。

下の写真の方は心臓に異常があり、第４胸椎（火星＝心・小腸経）のところで渦が巻いていて、心臓の症状が現れていました。

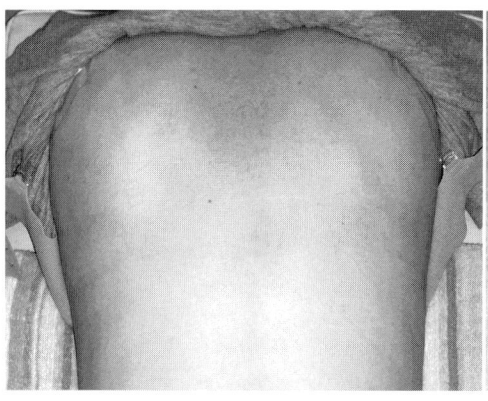

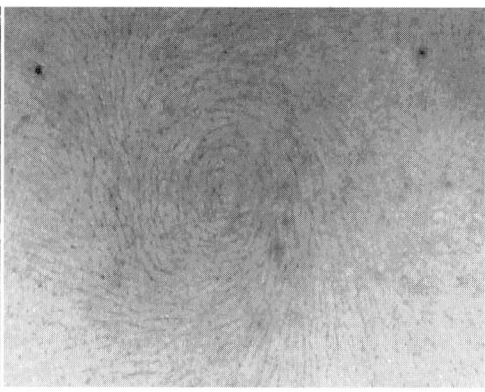

これは、下行する督脈のエネルギーが、その部分だけ暴走した証であるので、陽の下行エネルギーが、陰の上行エネルギーに変わろうとした（逆らおうとした）と考えることができます。そのトラブルが、関係する臓器器官にマイナスの影響を与え、そこからエネルギーが抜けるため、渦巻きの部位を背部七星の配置に当てはめて読み取れば、どの経が弱いかがわかります。

　また、第五胸椎棘突起の外方一寸五分は、伝統的な経絡学説だと「心兪」になるのだが、七星論では「木＝肝・胆」と診るので、そこに異状が発生している時は、肝経や胆経を用いて治療をすれば症状は緩和されます。

　第五胸椎の外方に出る異状の多くが右に出るが、左に出ていると思われる時があるのは、第五ではなく、第四胸椎の外方であります。則ち「火＝心・小腸」の関係になるわけで、この図を参考にしながら、患者さんの主訴を聞くと、どの臓器が原因かがわかってくるし、当該経絡を使えば症状を消すこともできます。

　経絡学説での背部兪穴は、解剖学での高さと一致するように経穴名をつけたと思われますが、伝統的な経絡学を七星配置と比べながら「主治」を読むと興味深いところが多いです。

①三焦兪（水星）の主治：慢性胃カタル、肺結核、喘息、慢性腎炎。

　水星は腎・膀胱と相関するが、腎臓は血液を浄化する臓器なので、腎経が虚すると（弱ると）、血液が汚れ、汚れた血液は細胞に栄養素を運んだり、細胞から不要物を運び出したりします。その能力が落ちると、粘膜や血管や免疫系を弱くし、上記のような疾患に陥りやすいです。

②大腸兪（火星）の主治：大腸・小腸疾患、帯下、膀胱疾患、腰痛、坐骨神経痛。

　大腸兪は第4と第5腰椎棘突起間から外方1.5寸で、七星論では火と木の間になり、火の作用と木の作用が出てきます。火の作用で小腸疾患や帯下が出るが、木は「肝は筋膜を主る」ので筋膜が関係する上記疾患も出てくるわけです。

③小腸兪（土星）の主治：小腸疾患、膀胱疾患、生殖器疾患。

　土は脾であり、消化液を分泌するところです。消化液に異常が発生すると、当然小腸にも異常が出るし、七星論の循環で「土は水を生じる」となるが、土の働きが悪いと、膀胱や生殖器疾患にも陥るわけです。

④膀胱兪（水星）の主治；急性腎炎、腎盂炎、膀胱炎、尿道炎、尿道結石、小児夜尿症、子宮筋腫、子宮痙攣。

　解説したように、水星の腎経が虚すると血液が汚れるので、細胞が必要とする栄養素がなければ、細胞は炎症を起こして血液を集めて栄養素を補給しようとします。その現象が炎症というものです。

⑤中膂兪（金星）の主治：痔疾患、直腸カタル、腰痛、腸出血。

　金星の肺・大腸経に異常が発生すると、上記疾患に陥ることは常識的に理解できます。

⑥白環兪（火星）の主治：痔疾患、生殖器疾患、婦人病、腰仙骨神経叢の障害。

　白環兪は七星では「火星」になるが、尾骨が三つの骨の結合で形成されていることから、木星、土星、水星と並べることで、木、土、水に関連する治療もできます。例えば、白環兪は、主治である痔疾の治療にも使うのだが、少し深く刺鍼すれば生殖器の治療にも使えます。生殖器は木（肝）とも土（脾）とも水（腎）とも関係するからです。

　次に、尾骨から先の七星配置について説明します。

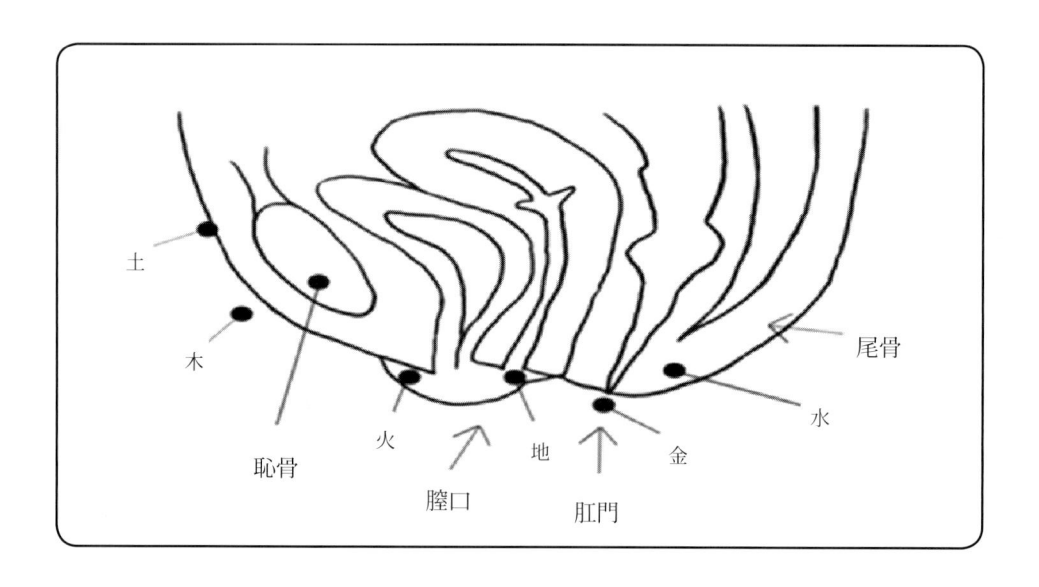

尾骨から少し前に進むと肛門があります。肛門は大腸の末端であり、大腸は金に属するので、肛門が金になります。
　さらに会陰の「地」と続きます。『鍼灸大成』に、「溺れた人を逆さまにして、会陰に太い鍼を打ち込むと息を吹き返す」ということがありますが、経絡学説でも会陰の主治が、人事不省、痔疾患、淋疾となっています。これは、「地」則ち「地球に生まれたヒト」の生命力のエネルギーになる地点だからです。
　次の火は、男性なら陰茎（ペニス）、女性なら陰核（クリトリス）に相関するところです。精力が減退するのは心臓の衰退と関係が深く、心臓を整える治療をしていると精力が出てきます。バイアグラは心臓の治療薬として開発されたそうで、心臓の治療薬が精力剤に変るのは不思議ではありません。但し、新薬は特定器官の治療に使えるが、量を増やすと治療するはずの器官を壊すこともあるので、バイアグラで腹上死するのもわかります。
　その次に並ぶ「木＝肝」は男性なら前立腺、女性なら子宮と関係が深く、前立腺や子宮に異常が起こると、その部に圧痛が出ます。
　『素問』上古天真論には、先天的に与えられた腎気や精気のことが、日々の養生というか教訓として述べられています。その中に【女子は7年単位で、男子は8年単位で体が変化し、女子は四九歳で、任脈は空虚となり、腎脈と衝脈は衰え、天癸は竭きて月経は止まり、子どもを生むことができなくなる。男子は五六歳になると、肝気が衰え、筋膜の活動が自由でなくなり、天癸は竭きて精気も少なく、腎臓の気が衰え、肉体疲労が極まる】という一節があります。
　これは男女とも、それ相応の年齢になると、任脈や腎の気や肝の気が衰えてきて、女子にあっては子宮が萎縮し、男子にあっては前立腺が肥大しやすくなることが含まれるが、これには「木＝肝」と関係する筋膜の生理機能が含まれています。
　次の「土＝脾」は任脈と絡がるので、生殖器全体の生理機能とも関係し、現代医学的にはホルモン系との関わりもあります。卵巣や子宮の痛み、不妊治療のための術後の痛み等は、七星論独自の「百防・頷前・脾査穴」（任督と脾）に刺鍼すれば痛みを治めることができます。また、生殖器に異常があると、恥骨前面に圧痛が出るのも脾経に異常があると考えますが、恥骨結合部の圧痛は子宮の、恥骨外側部（鼠蹊部）の圧痛は卵巣と関係します。
これらは全て、「七星の流れ」に従っているだけです。

5. 腹部と七星 (腹七)

　督脈を下り、尾骨先端から水、金、地、火、木、土と恥骨付近まで流れてきたエネルギーは、そこで腹部の中に進入して、回転するように内生殖器を創り、再び会陰付近で任脈に変わります。一枝はそのまま恥骨上部まで出て、前胸腹部を通って上昇して任脈を形成します。
　そして一枝は腹部に入り器官形成にも尽力します。器官形成の順序は、七星の並びに従い、次のように配置されます。このイラストはそのまま腹診図となりますが、そこに器官があるというのではなく、器官の反応点がそこに現れていることを示しています。

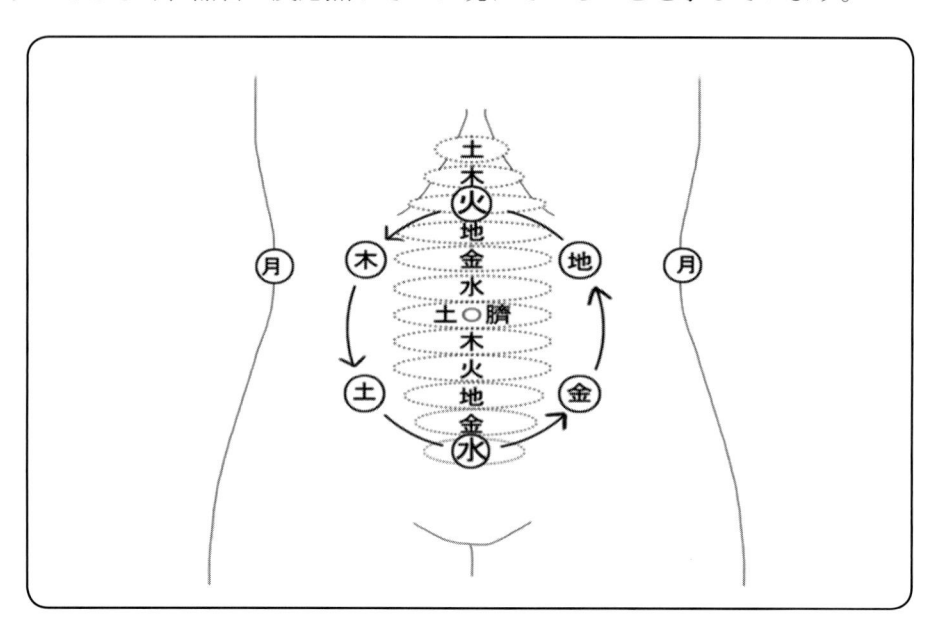

　この腹診図を基にすれば、腹診もできますが、反応のあるところ（圧痛や硬結や鼓動）に鍼灸を施せば、施した部位と関係する経絡走行の筋力も上がります。また反応の出た腹部に刺鍼や施灸はしなくても、関係する四肢の経穴に施鍼しても腹部の反応が消えるので、日々の診断や治療でよく用いています。
　この腹部七星は、腹部打鍼の時もよく使います。順序は任脈の七星を下から打鍼で流し、次に矢印に従い水→金→地→火→木→土と打鍼で流し、特に硬結のあるところは優しく、時間をかけて打鍼を行います。

腹部打鍼は、鍼の苦手な人の顎関節矯正をする時に重宝します。それは、顎関節が歪んでいる人の多くが骨盤も歪んでいるので、顎関節を動かす前に骨盤矯正をするのが良く、その時にこの腹部打鍼で骨盤と器官の歪みを同時に整えると、顎関節の矯正がスムーズにできるからです。

　また、左臀部から大腿外側や後側に痛みのある人は、大腸に問題があるので、この腹七「金」の部にゴリンとしたのを探ることができます。その場合は、最初に第四生泉水穴で対処しますが、それでも痛みが取れないときは、その部を押圧して一番痛みの強いところに多壮灸をすれば、ほとんどが治るか、治らなくても痛みは必ず楽になります。

Tips

卒倒

　一般的に知られたツボは、人中穴に刺鍼して捻鍼か雀啄で強刺激。足の親趾の先に強刺激の灸というのがあるが、中国の瀋陽で、卒倒した人の湧泉を、強刺激の指圧で意識を戻させたことがある。

　多くの本には、人中を太い鍼で上に向けて刺し捻鍼するとか、足の母趾尖に米粒大のお灸をすると書かれているが、心包経と心経、及び湧泉を指で解して、それで効果がなければ鍼灸を使うことにしている。

　今までのところでは、指だけで全て解決できた。

6. 腹部七星配置の検証

　腹部七星の配置を確認するのに、腹七「水」を例に挙げると、腎か膀胱の経絡筋力テストで筋力を確認した後、腹七の「水」を押えて圧痛があるかどうかを確認します。次に腎経なら太谿、膀胱経なら京骨に軽く刺鍼してから、再び経絡筋力テストと腹部押圧をし、筋力の亢進、圧痛の消失を確認します。

　目標とする経絡は以下の通りです。

水＝中極　　（太谿か京骨に刺鍼）
金＝左提托　（太淵か合谷に刺鍼）
地＝左期門　（大陵か陽池に刺鍼）
月＝章門　　（陽池か丘墟に刺鍼）
火＝巨闕　　（神門か腕骨に刺鍼）
木＝右期門　（太衝か丘墟に刺鍼）
土＝右提托　（太白か衝陽に刺鍼）

参考

　提托穴（新穴）：関元穴（金）の外方4寸に取ります。肋角弓の角度や骨盤の開閉等で、個人差が大きいので経位は個人の体型に合わせます。男性は骨盤が狭く、女性は骨盤が広いです。

103　第三段階　　　一穴鍼法と七星配置

7. 任脈上の胸腹部と七星（胸七）

　人体に配置された七星は、任脈にも現れていることを確認することができます。それを「胸腹診」とか「胸診」と呼んでいます。
　「胸腹診」とは、腹部を上昇する任脈と、任脈を基準として、その外方にある胃経の経絡上にある経穴も含み、次のように配置されます。

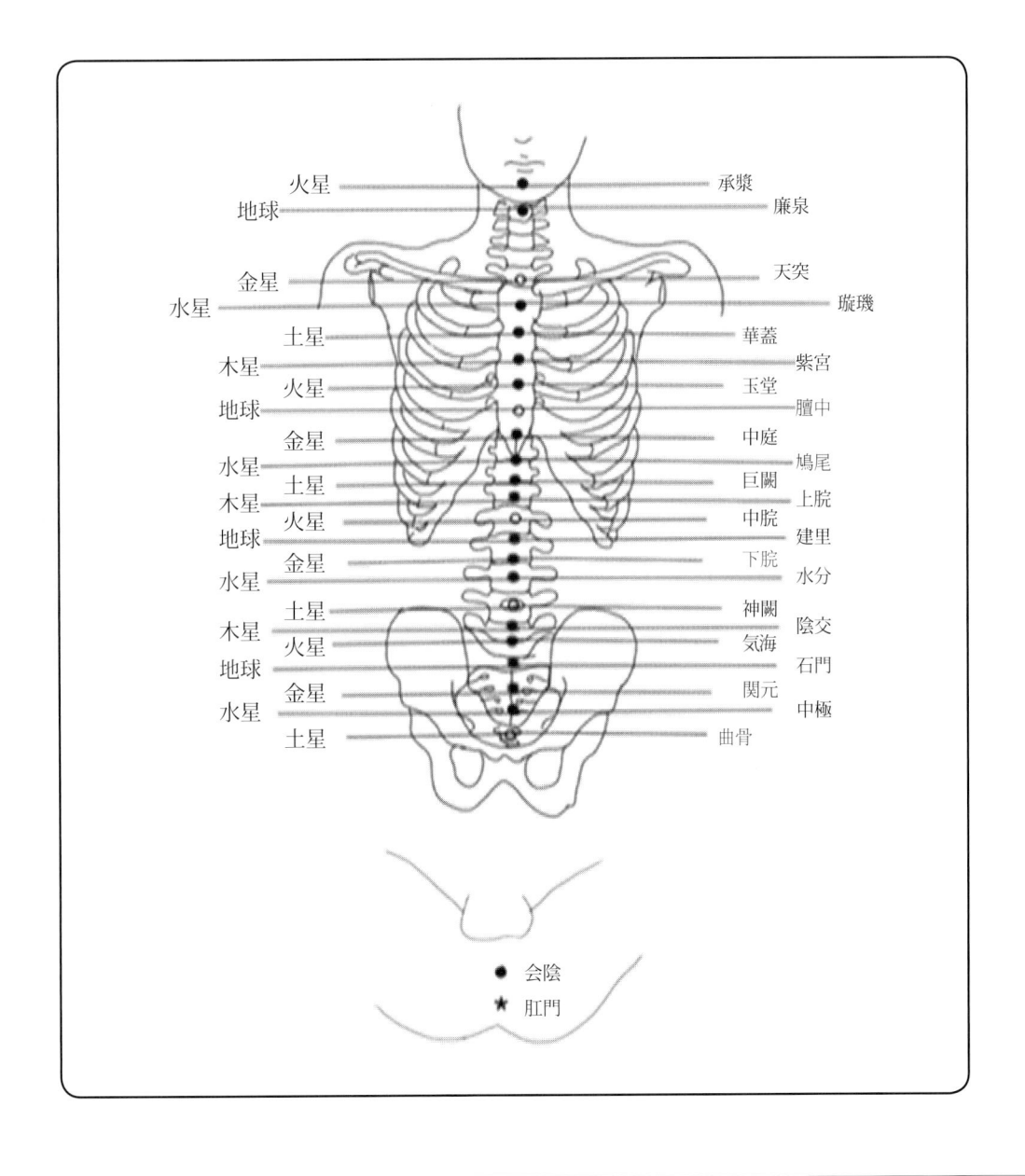

左側	任脈	右側
火星		承漿
地球		廉泉
金星		天突
水星		璇璣
土星		華蓋
木星		紫宮
火星		玉堂
地球		膻中
金星		中庭
水星		鳩尾
木星	土星	巨闕
火星		上脘
地球		中脘
水星	金星	建里
		下脘
		水分
土星		神闕
木星		陰交
火星		気海
地球		石門
金星		関元
水星		中極
土星		曲骨

● 会陰
★ 肛門

流布された本での下痢治療は、大腸の募穴である天枢が使われている場合が多いが、七星論で天枢を使う場合は、脾・胃の不調からくる胃液や膵液の分泌異常によって起こる軟便の時に使い、消化不良や細菌が絡んだ水下痢のように心・小腸と関係している時は、気海と同じ高さにある大巨を使います。

　則ち、経が縦のラインなら、絡としての断面があり、その両方が交差するところに経穴があるからで、天枢は胃経に位置するものの、臍の高さは「土」であるので、脾経も関係してきます。同様に気海の高さは「火」であるので、そこは心経小腸経と関係してくるわけです。

　さらに、七星の配穴方法では、対応経絡を大切にするので、天枢に出た反応でも、心包・三焦経も含めた選穴をします。

　具体的には、天枢に出た反応なら、その対応経絡である心包・三焦経にも注意をはらうことが大切で（七星論では水⇔火、金⇔木、地⇔土を対応経絡と考えている）、もしも心包経か三焦経のいずれかが虚しているなら、心包経か三焦経から「補」の治療をし、その後に脾・胃の補寫を行ないます。もちろん「査穴」を用いても効果的です。

　≪胸診≫とは、胸骨体の下部から水、金、地、火、木、土、と並べた診断法です。

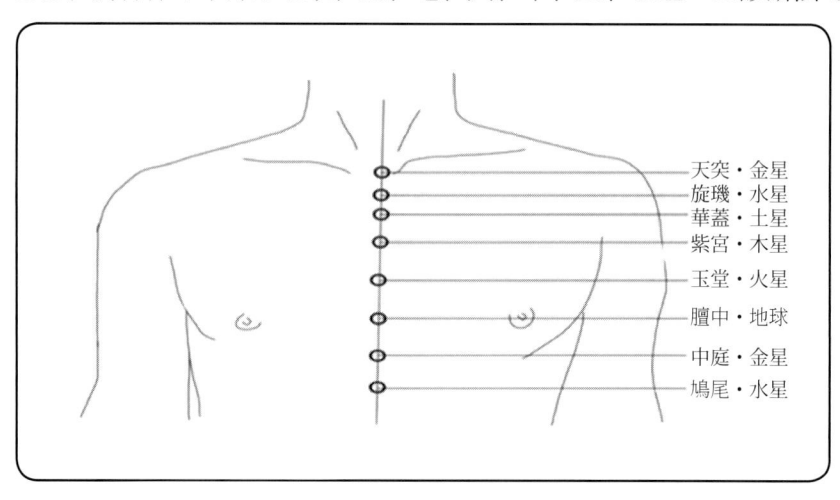

天突・金星
旋璣・水星
華蓋・土星
紫宮・木星
玉堂・火星
膻中・地球
中庭・金星
鳩尾・水星

　脈診等、他の診断法で治療方針が決めにくい場合、図で示した部位を順序よく押していくと、虚でも実でも痛みが出ているので、その痛みのある部位から経絡を選ぶことができます。特に重宝するのは、心経と心包経の異常を区別する時です。
※押して痛みのあるときは「実痛」という表現もありますが、実している場合は痛みが少なく、虚している場合に痛みが強いことが特徴です。

　胸診をするコツは、指を胸骨に当てて、少し押圧した状態で上か下に指を滑らしていきます。そのとき、痛みの強いところがあれば、そこが主訴と関係している臓腑です。

これは易しいように思うかもしれませんが、押圧する指の力を一定にしたまま、胸骨の凸凹した面を一応に押していくので、慣れるまでは結構難しい診断法で、何度も練習が必要です。

従って、膻中穴の取穴は、「正中線と、乳頭と乳頭を結んだ線が交わるところ」ではありません。個人の骨格に合わせて取穴をするので、胸骨体下端を中庭（金星）とし、胸骨体と胸骨柄接合部を華蓋（土星）として、その中間に玉堂（火星）を求め、玉堂（火星）と中庭（金星）の間を膻中穴とします。

Tips

貧血

女性で時々子宮筋腫や卵巣膿腫が原因となっている場合があるので、婦人科の症状の有無を聞き、問題があるようなら先に産婦人科を受診させたほうがいい。筋腫や膿腫の診断と治療に自信がある時は、そのまま治療しても構わない。

腎と消化器を整える。腎査穴、心包査穴、脾査穴、大腸査穴、中脘、足三里。太谿に灸2～3壮。右膈兪から大腸兪。左脾兪から大腸兪への巨針。貧血でも伏臥で行なう巨針療法なら何の問題もない。

8. 頭部と七星（頭七）

　スパイラル運動のエネルギーは、一方向だけでなく、円運動を繰り返しながら別のルートも作ります。それが「頭部七星」で、百会から顬会に向って円を描いています。

　督脈は、最初のエネルギーの注入口である百会から背部に流れる一枝と、百会から顔面に流れる一枝に分れます。則ち、百会から前後に分かれて精気が流れます。

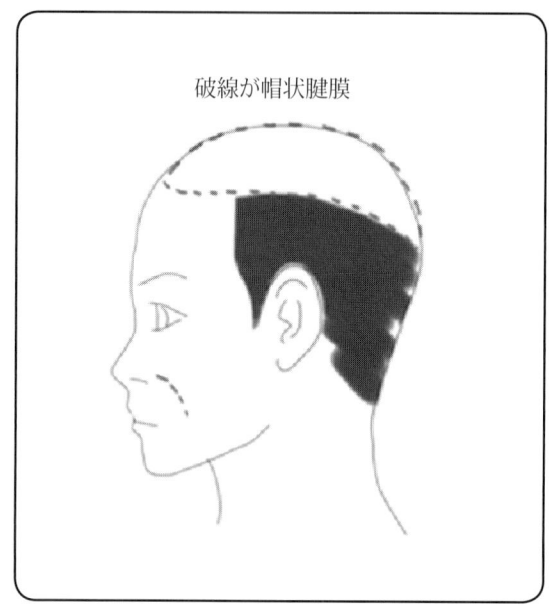

破線が帽状腱膜

　そして胸腹部を上昇してきた任脈は脳に注がれた後、顬会から宇宙に放出されますが、百会と顬会の間にも七星が現われており、百会から顬会に向って直線に流れる精は、水金地火木土（土は顬会と同位置）と流れます。

　一方、頭部七星は陰経と陽経があり、百会と顬会を直径とする円を描くように、水金地火木土（土は任脈と同じ角度）と流れていくのが陰経で、その外円で、側頭部では帽状腱膜の端を走るように流れているのが陽経です。

　若い時の脱毛の原因は、陰性食品や脂肪性食品の摂り過ぎの場合が多く、図のような老化による脱毛のそれとは違います。

　前頭筋と後頭筋は帽状腱膜によって結合されるが、帽状腱膜は硬くて陽性な組織であるため、老化と共に陽性化が増して極陽性になり、陰性（動きがなくなる）に変わります。髪の毛は「細くて長くて軟らかい」という陰性の特性を示しているので、陽性の部分では長く生え続けることができるが、陰性の部分では「同性相排斥す」の陰陽原理で、髪の毛が抜けていきます。それが老化による脱毛です。

　側頭頭頂筋、後頭筋、上耳介筋等は、帽状腱膜のように陽性化は進まないので、陽性の気が残り髪の毛は生え続けることができます。七星はそれだけではなく、次の図のように円の中心から頭部を包むように放射状に巻いている。放射状に流れる線の中心点が「地」になる理由は、「地」が地球と月のことであり、人間としての生命が誕生した地球ゆえに、あらゆるところで中心点や基本点となるからです。

107　第三段階　　一穴鍼法と七星配置

　治療に用いる場合は、イラストで示される矢印のように中心から外側に向けて刺鍼すると「補」になり、外側から中心に向けて刺鍼すると「寫」になります。
　頭部七星の実験として、次のような補寫の実験も参考になると思います。方法は両方の「地」のツボを使い、片方は頭部中央から側頭に向かい（補法）、片方は側頭から頭部中央に向って（寫法）刺鍼しました。
　則ち、頭部中央から側頭への刺鍼は補法になり、側頭方向からの刺鍼は寫法になるので、左右のバランスが崩れたのか、刺鍼をして5分もしない内に、「気分が悪くなってきました」と顔面蒼白になりました。勿論、返し鍼ですぐに治めましたが、帰宅してからも症状が出たようで、その話題は何日も続きました。
　症状は、「刺鍼と同時に体が捻られるような感じがして、頭がふらつき、立っているのも辛い、吐き気がする、寝付きが悪い」だったそうです。

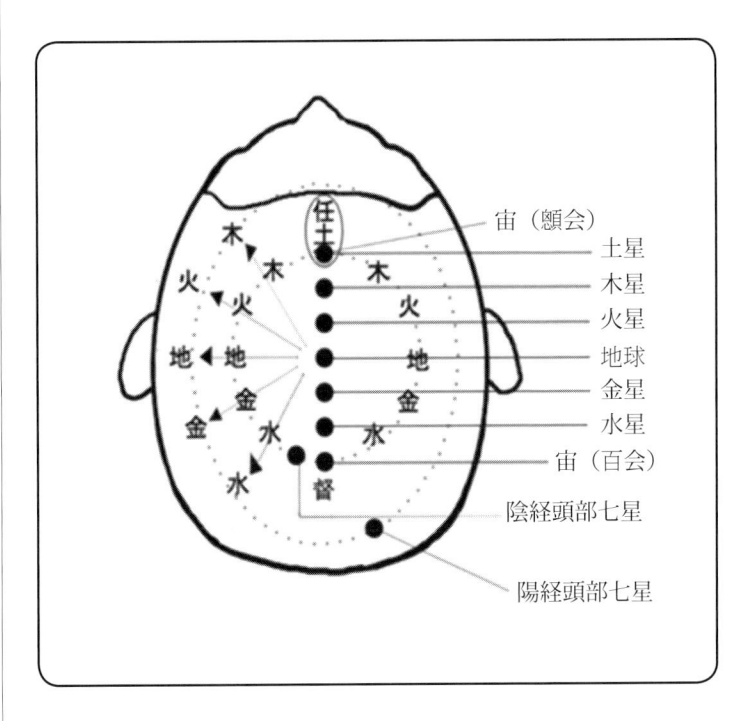

宙（顖会）
土星
木星
火星
地球
金星
水星
宙（百会）
陰経頭部七星
陽経頭部七星

Tips

結膜炎

　太陽穴、大腸査穴、心包査穴、肝査穴、腎査穴、八風へ刺鍼。
　結膜で血管が炎症を起しているのは、陽経実の症状ですが、結膜自体は「地」に属するので、心包・三焦経が関わってくる。多くが白目の外側ですので、スクレラ分析での肺・大腸とも関わっていると診て、大腸査穴を補す。また、炎症が起る場合は血液の汚れ、則ち腎臓の機能低下があるので腎も補し、肝の開竅するところは「目」なので、肝経も補すわけである。

9. 表情筋と七星

　『日本人体解剖学　第一巻』(南山堂刊)に、顔面筋による表情として、不平顔、笑顔、泣き顔、痛泣顔の四つが記載されています。

　それを東洋医学で云う「五臓と七情」と照らし合わせながら人間の感情を分析してみると、次の図のように「堪える：任」、「拒む：水」、「威張る：金」、「微笑む：地」、「笑う：火」、「泣く：木」、「不安がる：土」に分けることができます。

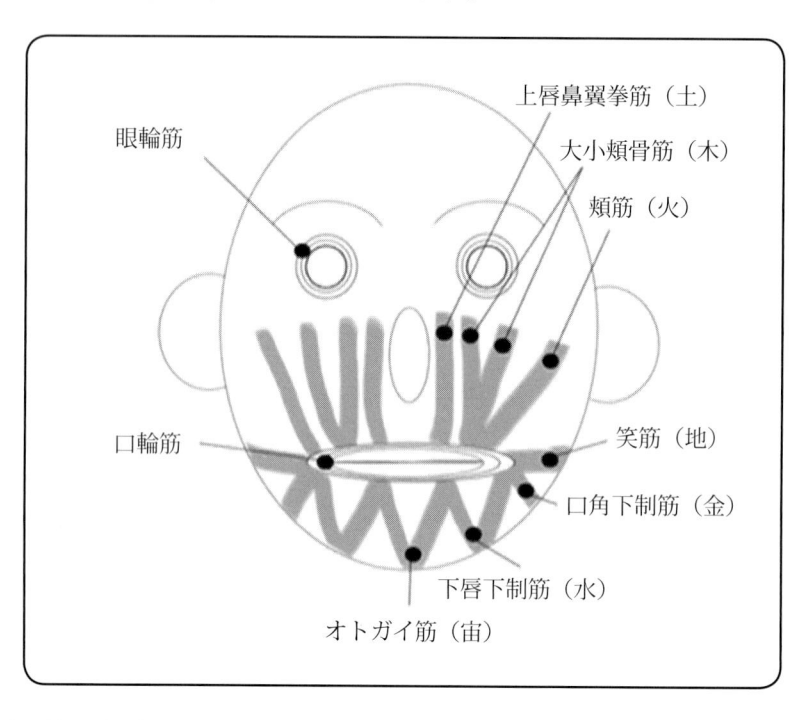

```
                    上唇鼻翼挙筋（土）
                    大小頬骨筋（木）
    眼輪筋            頬筋（火）


                    笑筋（地）
    口輪筋
                    口角下制筋（金）

                    下唇下制筋（水）
                オトガイ筋（宙）
```

　これらの顔面筋の部位にできたニキビやシミなどを観て、その人の虚しやすい臓器を診断することができるので、直接顔面に鍼をするのではなく、異常と思われた顔面と関係する経絡を用いて治療します。

　例えば、「耳の高さより少し下の右頬が、ピリピリして痛いので病院へ行ったら、"多分ヘルペスだろう"とビタミン剤を処方された」と来た患者さんがいました。表情筋の七星配置からして「心包経」と診断したので、手の心包経を指圧したら痛みが軽くなりました。いわゆる「テスト指圧」ですが、結果からして間違いないと判断したので、心包経で取穴して鍼灸を施したら、完全に痛みは消えました。

　『素問』挙痛論篇に、【余は百病は気より生ずることを知っている。怒れば気上し。喜べ

ば気緩む。悲しめば気は消え、恐れば気下る。寒にあえば気収縮し、熱にあえば気は外泄する。驚けば気は乱れ、過労によって気は消耗し、思慮すれば気は鬱結する】という論述があり、精神からの病因が述べられています。

また、『素問』陰陽応象大論篇にも、陰陽五行の道理と、天地人と陰陽の関係と運用方法が書かれ、五臓と感情の関係が述べられており、それらの条文を表情筋と合わせると次のように解釈することができます。

（宙）オトガイ筋：

堪えなければならないことに出会うと、オトガイ筋が緊張して下顎にシワがよりやすくなります。また任脈や婦人科に関わる病気が潜んでいても、オトガイ筋は緊張しやすいです。

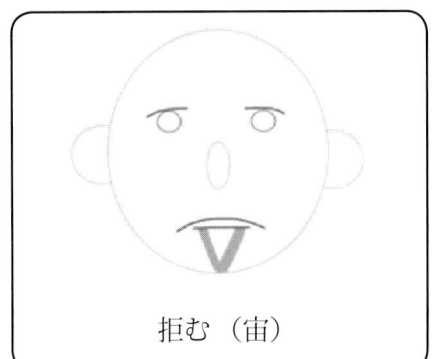

拒む（宙）

（水）下唇下制筋：

「恐は腎を傷り」とありますが、恐れ慄きや緊張が続くと、忍耐も出てくるが頑固にもなり、下唇下制筋に緊張が出てきます。

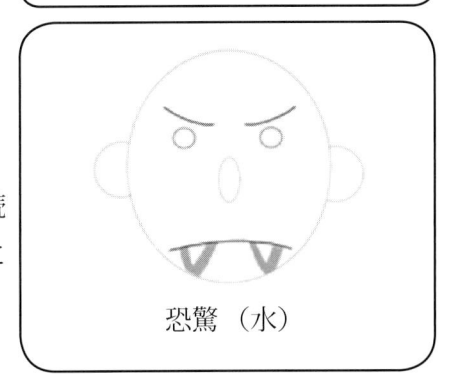

恐驚（水）

（金）口角下制筋：

泣き顔は口角下制筋が緊張して「への字」に曲がりますが、威張る時の顔の表情も口角下制筋に緊張を与えて、泣き顔に似ています。

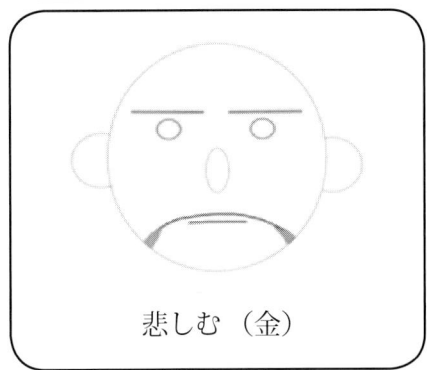

悲しむ（金）

『霊枢』本神篇では、【鍼を用いて治療するには、患者さんの精神状況を仔細に観察し、すでに五臓の精が消耗していれば、みだりに鍼治療を施してはならない】と勧告しています。【肺気虚すれば則ち鼻塞がりて利せず、少気す。実すれば則ち喘喝し、胸盈ちて仰息す】とは、則ち虚でも実でも呼吸が困難な状態になることを示しています。そのときの顔が、このイラストに合致します。

（地）笑筋：

　経絡治療では、心経の異常は心包経で対処する場合が多く、五行論の精神活動でも「微笑み」という顔の表情は見当たらず、心の精神活動の「笑」に属させていることがわかります。

　テレビで報道された「動物の本能」で、「動物は媚びる時や己の行動に悪さを感じた時には笑う」として、チンパンジーが笑う映像が映されたが、それがちょうど「微笑む」の表情でした。

　微笑む時は、笑筋が緊張して唇が横に長くなり、「営業笑い」にも使えますが、笑筋が損じられて弾力を失うと若さを失い疲れた口元に見えます。

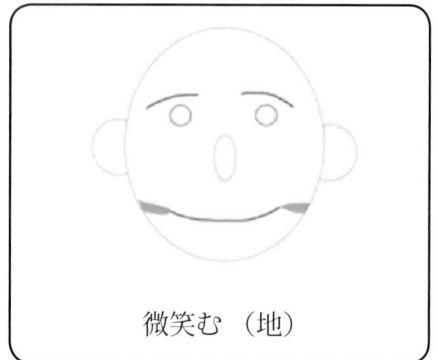

微笑む（地）

（火）頬筋：

　心から笑う時は、頬筋が緊張して上唇を引き上げますが、心臓の疲れている人は、この頬筋の緊張が少ないので、笑えず、疲れて見えます。また、過剰に太った人に多く見られるが、頬筋に沿って黒いシミが出る時は、心臓と腎臓に障害が出ている場合が多いです。

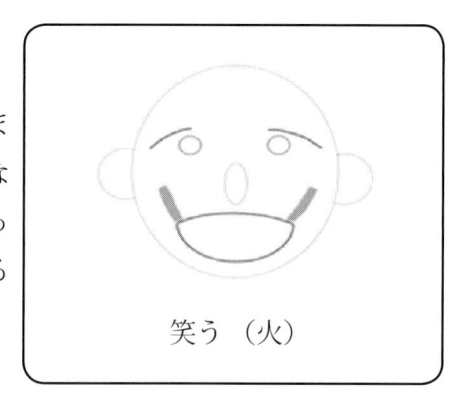

笑う（火）

（木）大小頬骨筋：

　『霊枢』本神篇では、【肝気が虚すれば恐れを生じやすく、実すれば怒りやすくなる】と論述されています。大小頬骨筋の働きを見ますと、恐れても動くし怒っても動く筋で、「怒り多くして肝傷る」とは、怒る時には大小頬骨筋に緊張が見られるので、大小頬骨筋を緊張させると怒って見えます。また肝臓が疲れると涙脆くなり、大小頬骨筋の力がありません。この筋を中心にできるシミを「肝斑」と言います。

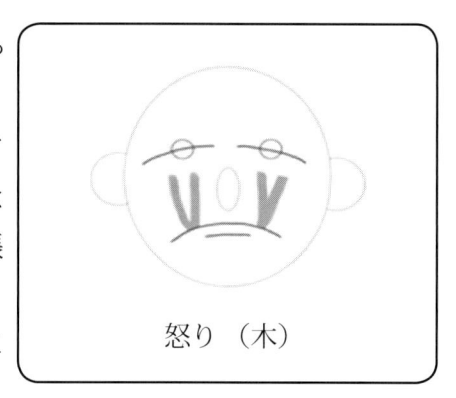

怒り（木）

『霊枢』五色篇では、顔の色について述べられていて、目の下で鼻の横に小腸と大腸が配置されています。

　これは「肝は筋を主る」から、肝の異常が筋肉で構成された小腸や大腸に異常をきたしたと考えられます。何故なら、それは妊娠したときにでる蝶々形のシミから考えて、同じく五色篇で述べられている鼻中心線に現れる「肝」と同位置にあるからです。

（土）上唇鼻翼挙筋：

　『素問』陰陽応象大論篇で、【思は脾を傷り、怒は思に勝つ。湿は肉を傷り、風は湿に勝つ。甘は肉を傷り、酸は甘に勝つ。】という条文があります。これは五行論で脾と肝の抑制関係を示しており、「怒りは思慮を抑制する」というのを、逆に言うと「思慮ある時は怒り抑える」ということになります。

　これを七星論で考えると、精気は「木」から「土」に流れるので、木の「怒」が脾の「思慮」を抑制すると考えることもできます。その時の表情筋の動きに注目していると、大小頬骨筋と上唇鼻翼挙筋が共に緊張しています。

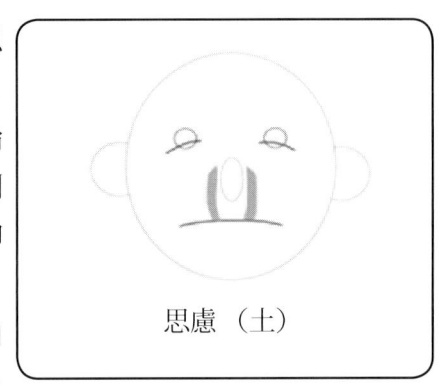

思慮（土）

　更に、上唇鼻翼挙筋は鼻の横に沿う筋肉で、体全体が極度に疲れた時には、上唇鼻翼挙筋に力が入り、時に縦シワの寄る人もいるが、思慮深い人は常に上唇鼻翼挙筋を緊張させているように見えます。

　また、動物が怒ると上唇鼻翼挙筋を緊張させますが、ヒトでは、この筋は笑っても、怒っても、泣いても、自然に動きます。

10. 顔と七星

　顔色や顔の皮膚の変化でも、その人の異常をある程度知ることができ、下の図の七星論のように七星に分けることができます。観察する時は、血色や艶の有無、ふくよかさ、シミやシワやデキモノ等を中心に観ます。

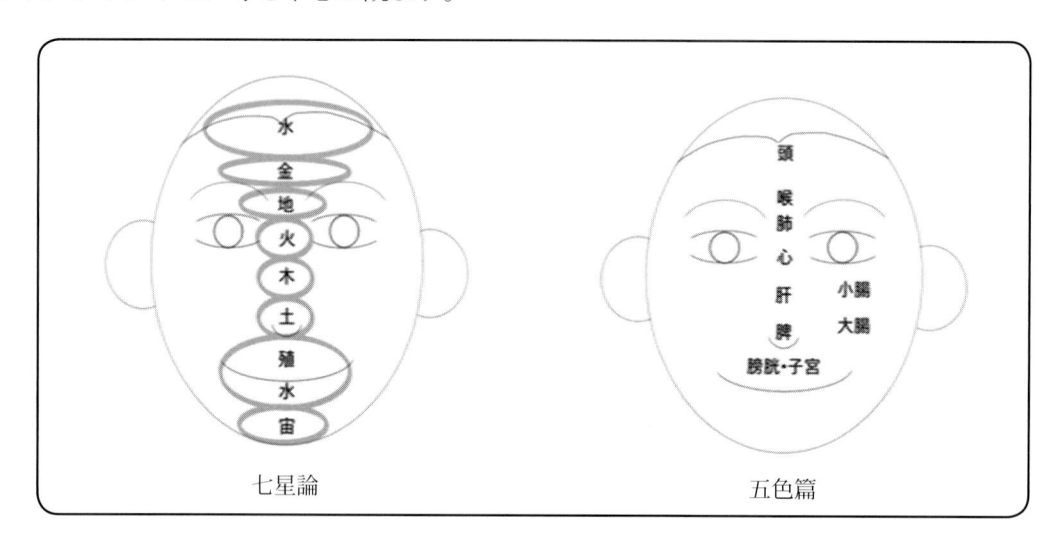

七星論　　　　　　　　　五色篇

■ 水：腎・膀胱・生殖器

　ここに艶がなく、シミやシワ、あるいはニキビが多ければ腎臓や膀胱の疲労で、「唇周囲」の水にも吹き出物等があれば、生殖器にも異常があります。

　しかし、上記の図の五色篇に示すように、『霊枢』五色篇には、【天庭は頭に対応し、眉間の上は咽喉に対応し、眉は肺に対応し、目の間は心に対応し、その心の真下は肝に対応し、その肝の左は胆に相当し、鼻は脾に対応し、鼻の両脇は胃に対応し、顔の中央は大腸に対応し、顔の中央を挟んだ両脇の頬は腎に対応し、その腎に対応する頬の下は臍に対応し、鼻の両側で頬骨より内側は小腸に対応し、鼻の先端より下の人中附近は膀胱と子宮に対応し、頬骨は肩に対応し、頬骨の後ろは腕に対応し、腕に対応する部分の下は手に対応し、まなじりの上は腕と乳房に対応し、頬の外側の上は背に対応し、頬車穴の下に沿った部分は股に対応し、両牙床（歯茎）の中央は膝に対応し、その膝より下は脛に対応し、その脛より下は足に対応し、口元のしわは内股に対応し、頬の下の曲骨は膝頭に対応する】と論述されています。

　これを七星論での配置と見比べてみますと、心＝火、肝＝木、脾＝土は一致しているのでその通りですが、額の「天庭は頭」とは主に髄（水＝腎）の病と診ることができます。

■ 金：肺・大腸

　ここに吹き出物等があれば肺や大腸の疲労か刺激物の過食。艶がなく皮膚がカサカサして見える時は腸に炎症があります。

　『霊枢』五色篇での喉は、肺（金）＝喉と絡がるのでそのまま「金」としても問題はないし、ここにニキビや吹き出物の多い人は、大腸に問題のある人なので、五色篇で「喉」とされても、七星論でも「金」になるので問題はありません。

■ 地：心包・三焦

　ここに艶がなければ心筋の疲労で、鍼灸治療を施した後に艶が良くなる人も多いです。この部のシワは動脈硬化との関わりも多く、脳梗塞を起した人の多くが、ここにシワを寄せています。観相学では色の出方で「親族と離別」の縁を観ます。

　中村文聰先生の観相学では、【眉間は親族との関係がある】と書かれており、脳梗塞や心臓疾患になった人は、眉間に深いシワが寄っている場合が多いです。

　『霊枢』五色篇での、【明堂とは鼻なり、闕とは眉間なり】で、「闕」が後に印堂穴になり、肺の診断治療点となっていますが、ここは肺とするよりも「地・心包」としたほうがいいです。その理由は次の通りです。

① 心臓に異常のある人は印堂にシワが寄る。これは印堂に刺鍼して経絡筋力テストをすればすぐわかります。結果は顕著に現れます。
② 大腸ポリープを取った人の印堂穴の上の皮膚（金）を見ると、金の位置は荒れているが、「地」の位置は荒れていません。これは大腸の位置が、七星論での「金」を証明するものなので、眉間を「肺」とするには問題があります。
③ 金の位置に吹き出物が多いと大腸に問題があり、地の位置に吹き出物ができると心包に問題が起っています。それは、若い人のニキビや虹彩やスクレラ分析でもわかります。
④ 小児の診断をするのに印堂穴のツヤを診ます。印堂の奥で、印堂と水平位置にある視床下部が、体の自律的な機能の多くを調整していて、その位置に生命の働きが現れます。それは、地球に生まれたヒトだからです。
⑤ 道教での華光菩薩倚座像は眉間に三つ目の目があり、そこから霊力が発せられているとするし、特殊能力を養う道教の修行では、その奥で日月を（陰陽を）会合させて存思する修行があることなどから、「肺」よりも「心包」、則ち地球や月からの気と解釈したほうが素直に受け取れます。
⑥ ディーパック・チョプラ医博著『クォンタム・ヘルス』（春秋社刊）によると、【アーユルヴェーダでは、シーラドーラと呼ばれる療法で、温かいハーブ入りのゴマ油を印堂に注ぎ、神

経系に深いくつろぎを与え、ヴァータドーシャであるプラーナ・ヴェータのバランスを　とる。プラーナ・ヴェータは脳を制御している最も主要なサブドーシャである。】と述べ　られており、印堂と精神活動の重要性が説かれています。則ち、人間が地球に生まれた　ゆえに、印堂の奥には霊長類の最高の機能が隠されている、と考えるわけです。

⑦ 印堂は鼻の治療に用いても効果のあるツボですが、これは経絡というより対症療法的な、血液循環促進作用による鼻の生理機能の改善です。

それは、その部に温灸や電熱等を施して温める方法をとれば、鼻が楽になるからで、根本的な治療にはなりません。

以上のようなことがあげられます。的確な診断と治療を行うために、七星論ではこの位置を「地」としています。

■火：心・小腸

ここに横皺があれば心臓の疲労で冠状動脈の問題を疑い、乳幼児を除き青色が見えれば砂糖の過食で、心臓に異常が起こる可能性を示します。

■木：肝・胆

ここに縦皺がよると肝臓に疲労があり動脈硬化を疑うので、スクレラを分析して動脈硬化を調べる必要があります。肝臓の疲労は母指球の硬さや、筋肉が極端に硬いか軟らかいかで虚実を判断します。吹き出物があれば栄養の偏りがあります。

■土：脾・胃

ここに皺がよるのは脾臓膵臓の虚。吹き出物があればカロリー過剰か偏食で、餅のような高カロリー食品でも吹き出物はでます。艶のないのは全身の疲れ。鼻の大きい人は壮健とされるのは、脾臓膵臓や胃が強いことの証明。

■口周囲の水：脾・腎・膀胱・腸・生殖器

唇周囲には七星全てが現れるので、細かい分析は「唇の分析」で説明します。唇周囲の黒ずみは腎臓の疲労で、唇全体は脾臓膵臓、濡れていれば脾虚、乾いていれば脾実。上唇は小腸、下唇は大腸、白くなれば腸の冷え、赤くなれば腸の熱。鼻と唇の間は婦人科が現れるので、横皺があれば過去に婦人科を患ったことがあるか生殖器の疲労。鼻の穴は肺で「天の気」が入るところで、口は「地の気」が入るところなので、その間に生殖器が配置されるのは、その部で陰陽が交差することを示しています。人事不省の際に人中の中央にある水溝穴に鍼を打つのは、「人中」という名前が、陰陽を調和させる（生命を維持させる）ツボだからです。

■宙：任・督・生殖器

頤（オトガイ）には宙を配置しました。宙とは任脈と督脈の大きな陰性と大きな陽性が

混在することを表し、陰陽両気（陰の気と陽の気）が盛んなことを表しています。陰陽両気が盛んだと、筋力もあり、新陳代謝も盛んです。

　陰陽両気が盛んなところは敏感なところが多く、その部は末端部に多いです。指先、趾先、舌、唇、外生殖器等々がそうですが、テストをすると頤も敏感なことがわかります。テストの方法は、妻楊枝の先を7mm程度開けてセロテープや輪ゴムで縛り、それを調べたい部分に当ててみます。すると、陰陽両気が盛んなところでは、2点に触感があるが、陰陽両気が盛んでないところ（陰か陽かに偏っているところ）では、1点の触感しかありません。

　陰陽両気の多いところを解剖学で観察すると、皮膚面で左右両側の浅部での動脈吻合（舌だけは僅少）や神経が密になったところのようです。このような部位では、陰に偏らず陽に偏らず陰陽両気の特性が豊富にあるということです。もし、敏感な部分で陰の特性が強ければ過敏になり過ぎ、陽の特性が強ければ鈍感になります。このことから、厳密にいうと、指先、趾先、舌、唇、外生殖器も「宙」とすべきかも知れません。この爪楊枝テストの結果から、頤は経絡でみると任脈になりますが、「宙」とすることができます。

　したがって、陽経（胃腸や膀胱）の変調でも、陰経（腎や脾）の変調でも生殖器の変調でも、頤部に吹き出物、皺、皮膚荒れ、くすみが出ます。これは、陽の気が（督脈）不足すると陽経（胃・大腸・小腸・膀胱・胆）が弱化し、陰の気（任脈）が不足すると、陰経（腎・肺・心包・心・肝・脾）及び生殖器に変調が起こるからです。

Tips

解毒

　退行性の病気を治す時に、最初に行うべきことは排泄である。体内での解毒は主に肝臓の働きによるものだが、排泄器官としては腎臓、肺、腸、皮膚、リンパなどがあり、最初に肝臓と腎臓を活性化することがポイントで、鍼灸では肝経、腎経、心経、大腸経からの選穴を基本とする。特に排泄器官として役割の大きい腎臓の機能を高めることは適切な排泄を促してくれるので健康と長寿につながる。

　体内から毒素や老廃物を排泄させる「デトックス」という言葉が流行り、漢方、健康食品、運動、入浴、料理といろいろな方法が考えられるが、「解毒」をするには血液循環を良くすることが必須で、炭酸泉への入浴は効果の高いデトックス法である。

　右膈兪から大腸兪。左脾兪から大腸兪。両膈兪から大杼。脾査穴へ灸2壮。

　伝統的な方法では、間使（心包経）と築賓（腎経）へ刺鍼して捻鍼するというのもあるが、肝査穴、腎査穴、心査穴（或いは心包査穴）、大腸査穴を使うほうが即効的に治療できる。

11. 歯と七星

　歯には、下の図のように七星からのエネルギーが流れており、痛む歯や、痛む歯茎に合わせて、イラストに書き込んだ経絡を使えば、神経を抜いても痛む歯、痛み止めでも治らない歯痛でも治療可能になります。

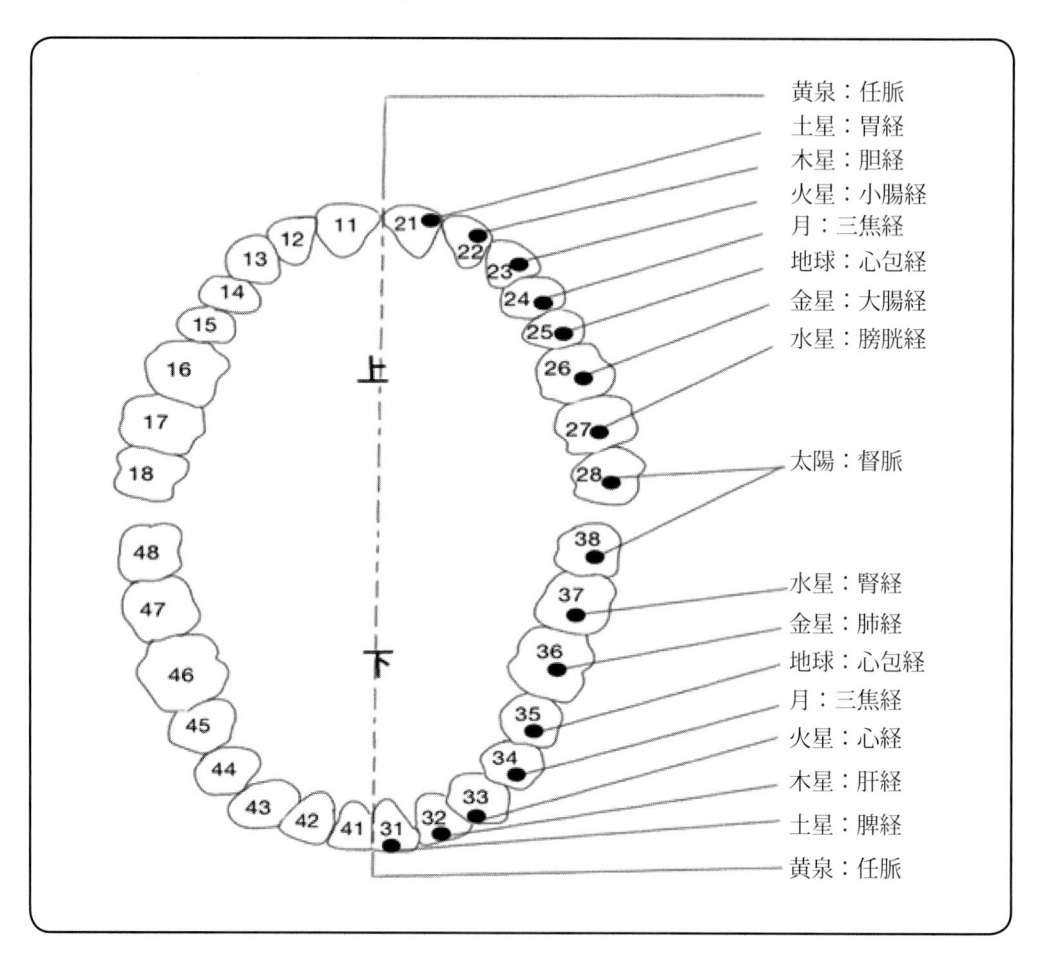

```
黄泉：任脈
土星：胃経
木星：胆経
火星：小腸経
月：三焦経
地球：心包経
金星：大腸経
水星：膀胱経

太陽：督脈

水星：腎経
金星：肺経
地球：心包経
月：三焦経
火星：心経
木星：肝経
土星：脾経
黄泉：任脈
```

　上歯に六腑、下歯に六臓を配置するのは、「陽は下降、陰は上昇」の原理からで、上下心包経と三焦経を配置したのは、心包も三焦も臓腑と言うより、エネルギー系として捉えられ、臨床では、#4・#5（14・15。24・25。34・35。44・45）のトラブルに心包経でも三焦経でも対処することができたからです。

　それは、地・月（心包・三焦）は、人間が地球の産物で、地球や月と深い繋がりがあることも示しており、三焦経で効果がなければ心包経を使い、心包経で効果がなければ三焦

経で効果を出すことができます。選穴には、左右の心包経と三焦経の郄穴か査穴付近を探り、圧痛のある場所を選びます。更に治療効果を長持ちさせるには、水⇔火、金⇔木、地⇔土、の七星論での治療対応原則で取穴するといいです。

また、原穴や絡穴を使う時は、七星論で配置された経絡をそのまま使う方法と、「同名系」「表裏系」「表裏共軛系」を使う方法があるが、効果が高いのは表裏共軛系です。

表裏共軛系とは、奥歯の「水＝腎・膀胱」にあたる歯に異常が発生したら、対応する「火＝心・小腸」にも取穴する方法で、上の歯の異常は陽経の異常であるので、共軛関係にある陰経も取穴する方法のことを言います。

例えば下の図の「七星論での相生相剋図」で説明すると、上歯＃１（11。21。）の異常なら、陽経である胃の異常と診るので、表裏共軛関係の（相生相剋関係でもある）陰経、則ち心包経で治療します。心包経で効果がなければ三焦経を使います。

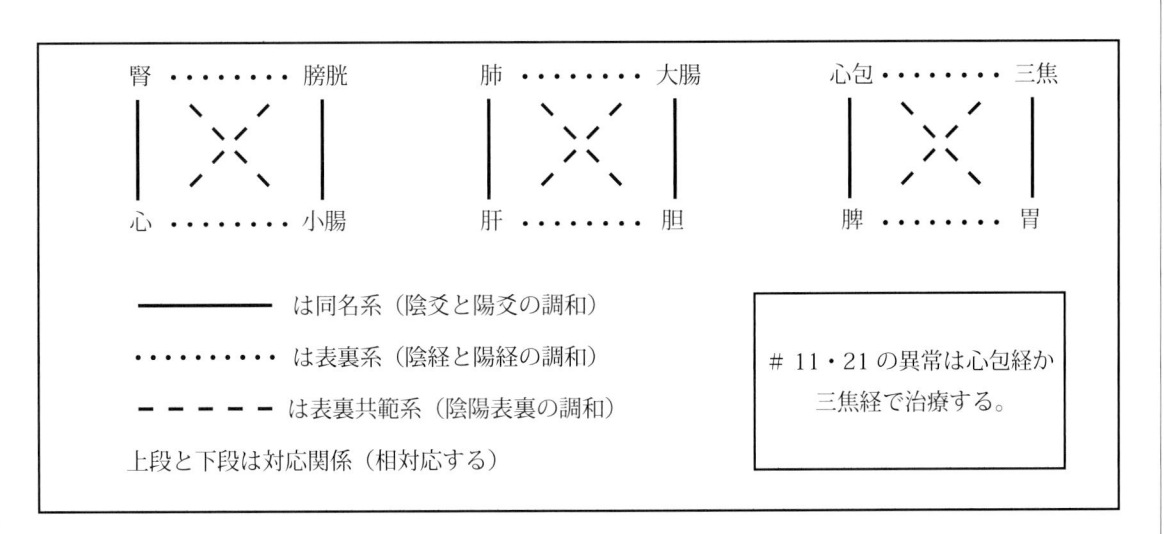

```
腎 ……… 膀胱        肺 ……… 大腸        心包 ……… 三焦
  ╲╱                   ╲╱                    ╲╱
  ╱╲                   ╱╲                    ╱╲
心 ……… 小腸        肝 ……… 胆          脾 ……… 胃
```

―――――― は同名系（陰爻と陽爻の調和）
………… は表裏系（陰経と陽経の調和）
― ― ― ― は表裏共範系（陰陽表裏の調和）
上段と下段は対応関係（相対応する）

＃11・21の異常は心包経か三焦経で治療する。

12. 唇と七星

　唇にも七星が配置されており、唇の割れや色や吹き出物で、どの経の異常かがわかります。例えば、「口角が割れるのは胃の異常」と言われますが、それは単に体験的な話にすぎません。しかし、下の図のように七星で分けると、口角は「土」の異常で、「脾・胃の異常」です。脾臓や膵臓に異常があれば、胃薬を飲んでも、当然治りません。

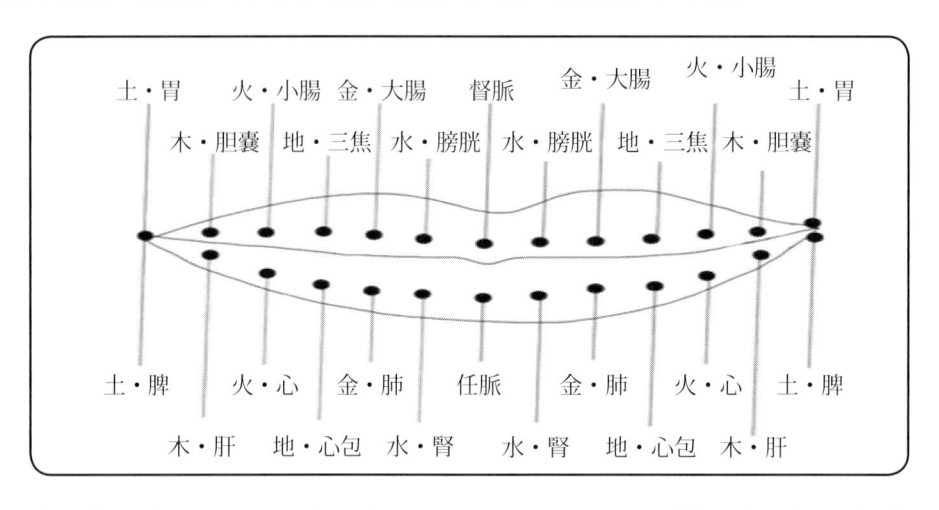

　次の写真の左の方はバセドー病を患っていまして、下唇の「宙：任脈」の角度の色素が抜けてきていることから、惑星エネルギー（任脈で臓器のエネルギー）が不足して、色素のバランスが崩れていることがわかります。

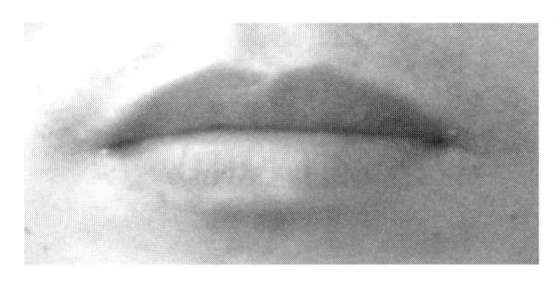

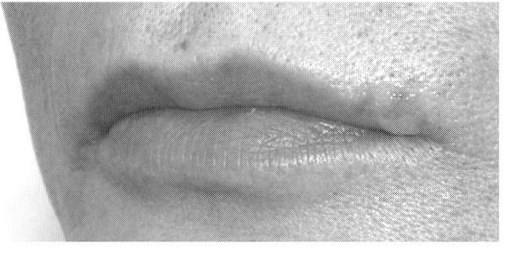

　上唇は小腸、下唇は大腸という診方もあり、その時は唇が割れるとか、色に現れる。白ければ「寒邪」と診、赤ければ「熱邪」と診ます。唇全体を「脾」という診方をする場合もありますが、その時は「タラコ唇」のように腫れている時で、脾虚と診ます。

13. 目と七星

　目への七星配置は、虹彩学や強膜学（スクレオロジー or オプトロジー）とも相関しているので、どちらも七星で角度と円に分割し、七星の並びの順に配置しました。

　新城先生の虹彩学やスクレオロジーは、多くの書籍を参考にしています。そして【中国古典や中国の文献は八卦での分析が主です。欧米学者の分析方法は、円分割での分析が明確ではなく、断片的分析を組み合わせたように思え、治療法も栄養学、アロマ、ホメオパシーなどで、分析結果に従った治療かどうかを確認することができず、経絡に結びつけるのに無理がありました。】と述べています。

　新城先生のマップは虹彩からスクレラまで一貫した角度で分析でき、分析結果をそのまま経絡に当てはめて治療に応用できるし、治療結果を確認することもできます。

■ 虹彩と七星

　経絡治療が目指すのは「不問診」ですが、「不問診」が可能になったのは虹彩学を知ることになったからです。次の図は新城先生が作った東洋虹彩分析マップです。

　欧米の虹彩学や強膜学と違うところは、七星論での東洋医学理論を投入したことです。図の虹彩分析チャートを見るとわかるように、角度分析は下のほうから虹彩を巻くように、水金地火木土と並べ、円分析は瞳孔の中心が宙で、瞳孔外縁を水とし、順次「水金地火木土」となり、虹彩外縁は再び「水」になります。さらに子午線と東西線には破線で「督脈・任脈」と「心包経・三焦経」という陰陽交差を示します。

　このチャートを使うと、虹彩分析と治療が一貫して行なえます。

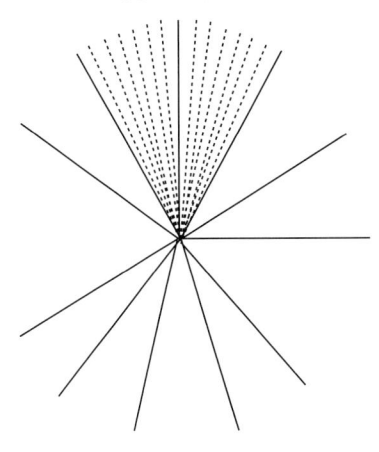

角度分析に使う分度器　　　　　　　円分析に使う円盤

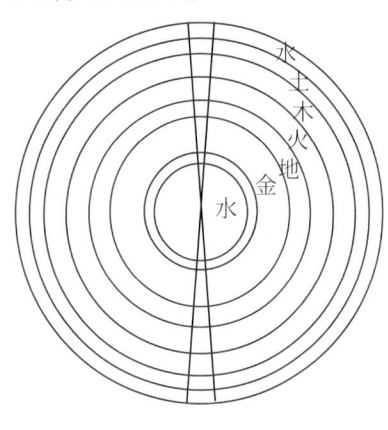

120

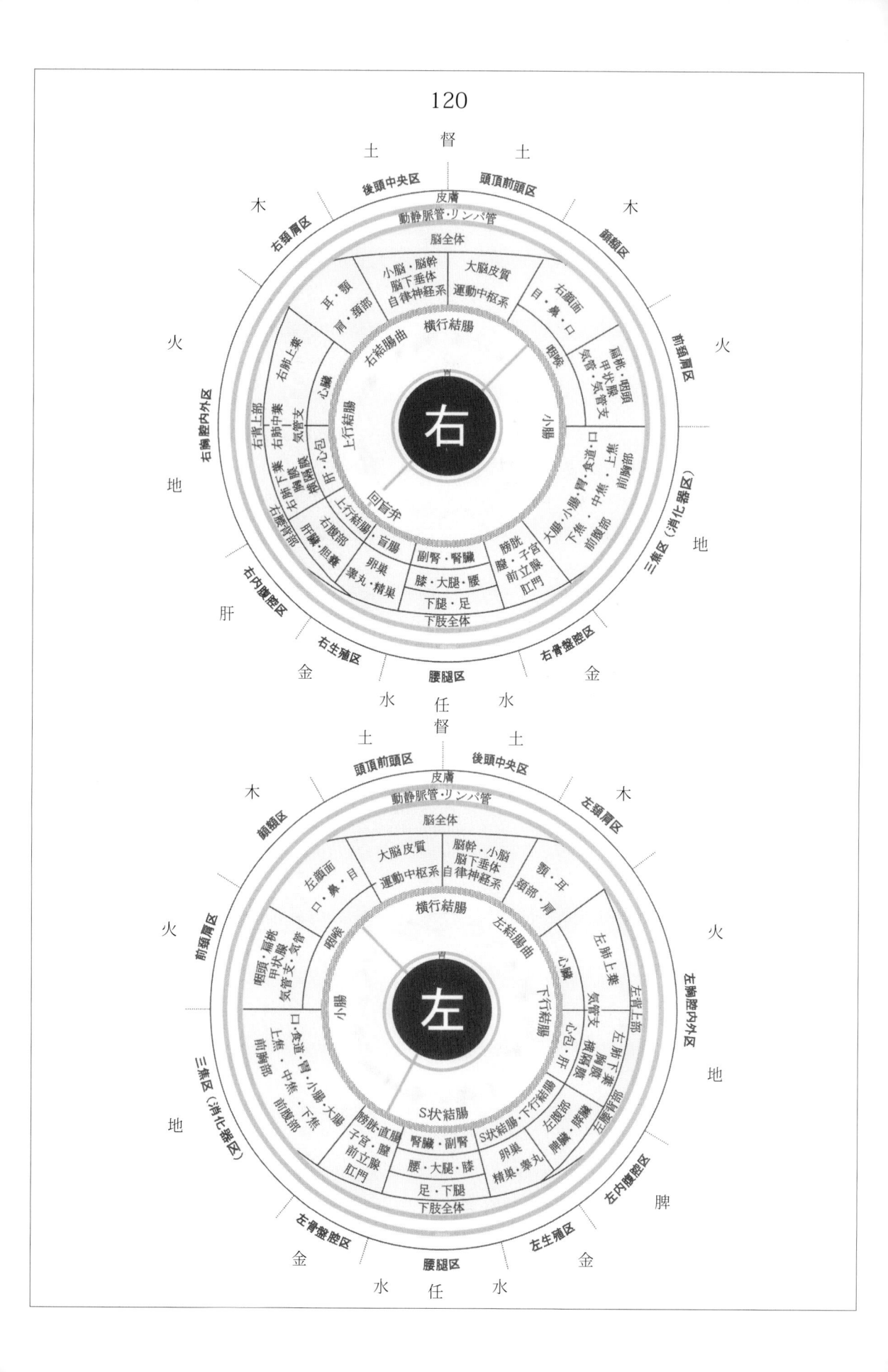

■ 強膜と七星

現代語訳『啓迪集』（思文閣出版）の「眼目門」では、次のような文章があります。

【眼目は、血脈の宗・諸精のか窠である】＜『玉機微義』＞。経にいう。「諸脈は皆目に属す。目は血を得てよく視ゆる也」。『針経』にいう。「五臓六腑の精気は、皆上り、目に注ぎて、これが精を為す。精の窠を眼となす」またいう。「骨の精を黒眼となし（『霊枢』に、「骨の精を瞳子となし、筋の精を黒眼となす」とある）、血の精をその窠を絡うとなし、気の精を白眼となし、肉の精を約束（まぶた）となす。

また、【精（エネルギー）は目と密接な関係があり、目は全ての器官と連携している】と述べられています。それは現代の眼科学とも一致するところであり、古代の観察力には傾倒してしまいます。

新城先生が作成したスクレラマップの特徴は七星論を投入したところで、角度と円で分割して分析できることです。則ち、角度分析で分析できなくても、円分析で分析すると、現在の体の状態と病因がわかるわけです。

2013年から、e-ラーニング形式で≪Webで学ぶ目からの診断と治療≫の通信教育が始まります。各地に講師がおりますので、対面でしか学ぶことのできない実技などのフォローを行います。問い合わせ頂きましたら、近隣の講師を紹介致しますので、講師を通じてお申し込みください。E-mail：shinjo36@sunny.ocn.jp

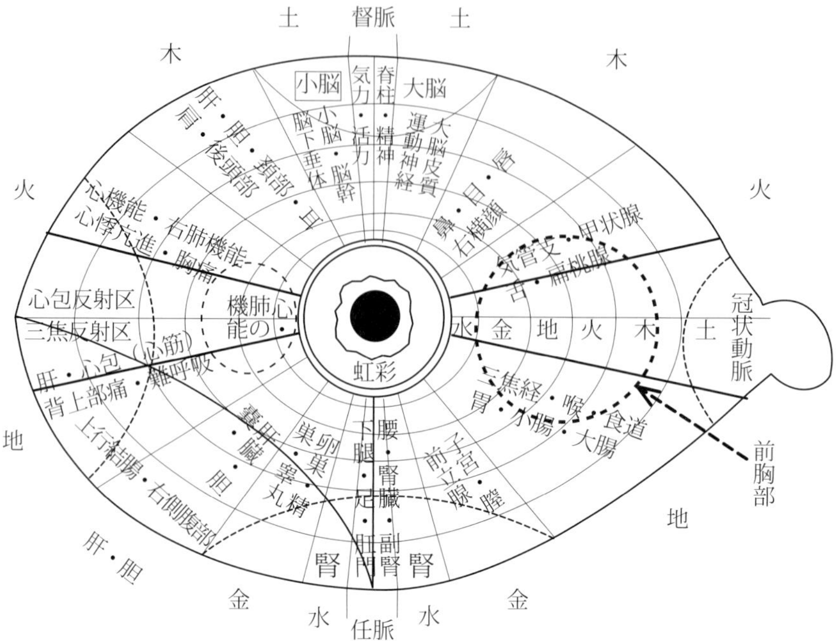
督脈
土
土
木
木
小脳
気力
脊柱
大脳
肝・胆・肩・後頭部・頚部・耳
脳下垂体
小脳・脳幹
活力
精神
運動神経
大脳皮質
唇・目・鼻
右横顔
火
火
心機能・心悸亢進
右肺機能・胸痛
甲状腺
気管支
舌
扁桃腺
心包反射区
三焦反射区
心の肺機能
冠状動脈
水
金
地
火
木
土
虹彩
肝・心包（心筋）
難呼吸
背上部痛
三焦経・喉
胃・小腸・大腸
食道
前胸部
地
上行結腸・右側腹部
嚢・胆
腎臓
胆
巣卵・巣
睾丸・精
下腿・足
腰・腎臓
子宮・前立腺・膣
肛門
副腎
腎
腎
肝・胆
金
水
任脈
水
金

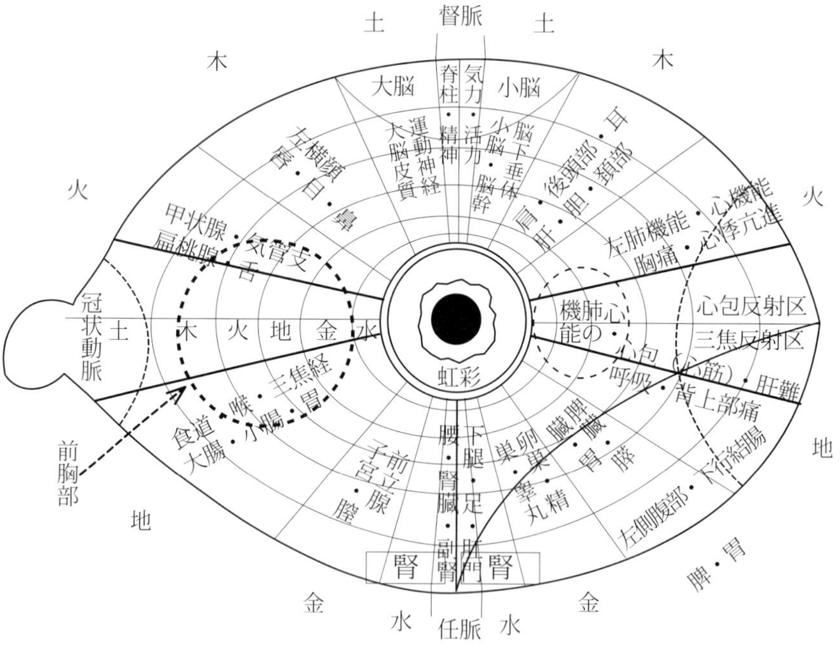
督脈
土
土
木
木
大脳
脊柱
気力
小脳
左横顔
唇・目・鼻
大脳皮質
運動神経
精神
活力
小脳・脳幹
脳下垂体
肩・肝・胆・後頭部・頚部・耳
火
火
甲状腺・気管支
扁桃腺
舌
左肺機能・心機能
胸痛・心悸亢進
冠状動脈
土
木
火
地
金
水
虹彩
心の肺機能
心包反射区
三焦反射区
心包（心筋）
呼吸
肝難
背上部痛
三焦経
喉・胃
食道・小腸
大腸
前胸部
地
地
子宮・前立腺
膣
腰・腎臓
下腿・足
巣卵・巣
睾丸・精
脾臓
膵
胃
下行結腸
左側腹部
腎
副腎
肛門
腎
脾・胃
金
水
任脈
水
金

虹彩とスクレラを関連付けながら分析し、それを診断に用いるのは非常に有意義なことです。目に現れたサインを七星論で分析すれば、素因の診断や病状の変化を写真という画像で観ることができ、個人に合わせた未病治（早期診断と早期治療）に利用することが可能になります。

　そして、日々の臨床では、撮影された虹彩やスクレラ写真で分析した結果で、患者さん自身が気付いてない隠れた痛みを触るのでびっくりする人も少なくないし、患者さんから送られてきた写真で治療法を指示することもあります。

Tips

高血圧

　血圧が変動する時には、動脈硬化や肝臓の問題もあるのですが、腎臓が疲れている場合が多いので、腎臓を狙って治療すると早く治せる場合があるが、全てが上手くいくとは限らない。

　顬前、百防、身柱、天髎(肩井後1寸)、霊台、陰査穴全てか、大腸査穴、下腿三焦経の水（足三里と陽陵泉の間）。右膈兪から大腸兪。左脾兪から大腸兪。足三里から絶骨を通り崑崙までの巨針。百会に灸12～15壮。

　この足三里から崑崙までの透刺は、生体のバランスを取るのに適している。10年前に「腎臓癌」と診断された方が、この治療を好んでくれたのですが、現在でも元気で暮らしている。胃経への刺激は緩める作用があり、胆経への刺激はバランスを取る作用があり、膀胱経への刺激は引き締める作用があるので、同時に三つの経絡を刺激して、体を中庸に持っていくことを目的にするわけである。

　炭酸泉も効果はあるが、個人差がある。

　高血圧は慢性的な病気で、少し早歩きで1時間程度の散歩と食事療法で治した人もいる。発病までの食事内容が、陰性食が多かったようなら魚料理を多くし、陽性食が多かったようなら大根オロシや、生キャベツを多く摂るようにする。

14. 七星論による色体表

古典の生理学に従い、五行論の≪五行色体表≫を基にして≪七星論表≫を作ると、次表のようになります。七星論表では五行色体表にはない「宙＝太陽・黄泉」、「地＝心包・三焦」が入るので、そこのところだけを説明します。この七星論表は≪五行色体表≫と同様に、望診、聞診、問診、切診と、健康指導をするときの食事療法の指針にすることができます。この表を使うと、おそらく鍼灸院に来る患者さんの70〜80％は問診だけで、病の基本となる臓腑を求めることができます。

七星論表

七星→ 配当↓	宙	水	金	地	火	木	土
七臓	脳	腎	肺	心包	心	肝	脾
七対	任督	火	木	土	水	金	地
七腑	神経	膀胱	大腸	三焦	小腸	胆	胃
七竅	二陰	耳	鼻	臍	舌	目	唇
七液	泄	唾	涕	脂	汗	涙	涎
七志	驚	恐	悲	念	喜	怒	憂
七声	喚	呻	哭	笑	言	呼	歌
七主	指令	骨髄	皮毛	内臓筋	血脈	筋膜	肌肉
七方	天空	北	西	地表	南	東	中央
七季	初春	冬	秋	初秋	夏	春	土用
七悪	光	寒	燥	蒸	暑	風	湿
七邪	光邪	寒邪	燥邪	伏邪	暑邪	風邪	湿邪
七色	紫	黒	白	緑	赤	青	黄
七養	香辛	水	空気	海藻	野菜	豆類	穀物
七香	臭	腐	腥	酸	焦	臊	香
七味	旨	鹹	辛	渋	苦	酸	甘
七役	力	液	声	揺	臭	色	味
七精	精	志	魄	智	神	魂	意

■ 宙と地の解説

七臓：≪宙≫脳は全ての司令塔であり、全臓腑器官の主だからです。≪相火≫は心（君火）の護衛役で、心を包み支えるからです。

七対：七対とは、対応経絡を表し、水⇔火、金⇔木、地⇔土、を表しています。この七星論表を覚えれば、電話で症状を聞いただけで、どの経絡に異常があるのかがわかり、どの経絡を使えば治療ができるかもわかるので、そのまま選穴にも使えます。

七腑：≪宙≫神経は脳の配下の脊髄神経であり、次いで末梢神経があります。

七竅：≪宙≫二陰の位置は（尾骨先端から恥骨までは）、七星論でみると宙と対応するからで、老化で任督が弱ると二陰に締まりがなくなります。≪地≫の臍とは、胎児の時に臍の緒で地球に誕生した命を繋いでおり、予後不良とされた病気でも、その人の臍の緒を煎じて飲ませば助かることがあると云われます。

七液：≪宙≫の泄とは、排泄のことで、排泄こそ命を繋ぐものであり、任督が虚すると漏れや垂れが起るし、臍からも体液が漏れているときがあります。≪地≫の脂とは、心包の疲労は脂汗が出てくるからです。

七志：≪宙≫の「驚」と腎の「恐」の区別は、「驚」とは、不意な事態に遭遇して、精神上に突如とした緊張がもたらされることで、瞬間的に起る精神的な衝撃で、恐と驚は違う意味があります。それを『素問』挙痛論篇では、【驚きは心をやみくもに動悸して頼るところなく、精神も不安定となって帰るところがなく、思慮も一定しなくなるので、"驚くと気が乱れる"というわけである。】と解説していて、心の七志ともみなされるが、督脈の気が通らなくなった状態も想定させるので、「宙」に配置したわけです。

一方の、腎の「恐」は恐怖の意味で、外界の刺激で精神が極度に緊張することで引き起こされる恐怖を表します。腎気欠虚・血気不足・意志不足で精神不安定になりやすく、『素問』挙痛論篇で【恐れれば気が下行する】の論述や、『素問』陰陽応象大論篇・玉機真蔵論篇や『霊枢』本陣論篇・経脈論篇でも「恐」を「腎」と関係付けており、「恐」は腎の七志とみなされます。

≪地≫の念とは、心にかけることであり、精神を集中することです。精神集中は意志によって反復考慮することであり、心包経の強い人は念じる力もあるので「地＝念」としました。ちなみに、肝はファイト脾はスタミナと関係し、念はスタミナを要します。スタミナ無くして念じることはできません。（七星論で脾と心包は対応関係にある）

七声：≪宙≫の喚くは、強健な人は任督の精気が強く声も大きいからです。≪地≫の笑とは、表情筋の七星配置で見ると分かるように、「微笑」です。心の弱い人は独り言を言いますが、心包の弱い人にはないので区別できます。

七主：≪宙≫の指令とは、指令は任督（脳）が発するからです。≪地≫の内臓筋とは、心包を心筋とし三焦を消化器系としたら、双方とも筋肉で構成されているからです。

七方：≪宙≫の天空とは、太陽と黄泉を表しています。≪地≫の地表とは、空気の意味もあるが、六合（四方と天地）の意味も含めたからです。

七季：≪宙≫の初春とは、太陽の光が強くなろうとする季節だからで、≪地≫の初秋とは、落ち葉が散り、地表を養っていくからです。

七悪：≪宙≫の光とは、七悪の「悪」が憎むという意味なので、自然や人工の光で人体に害を与える光を表し、≪地≫の蒸とは、地表が蒸された状態です。

七邪：≪宙≫の光邪とは、太陽光や電磁波（空間の電場と磁場の変化によって形成された波動で、紫外線・X線・γ線などの電離放射線）、雷光、人工的な放射線、蛍光灯、ネオン灯等、人体に害を与える光のことです。≪地≫の伏邪とは、『素問』陰陽応象大論に【冬、寒に傷つけられれば、春必ず温病（突然発病して容態変化の速度が速く、流行性で伝染力も強い病気）になる。春、風に傷つけられれば、夏飧泄（不消化便での下痢）を生ず。夏、暑に傷つけられれば、秋必ず痎瘧（熱気はあるが寒くはない）す。秋、湿に傷つけられれば、冬咳嗽を生ず。】という論述があり、六淫の邪を感受することを表します。邪が身体に潜伏し、一定の期間を過ぎてから症状として現れてくることを、「伏気」と呼ぶのですが、地の心包・三焦というのは、緩衝的な働きをするので伏邪になると考えたわけです。

七色：≪宙≫の紫とは、紫は高貴な色ですが、死ぬときも紫色になり、ガンなどの重症な病気も顔色が紫色になります。よって任督の色としては紫色しかないです。≪地≫の緑色とは、正常な静脈は青い色をしているが、心包経の弱い人の血管は緑色になるし、顔色も緑がかってきます。

七養：≪宙≫の香辛とは、脳に刺激を与えるのが香辛料だからで、≪地≫の海藻とは、渋味が滋養すると考えるからで、野菜には苦味も渋味もありますが、海藻には苦味がなく「心」と区別する意味と、地球の命の母が海なので海藻を入れました。

七香：≪宙≫の臭とは、任督に異常が発生すると、体臭がきつくなり、他人が吐息を嫌がるようになります。（ガン病棟に行くとわかります）。≪地≫の酸とは、心包経に異常が発生すると、汗をよくかくせいか大椎辺りで酸っぱいような臭いがします。

七味：≪宙≫の旨味とは、旨味は本能が求める味だからです。≪地≫の渋とは、渋味も苦味も陽性な味ですが、苦味は心臓の弱い人に治療効果を表し、渋味は心包経の弱い人が好む味だからです。

七役：≪宙≫の力とは、任督が人体を活かす最初のエネルギーだからで「精気」の力。≪地≫の揺とは、三焦経が腎間の動気で起るように、振動が地の役目だからです。

七精：≪宙≫の精とは、『霊枢』本陣篇に【人の生命の最初の物質、それを精という。】という論述があり、正に督脈のことです。精は精気の精でもあります。≪地≫の智とは、同じく『霊枢』本陣篇で【考慮したのち毅然と処理する、これを智という。】という論述があり、智とは、物事をありのままに把握し真理を見極める認識力であり、心包経が強いと智慧も出ます。五行の色体表で、智は「意智」として土に含まれますが、七星論では「土と地」は対応関係にあり、倦怠感などは土でも地でも現れるので、智を地に配当したわけです。

16～19ページの解説

1. 問診をします。その次は脈診、そして脊椎診の順序で診断していきます。この方は肝と脾が虚していました。右の背中と腕の痛みは、肝臓が原因の場合が多いです。肝虚のために脾に精気を送ることができず、脾まで虚に陥っていたわけです。
2. 人差し指は大腸経（金）ですので、大腸査穴で痛みがすぐ取れるわけです。
3. 脈を診たら心・小腸の虚がありました。火（心・小腸）⇔水（腎・膀胱）の対応経絡を利用したわけです。
4. 脾と胃は表裏関係でもあるのですが、「胃が痛い」と言っても、多くの場合は脾に問題があるので脾査穴で痛みが取れるわけです。
5. 顔面の左肩も胃経が絡んでいると診たので、胃査穴で痛みが取れました。
6. 眉毛の裏は心包経と関係し、目の圧迫感は心と関係する場合が多い。脈診でも心虚が出ていたので、火の対応経絡である水、即ち膀胱査穴で痛みが取れたわけです。
7. これは水（腎（鼠蹊部）・膀胱）⇔火（心・小腸）の対応経絡を利用したわけです。

Tips

北斗鍼

　北斗鍼とは、虚衰が激しく、思考能力まで減退している症状からの回復を図る鍼法で、暗闇の大海原で、北斗七星を目安に船を進める光景に似ているので、北斗七星にちなんで「北斗鍼」と名付けたものである。

　体が衰弱した状態で連れて来られる患者さんがいる。歩くのもおぼつかず、声も小さく途切れ途切れで、脈診しても微脈や細脈や代脈が出るので、下手するとさらに虚衰させてしまう可能性がある場合に使う鍼法で、「北斗鍼二原法」と「北斗鍼原絡法」の二つの手法がある。いずれの手法を用いる場合も、最初に、額前・百防に５番鍼を刺鍼、更に膻中か玉堂をゆっくり押圧して、痛みの強いほうに半米粒大でお灸を５〜７壮する。

　鍼を使う場合は、必ず髄法で（これを間違うとさらに虚衰させてしまう）、深さが３〜５mm、置鍼を10〜15分ぐらいにする。

北斗鍼二原法と原絡法

　北斗鍼二原法（原原法）は、フラフラと歩き、声も小さく途切れ途切れに話し、虚衰した症状のときに使い、北斗鍼原絡法は、症状は二原法の場合と似ていますが、呼吸が苦しく、「ハー。ハー」と息をし、血色が悪くて今にも倒れそうな症状で、心・心包・肺の上半身に虚衰が激しく現れている場合に使う。

北斗鍼二原法（原原法）

　陰経の原穴を使い、左の太谿→右の太谿、左の太淵→右の太淵、左の大陵→右の大陵、左の神門→右の神門、左の太衝→右の太衝、左の太白→右の太白、と順序よく補法で刺鍼していく。置鍼10分以上。若しくは糸状灸より少し大きめの艾で、１壮ずつお灸をしていく。鍼より灸のほうが治療効果は高い。

北斗鍼原絡法

　陰経で、下肢は原穴を使い、上肢は絡穴を使う。上肢の絡穴を使う理由は、絡穴は経脈の分岐点になり、刺激が分散されて、心・心包・肺への負担を減らすためである。則ち、当該の臓に柔らかい刺激の治療を施すためである。

　左の太谿→右の太谿、左の列缺→右の列缺、左の内関→右の内関、左の通里→右の通里、左の太衝→右の太衝、左の太白→右の太白、と順序よく刺鍼していく。置鍼10分以上。若しくは糸状灸より少し大きめの大きさで、１壮ずつお灸をしていく。鍼よりお灸のほうが治療効果は高い。

　北斗鍼原原法や北斗鍼原絡法で治療した後、脊椎診で、脊椎に歪みがある場合は、必要に応じて背部兪穴での治療もする。方法は、背部兪穴の基本穴に刺鍼し、10分ほど置鍼する。

　背部兪穴の基本穴は、風池、２（水＝美鍼、地、木）、３（地、木）、４（水、外水、木）、及び承山。地、火、水、木は督脈から２横指で、４（外水）だけは４横指である。

　脊椎に歪みがある場合は、経筋腱収縮牽引の起っている側だけに刺鍼する。則ち、胸椎上部が左に傾いていたら、左の２（地、火、木）だけを取穴し、右は取穴しない。脊椎中央辺りで右側に傾いていたら、右の３（地、火、木）だけを取穴し、左は取穴しない。

▶▶▶ 第四段階

経絡筋力テスト

1. 査穴で経絡筋力テスト
2. 経絡の流注
3. 経絡反応と経絡ツボ名称
   - ■ 経絡反応
   - ■ 経絡ツボ名称（十四経脈経穴）
4. 経絡筋力テストに使うツボ
5. 十二正経の原穴補寫穴
6. 経絡筋力テストの実際
7. 補法と寫法
8. 食物での経絡筋力テスト
9. 経絡流注のテスト
10. 五行論での相生相剋関係
11. 七星論での相生相剋関係
12. 七星鍼法の配穴
13. 経絡筋力テストでの考察
14. 経筋腱収縮牽引の発生と原理

経絡は人体表面と内部を繋ぐ大切なルートで、経絡を使うことで、体表から直接臓腑に刺激を与えることができ、経絡を使い慣れると内臓の変動が治しやすいことがわかってきます。

―新城三六―

1. 査穴で経絡筋力テスト

　東洋医学の基本を成しているのが経絡と経穴学です。経絡とは気・血・水分が通るルートです。経穴とは経絡が流れるルートの空所と言えます。即ち、経絡上のある反応点でツボと呼ばれます。経絡は内臓と体表に分布されて、気と血を全身に巡行させていますので人体内部の臓腑と体表の変調は経絡を通して経穴上に現れます。経絡にはメインの十二経脈と奇経八脈があります。

　【医学を学ぶ者は、第一に十二経脈から学びはじめるべきである。医師は十二経脈を充分に掌握して、初めて技術は一人前といえるのである。軽率な医師は十二経脈を掌握することは容易なことだと思っている。しかし、秀れた医師はこれに精通することはかなり難事だと認めている。】と『霊枢』経別篇に、論述され、十二経脈を着実に、堅実に、学ぶことを強調しています。

　中国では、全ての物は「気」で構成されると考えていたので、「全てが気体」と考えていて、人体も隈なく巡る経絡によって構成されていると考えていました。故に、経絡を使って病気を治したり、元気な人をさらに壮健にしたり、病気でない人に鍼を刺して体調を崩させたりすることもできます。

　経絡筋力テストは、経絡の流れや、経穴の治療効果を確認するために始めたが、七星論での配穴は正しいのか？古典の配穴は正しいのか？特効穴とは何か？五行学説での相生相剋とは何か？等々の検証も行なうようになり、診断と治療の手掛かりを探るためにも用いるようになりました。

　この経絡筋力テストを用いると、選穴、取穴、補寫法、相生相剋関係等々の正否が判定できるので、経絡同士の相生もわかってきます。則ち、臨床での経絡の組み合わせが自由になり、更なる治療法に発展させることもできます。

　≪経絡筋力テスト≫の特徴とするところは、同じ被験者で何度も経絡筋力テストができるように、テスト後に変化した筋力を元に戻すことができる「クリアできるツボ」を使うところです。そのツボは、顖会から上星に向けて（顔面に向けて）の水平刺で、皮内鍼でも可能です。

　七星論では百会から注入されたエネルギーの流れは、一枝は百会から督脈を下り、一枝は百会から前額部に向かうので、顖会から上星への刺鍼は、迎髄法での迎法になり、「寫法」になります。ですから、経絡筋力テストを行なった後、顖会から上星に向けての刺法は、それまで使った経絡反応を消すことができるわけです。

第四段階　経絡筋力テスト

　この「経絡反応がクリアできるツボ理論」が正しいか否かをテストしてみます。テストする経絡はどの経絡を用いてもいいが、ここでは肺経を用いて説明します。

1. 被験者は右手を水平か、水平位より少し上に腕を挙げます。
2. 検者は左手で被験者の肩を押さえ、右手で被験者の右手の手首を持ち、手前下方向に引き、筋力を調べます。
3. 次に百会から防老点に向けて刺鍼する。
4. 再び、1.2.の方法で筋力を調べます。筋力は上がっています。
5. 百会の鍼を抜き、顖会から上星に向けて刺鍼し、再び1.2.の方法で筋力を調べると、最初の「2」の筋力に戻り、百会で上がった筋力が落ちてクリアされたことがわかります。

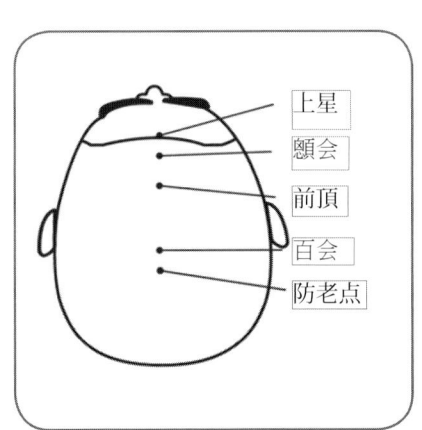

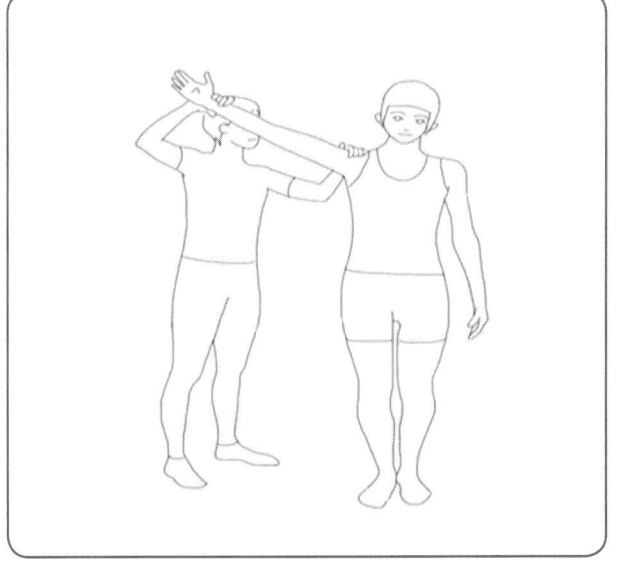

上星
顖会
前頂
百会
防老点

2. 経絡の流注

　経絡筋力テストを使って、経絡の流注する四肢の筋力を測定することで、鍼灸の効果を確認することができます。つまり、手足の経絡を断面図で見ると、下の図のようになり、検者は力を入れ、被験者は流注に抵抗がかかるように力を入れてテストすることで、経絡と関係する筋力の変化で、鍼灸の作用がわかります。

　日々の臨床では、時間の関係でテストをするのは難しいと思いますが、患者さんの主訴を聞いて、経絡流注の概要を頭に浮かべて、「何経に異常があるか」を判断し、関連穴に刺鍼する前後に経絡筋力テストをすれば、治療効果の有無がすぐに確認できます。

　この場合、経絡の流注は「線」ではなく「帯」の幅ぐらいに太いラインで想定して臨床に用います。参考のために経絡流注の概要を示しておきました。

　具体的な経絡筋力テストでは、

1. 経絡に滞りがなければ、経絡走行上にある筋力に力がある。
2. 経絡の走行上の筋肉に圧力をかければ経絡の滞りがわかる。
3. 督脈は背中の中心線、任脈は腹部の中心線を流れる。
4. 十二正経は手足に流れるので、手足で筋力測定をする。
5. 力の入れ方は、腕は立位で足は仰臥で各テストのイラストを参考にして行う。

　原理がわかれば、手も仰臥の姿勢でもテストできます。

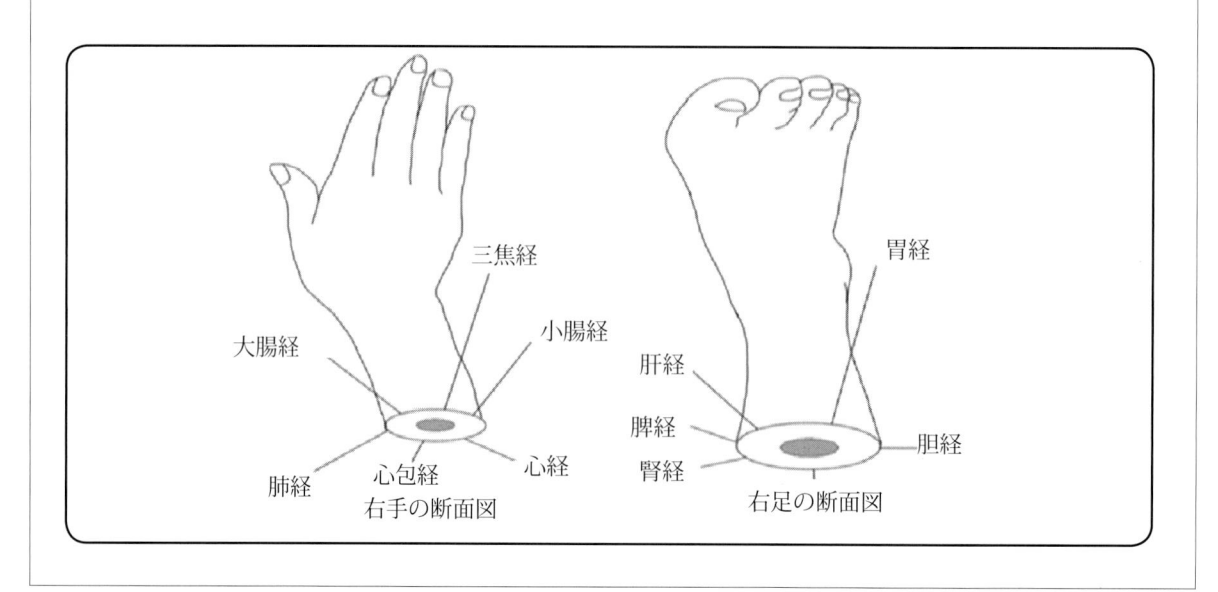

右手の断面図：大腸経、三焦経、小腸経、肺経、心包経、心経

右足の断面図：胃経、肝経、脾経、腎経、胆経

3. 経絡反応と経絡ツボ名称

■ 経絡反応

　経絡流注の概要をイラストで示しましたが、これは経絡上にトラブルがある時、その経絡と関連する経穴を利用してトラブルを解決する方法に利用します。例えば、督脈と任脈にトラブルがあったときは、先ほど紹介した「顖前と百防」に刺鍼してみます。刺鍼した瞬間に経気の流れるのを感じ、トラブルの起っていた部位の症状が軽減されます。患者さんの訴えを聞いて、あるいは脈診をして、「この経に異常がある」と診断したら、その経絡や対応経絡を使って、即座に症状を治めることができます。

　臨床をしているときは、ややもすると経絡流注を忘れて、患部に目がいってしまう場合があります。しかし、常に経絡の流れを意識していたら、とっさにでも「ここに異常があるならこの経絡だ」と選穴することができます。最初は、腎経なら腎経の原穴を使い、肺経なら肺経の経絡を使って訓練するが、慣れてくると、七星論での対応経絡が使えるようになり、更に治療効果を上げることができる。

　経絡流注イラストの後に、≪経絡テストに使うツボ≫として、原穴・補穴・寫穴、そして要穴表を載せてあるので、それぞれ必要に応じて選穴して使ってみてください。

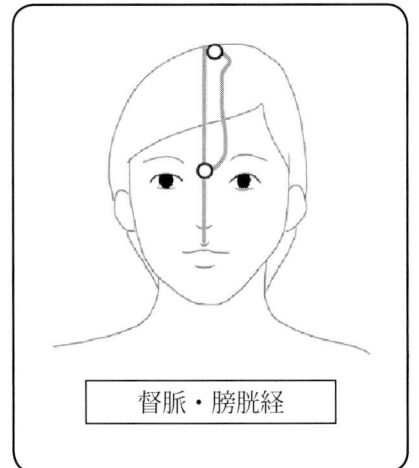

　上手くいかない場合もありますが、それは技術が下手というわけではなく、上手くいかないちゃんとした理由があるので、失敗は失敗として記録しておけば、その理由もいずれ明確にすることができるし、「むしろ上手くいくほうがおかしい」と考えるぐらいでいいです。

　テスト時の注意点はテストの途中には何も口に入れないことです。例えば、筋力測定の途中でお茶やコーヒーを飲むと、筋力が落ちてしまいます。

督脈・膀胱経

※イラストの白丸は症状の出やすい部位を示してあり、その部位に出る症状は当該経絡や対応経絡で治療できます。

宙（任脈と督脈）

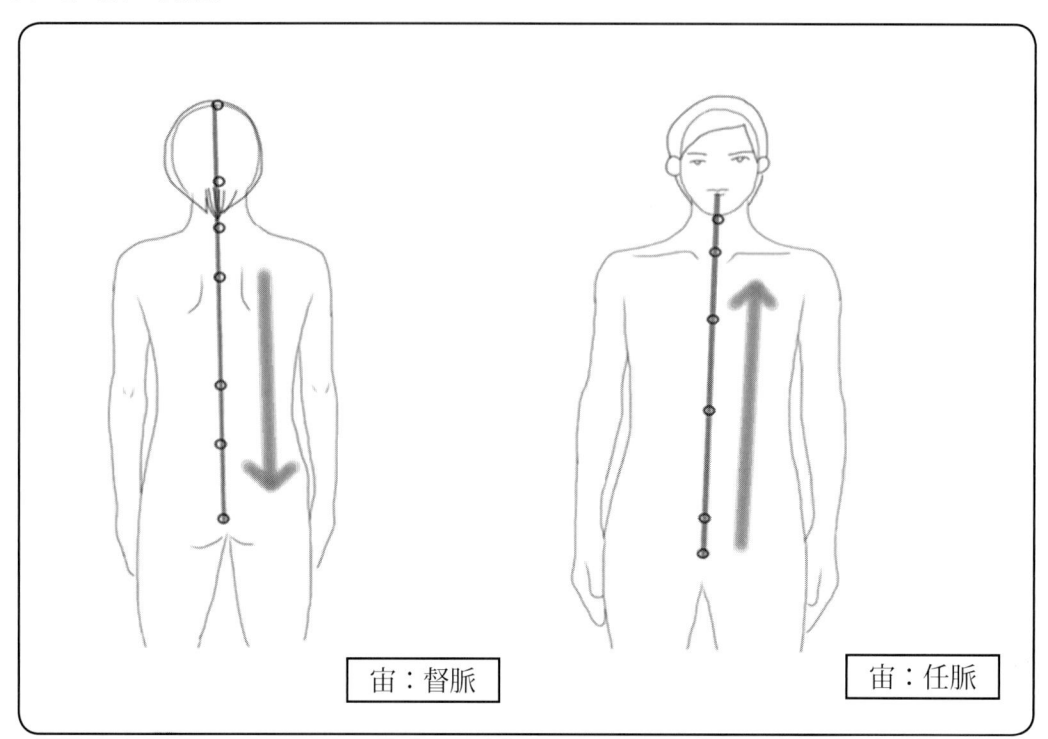

宙：督脈

宙：任脈

水（腎経と膀胱経）

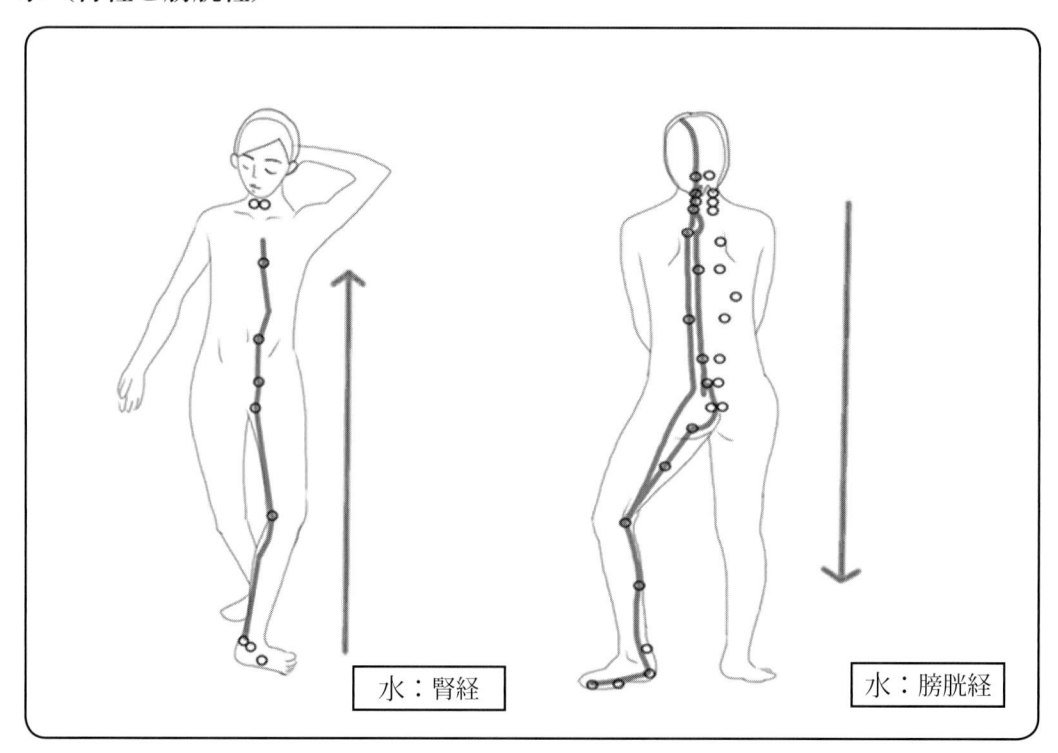

水：腎経

水：膀胱経

135　第四段階　　　経絡筋力テスト

金（肺経と大腸経）

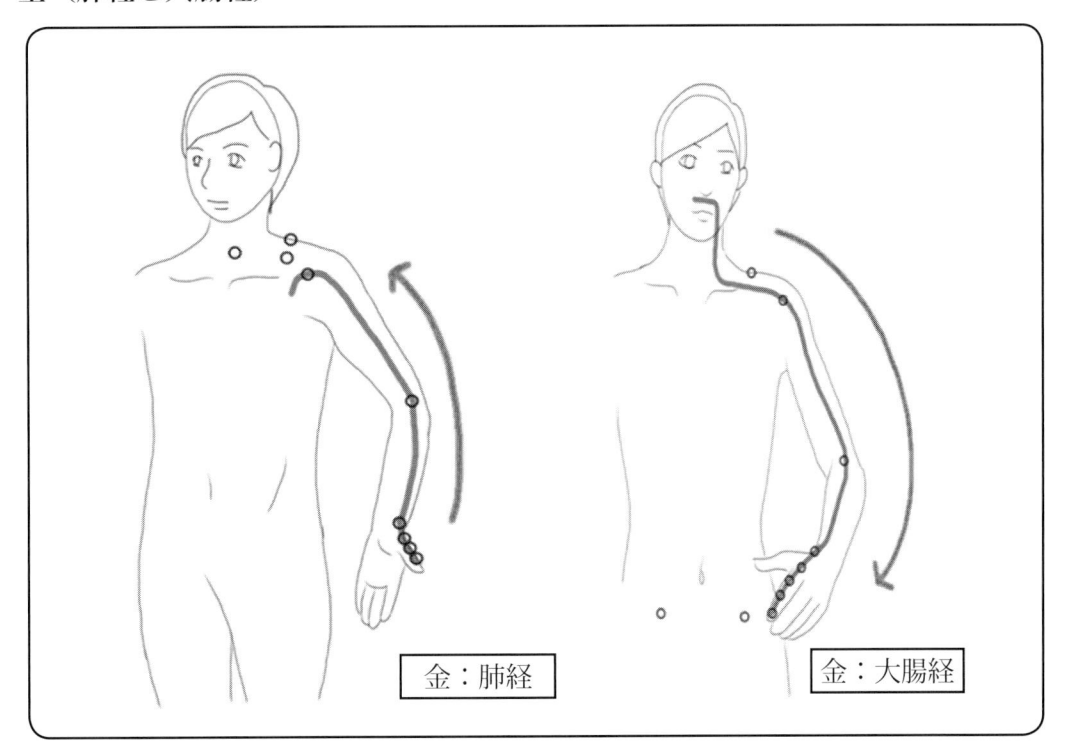

金：肺経

金：大腸経

地（心包経と三焦経）

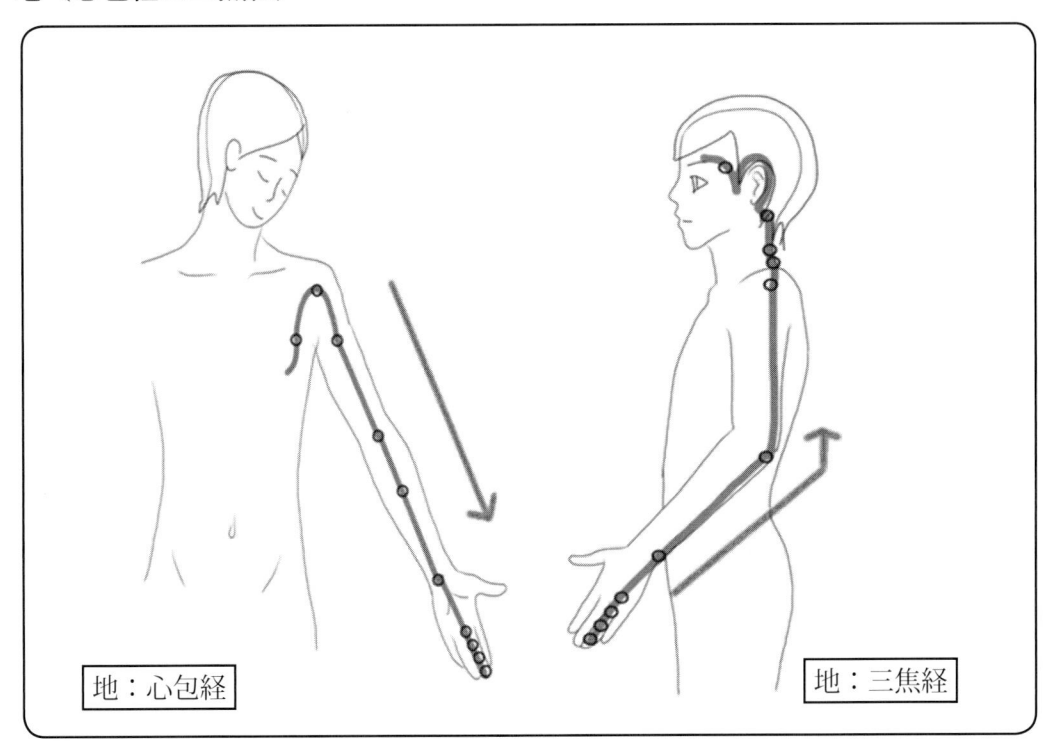

地：心包経

地：三焦経

火（心経と小腸経）

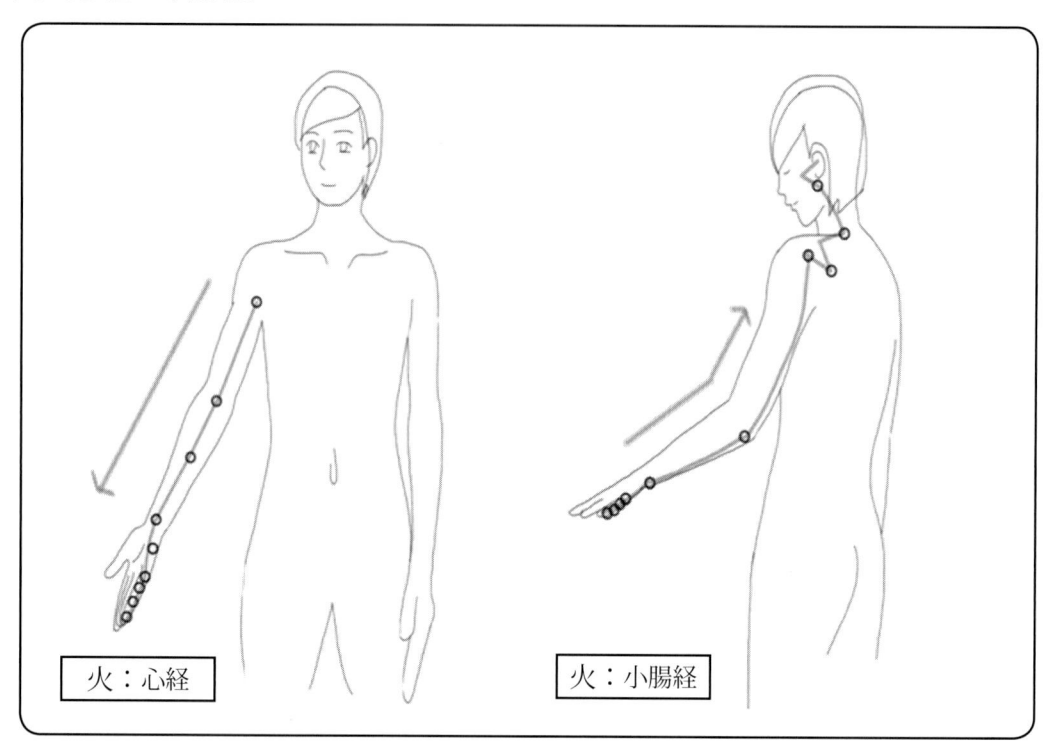

火：心経

火：小腸経

木（肝経と胆経）

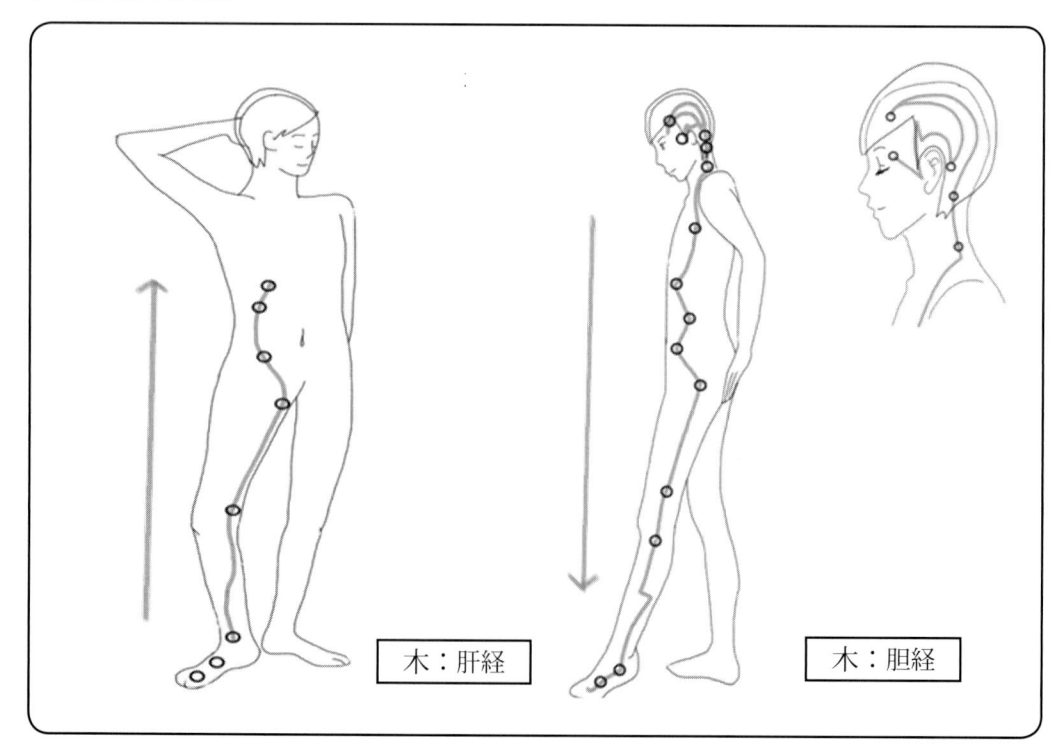

木：肝経

木：胆経

土（脾経と胃経）

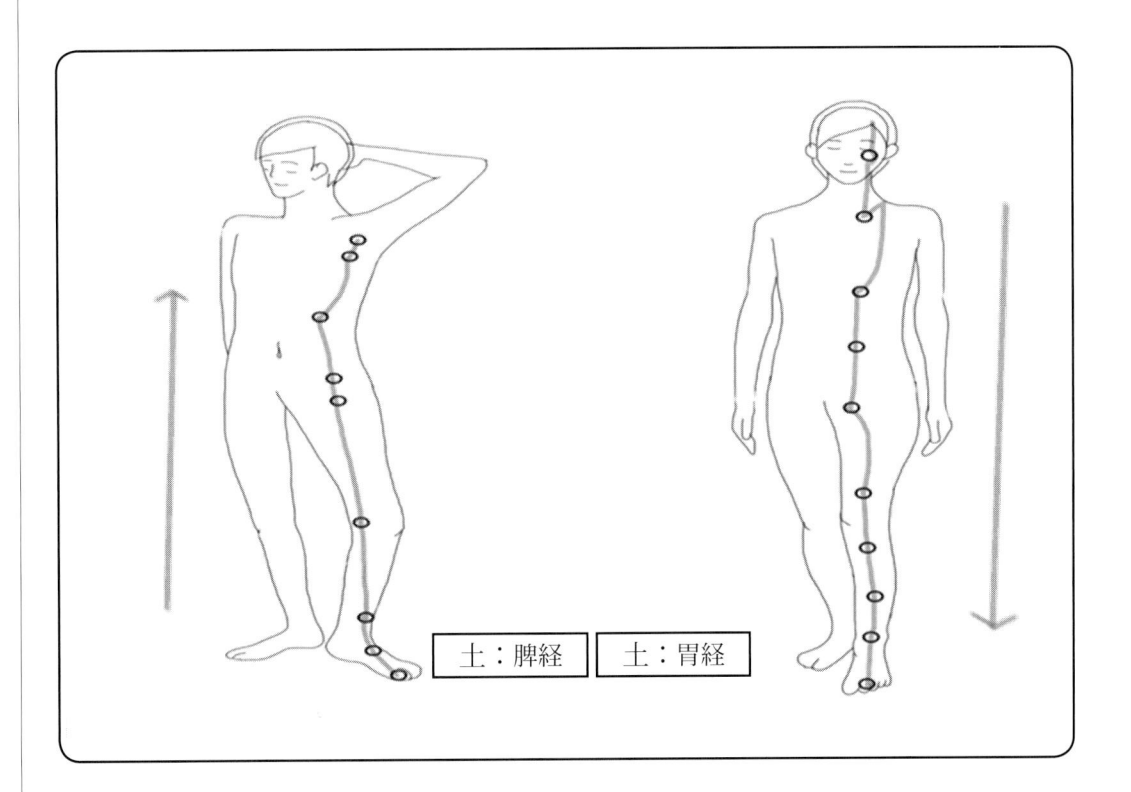

土：脾経　　土：胃経

Tips

頭痛

　陽明経、太陽経、少陽経、太陰経、少陰経、厥陰経での治療を行なう。また、胸椎上部の骨格矯正をする。

①太陽経・・・後頭痛 …………………… 膀胱査穴か小腸査穴
②陽明経・・・前頭痛 …………………… 胃査穴か大腸査穴
③少陽経・・・側頭痛 …………………… 胆査穴か三焦査穴
④太陰経・・・全頭痛（上から包む）… 肺査穴か脾査穴
⑤少陰経・・・全頭痛（突き上げる）… 心査穴か腎査穴
⑥厥陰経・・・頭頂痛 …………………… 肝査穴か心包査穴

■経絡ツボ名称 (十四経脈経穴)

任脈の経穴 (24穴)

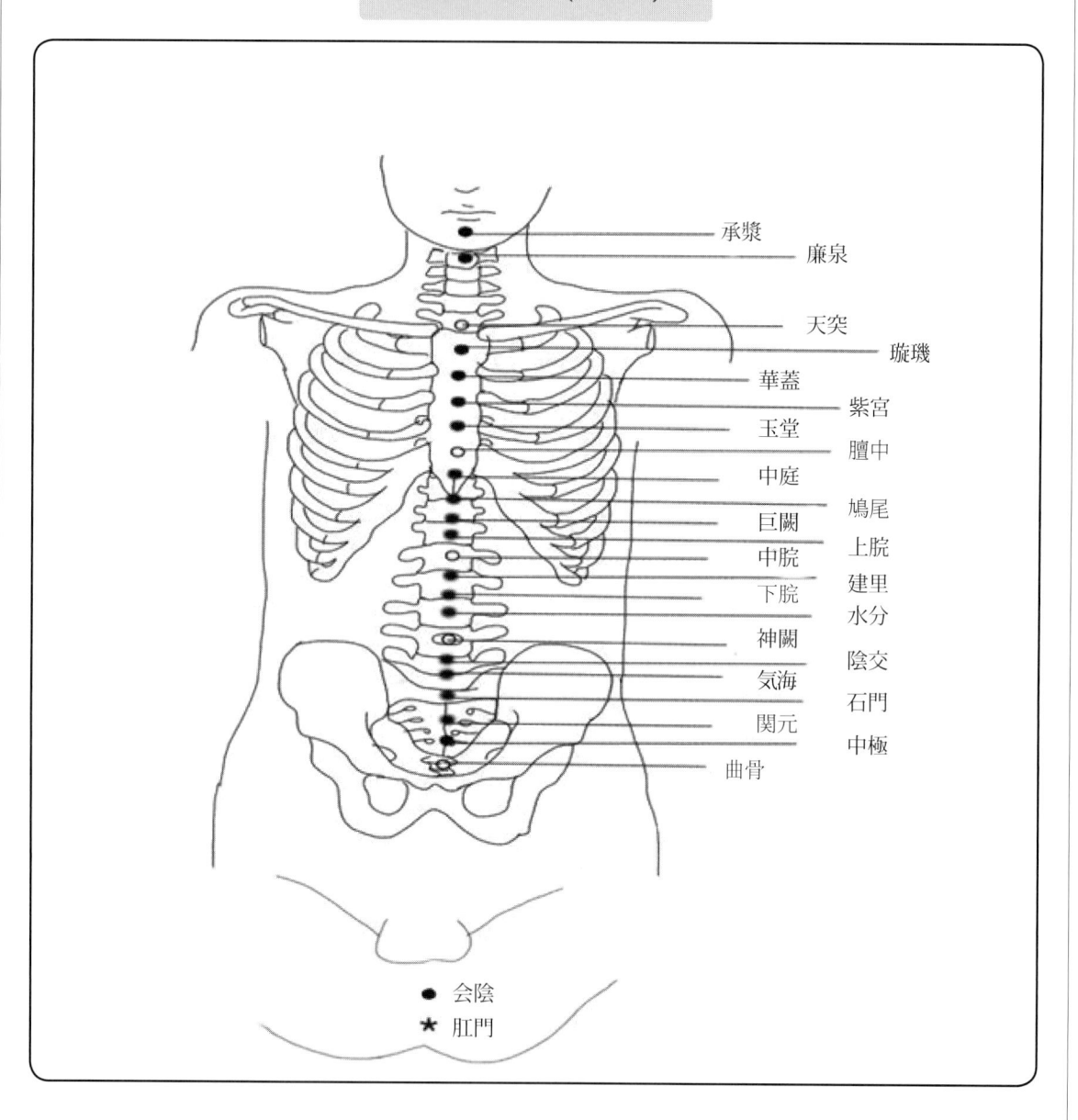

- 承漿
- 廉泉
- 天突
- 璇璣
- 華蓋
- 紫宮
- 玉堂
- 膻中
- 中庭
- 鳩尾
- 巨闕
- 上脘
- 中脘
- 建里
- 下脘
- 水分
- 神闕
- 陰交
- 気海
- 石門
- 関元
- 中極
- 曲骨

● 会陰
★ 肛門

139　第四段階　経絡筋力テスト

督脈の経穴 (28穴)

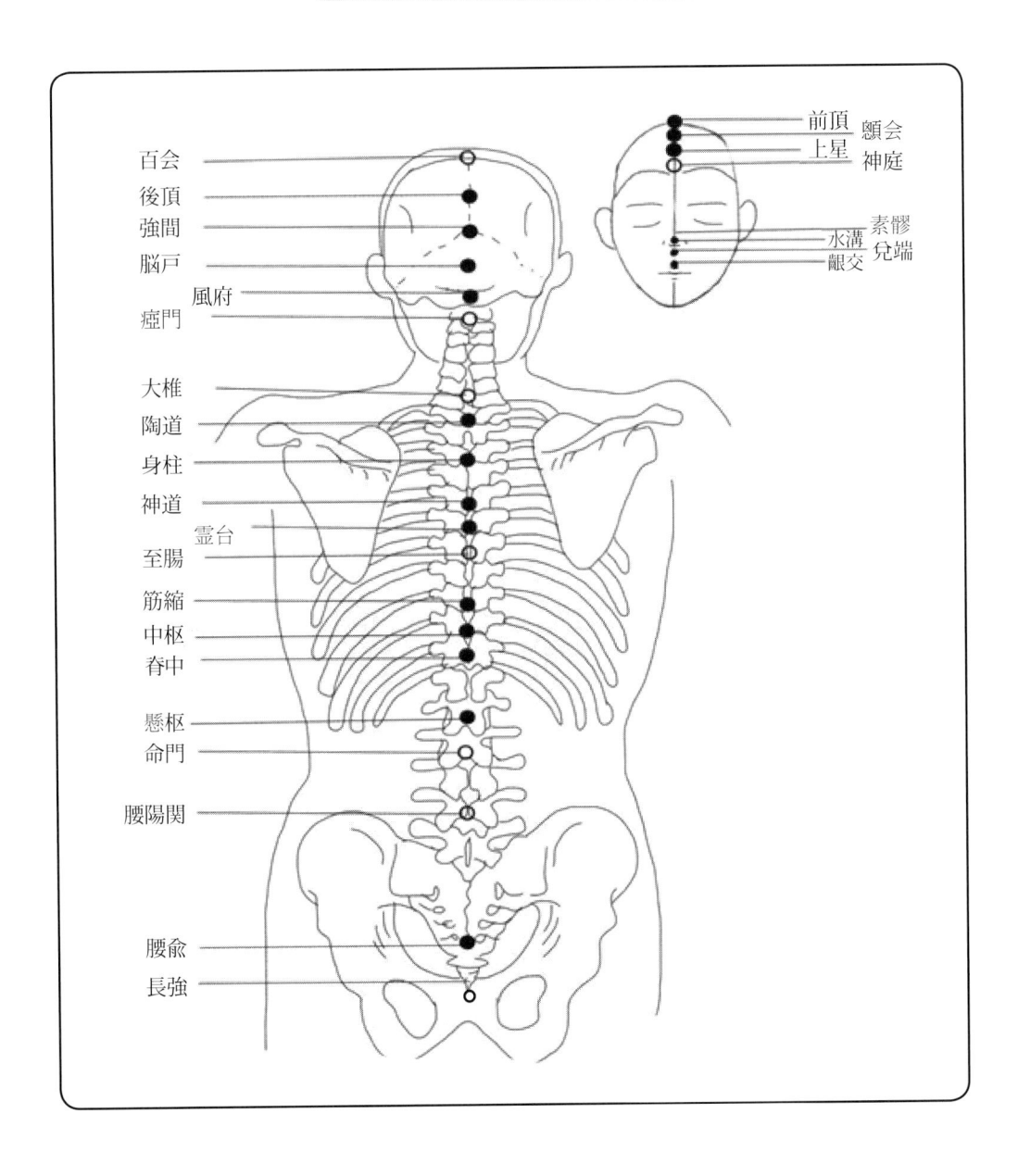

- 百会
- 後頂
- 強間
- 脳戸
- 風府
- 瘂門
- 大椎
- 陶道
- 身柱
- 神道
- 霊台
- 至腸
- 筋縮
- 中枢
- 脊中
- 懸枢
- 命門
- 腰陽関
- 腰兪
- 長強

- 前頂　顖会
- 上星　神庭
- 素髎
- 水溝　兌端
- 齦交

手の太陰肺経の経穴 (11穴)

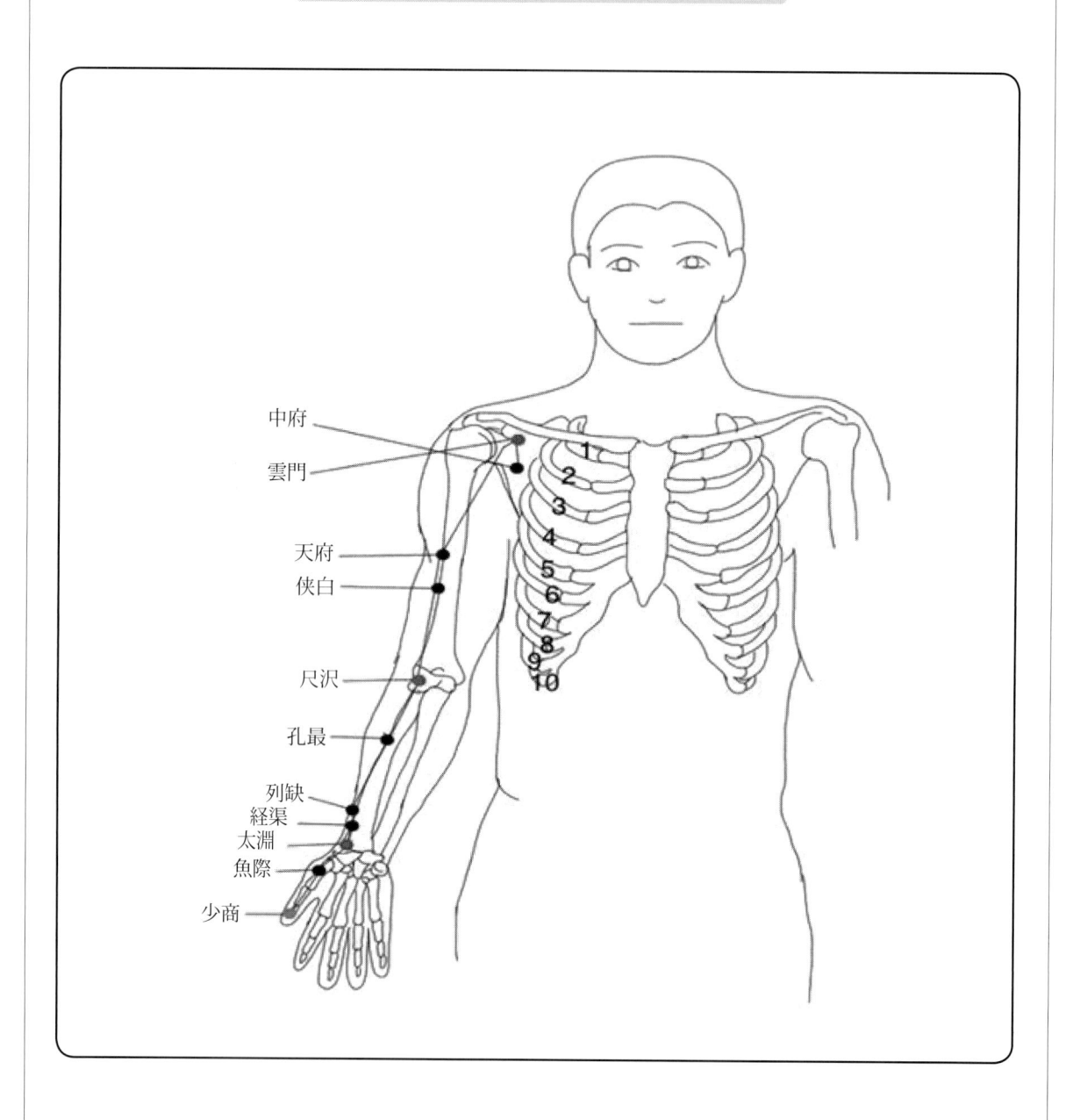

中府
雲門
天府
侠白
尺沢
孔最
列缺
経渠
太淵
魚際
少商

肺査穴はどこ？

手の陽明大腸経の経穴 (20穴)

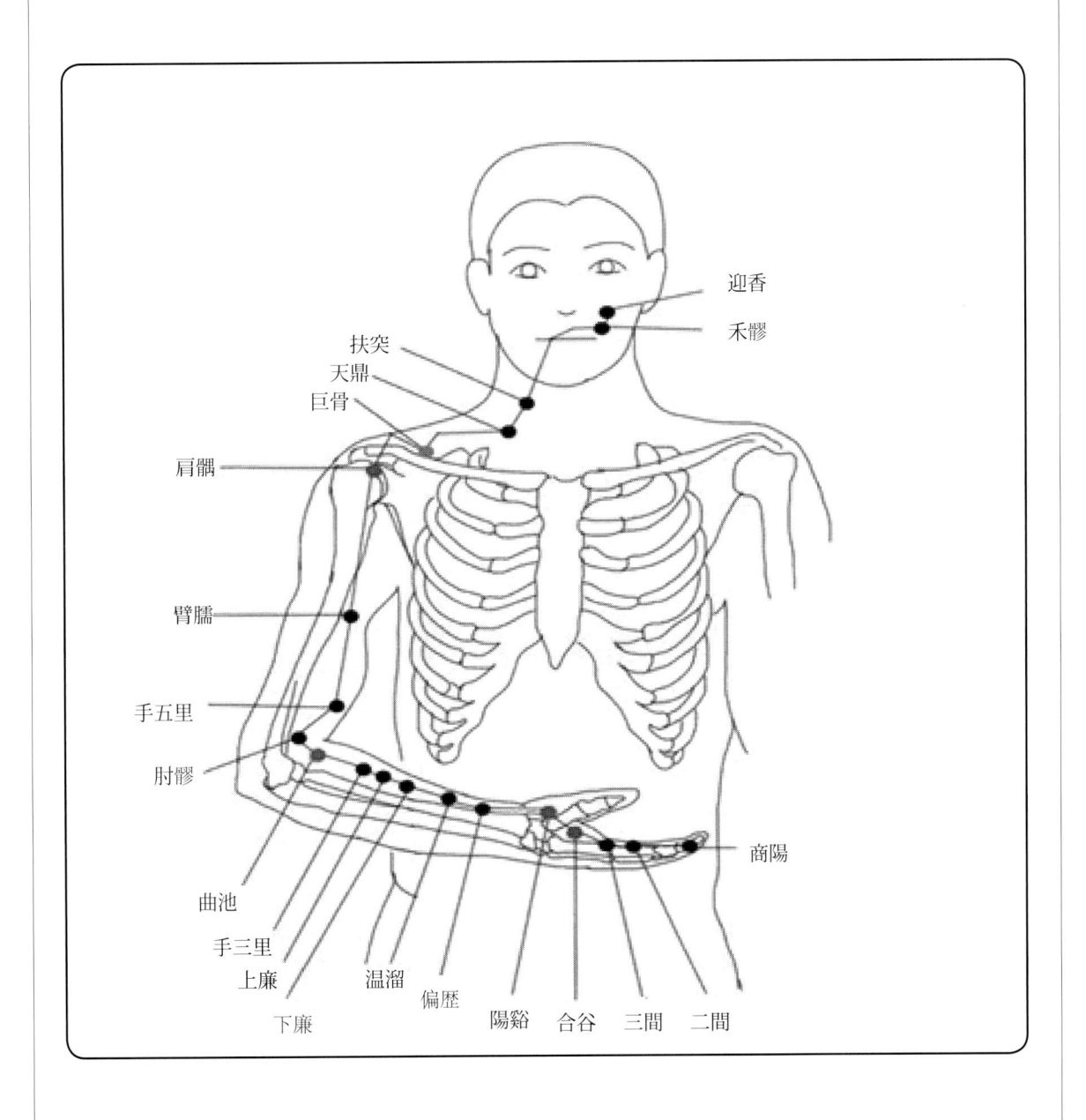

- 迎香
- 禾髎
- 扶突
- 天鼎
- 巨骨
- 肩髃
- 臂臑
- 手五里
- 肘髎
- 曲池
- 手三里
- 上廉
- 下廉
- 温溜
- 偏歴
- 陽谿
- 合谷
- 三間
- 二間
- 商陽

大腸査穴はどこ？

足の陽明胃経の経穴 (45穴)

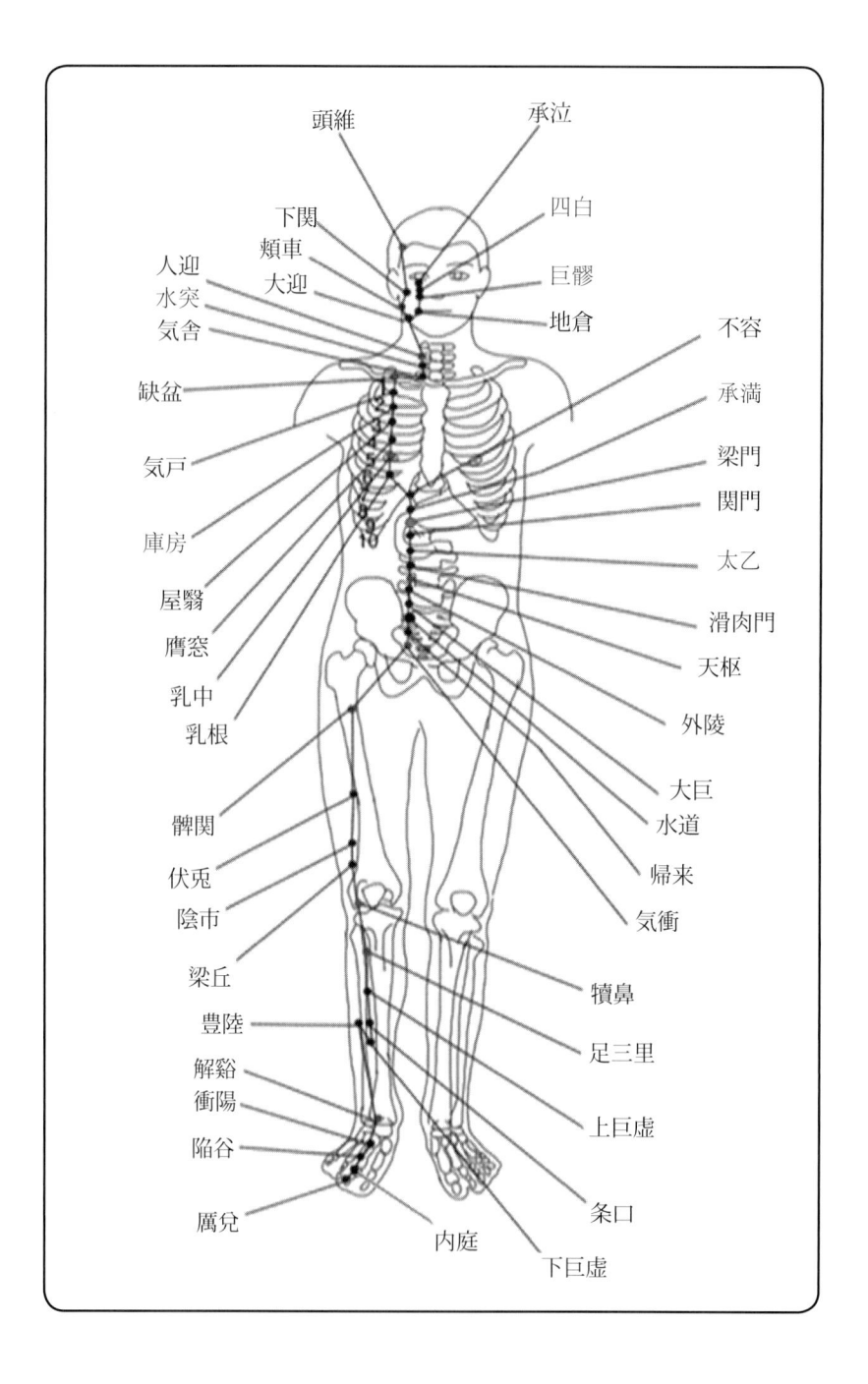

頭維　承泣
下関　四白
頰車　巨髎
人迎　大迎　地倉
水突
気舎　不容
缺盆　承満
気戸　梁門
　　　関門
庫房　太乙
屋翳　滑肉門
膺窓　天枢
乳中　外陵
乳根
　　　大巨
　　　水道
髀関　帰来
伏兎　気衝
陰市
梁丘　犢鼻
豊隆　足三里
解谿
衝陽　上巨虚
陥谷
厲兌　条口
　　内庭　下巨虚

胃査穴はどこ？

足の太陰脾経の経穴 (21穴)

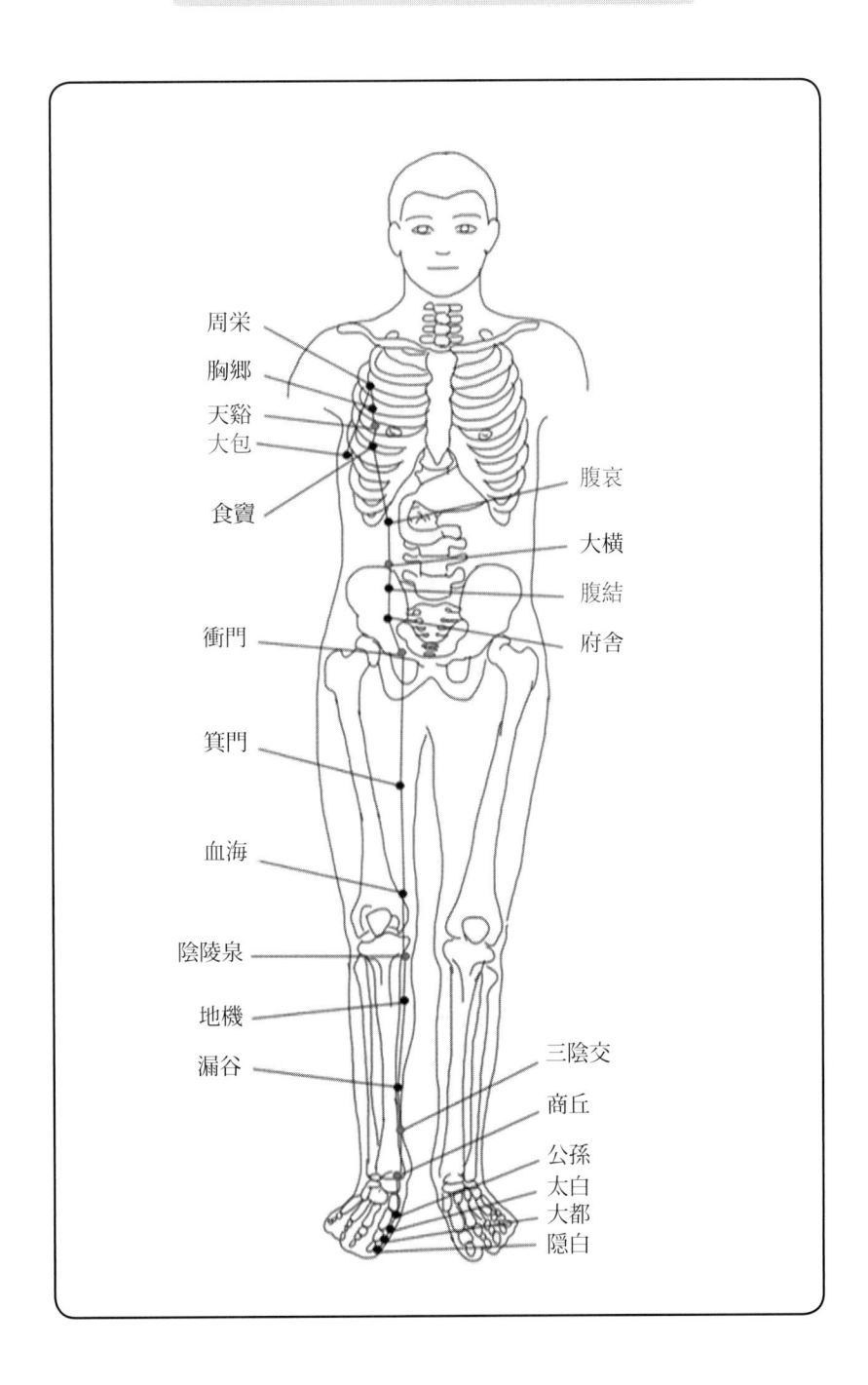

周栄
胸郷
天谿
大包
食竇
腹哀
大横
腹結
府舎
衝門
箕門
血海
陰陵泉
地機
漏谷
三陰交
商丘
公孫
太白
大都
隠白

脾査穴はどこ？

手の少陰心経の経穴 (9穴)

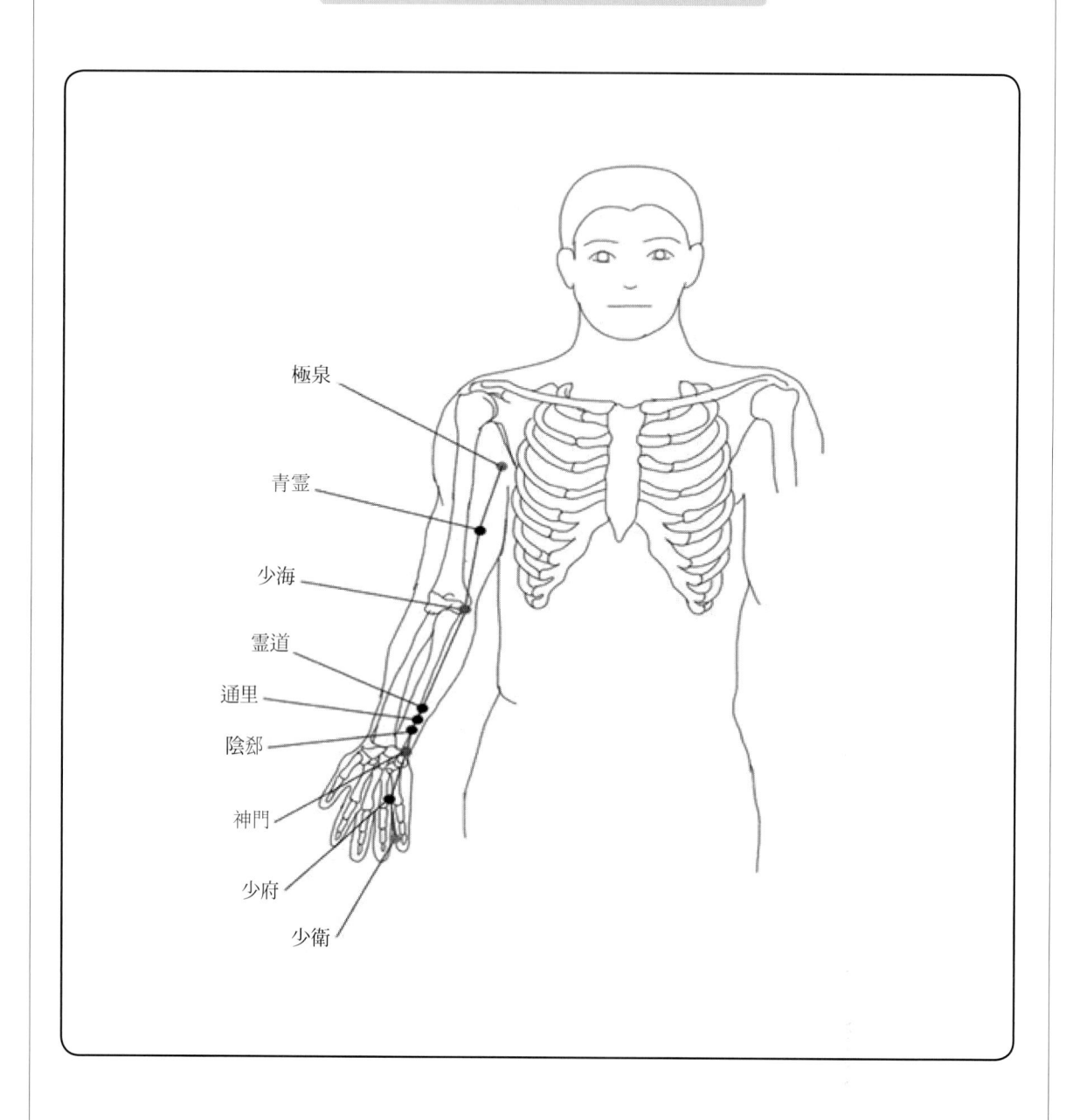

- 極泉
- 青霊
- 少海
- 霊道
- 通里
- 陰郄
- 神門
- 少府
- 少衝

心査穴はどこ？

手の太陽小腸経の経穴 (19穴)

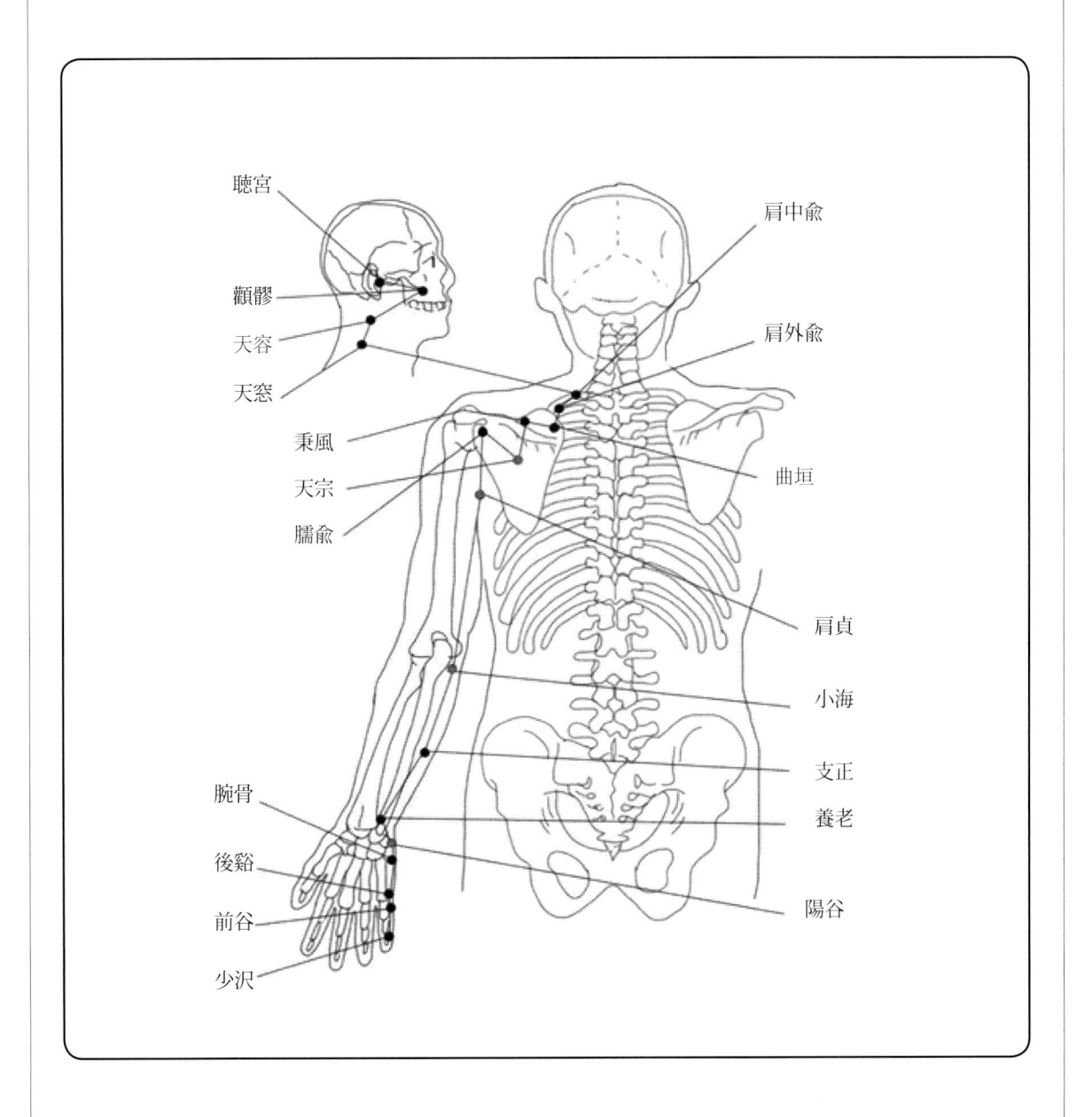

聴宮
顴髎
天容
天窓
秉風
天宗
臑兪
腕骨
後谿
前谷
少沢

肩中兪
肩外兪
曲垣
肩貞
小海
支正
養老
陽谷

小腸査穴はどこ？

足の太陽膀胱経の経穴 (67穴)

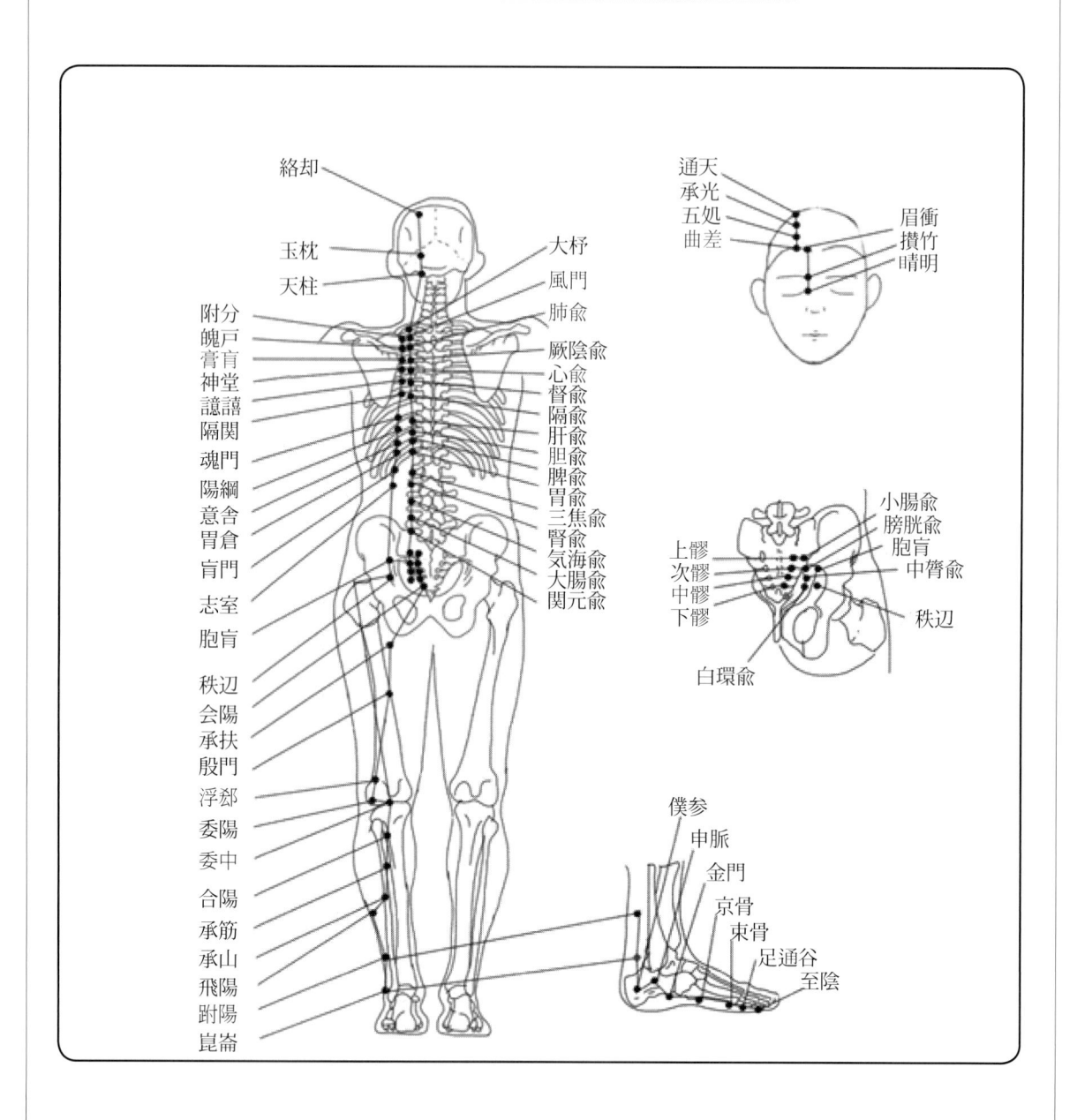

頭部: 通天、承光、五処、曲差、眉衝、攅竹、晴明

背部: 絡却、玉枕、天柱、大杼、風門、肺兪、厥陰兪、心兪、督兪、膈兪、肝兪、胆兪、脾兪、胃兪、三焦兪、腎兪、気海兪、大腸兪、関元兪

附分、魄戸、膏肓、神堂、譩譆、膈関、魂門、陽綱、意舎、胃倉、肓門、志室、胞肓、秩辺

仙骨部: 小腸兪、膀胱兪、胞肓、中膂兪、上髎、次髎、中髎、下髎、秩辺、白環兪

下肢: 会陽、承扶、殷門、浮郄、委陽、委中、合陽、承筋、承山、飛陽、跗陽、崑崙

足部: 僕参、申脈、金門、京骨、束骨、足通谷、至陰

膀胱査穴はどこ？

足の少陰腎経の経穴 (27穴)

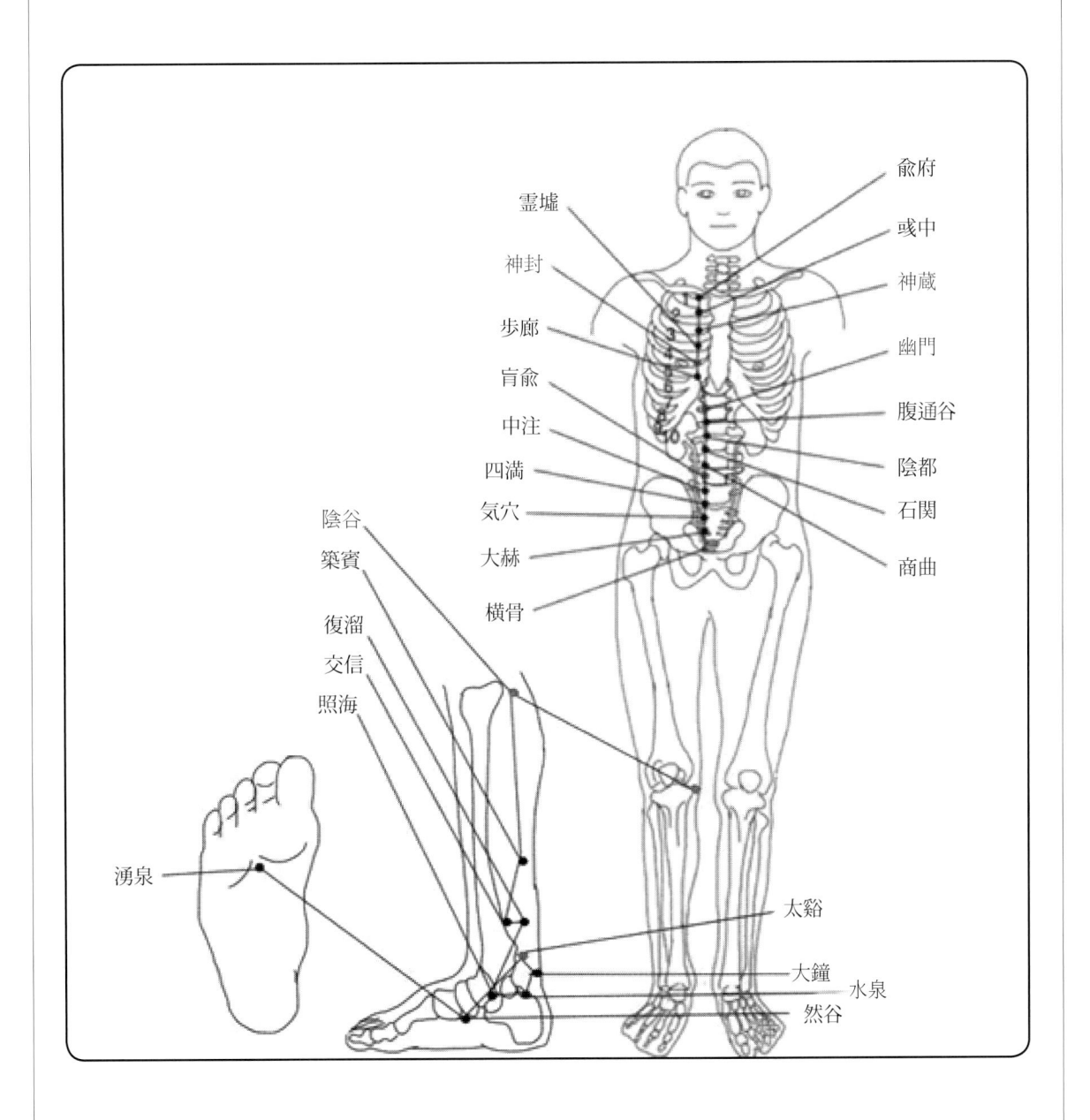

左側(上から下):霊墟、神封、歩廊、肓兪、中注、四満、気穴、大赫、横骨

右側(上から下):兪府、或中、神蔵、幽門、腹通谷、陰都、石関、商曲

脚部:陰谷、築賓、復溜、交信、照海

足部:湧泉、太谿、大鐘、水泉、然谷

腎査穴はどこ？

手の厥陰心包経の経穴 (9穴)

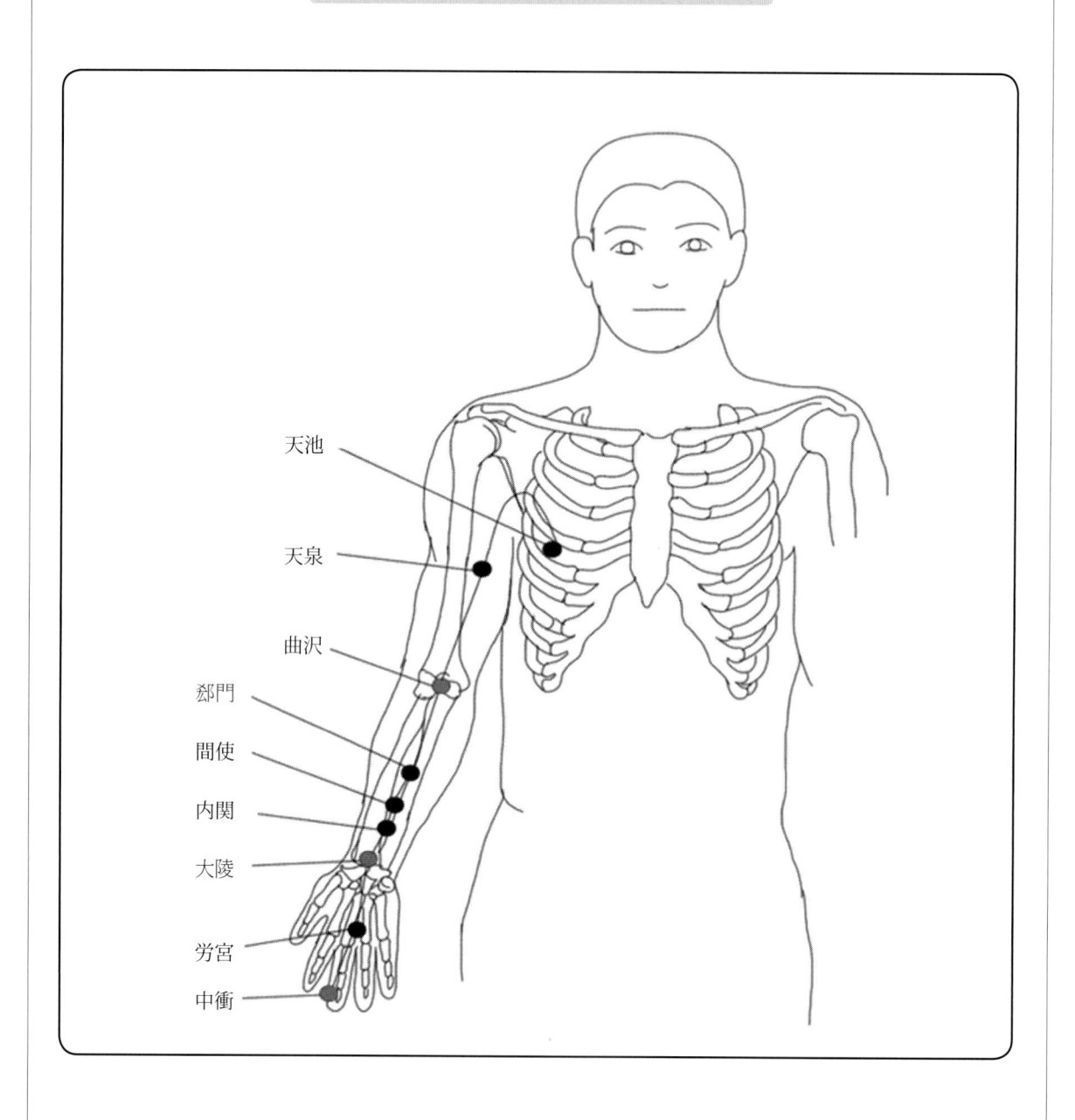

天池
天泉
曲沢
郄門
間使
内関
大陵
労宮
中衝

心包査穴はどこ？

手の少陽三焦経の経穴 (23穴)

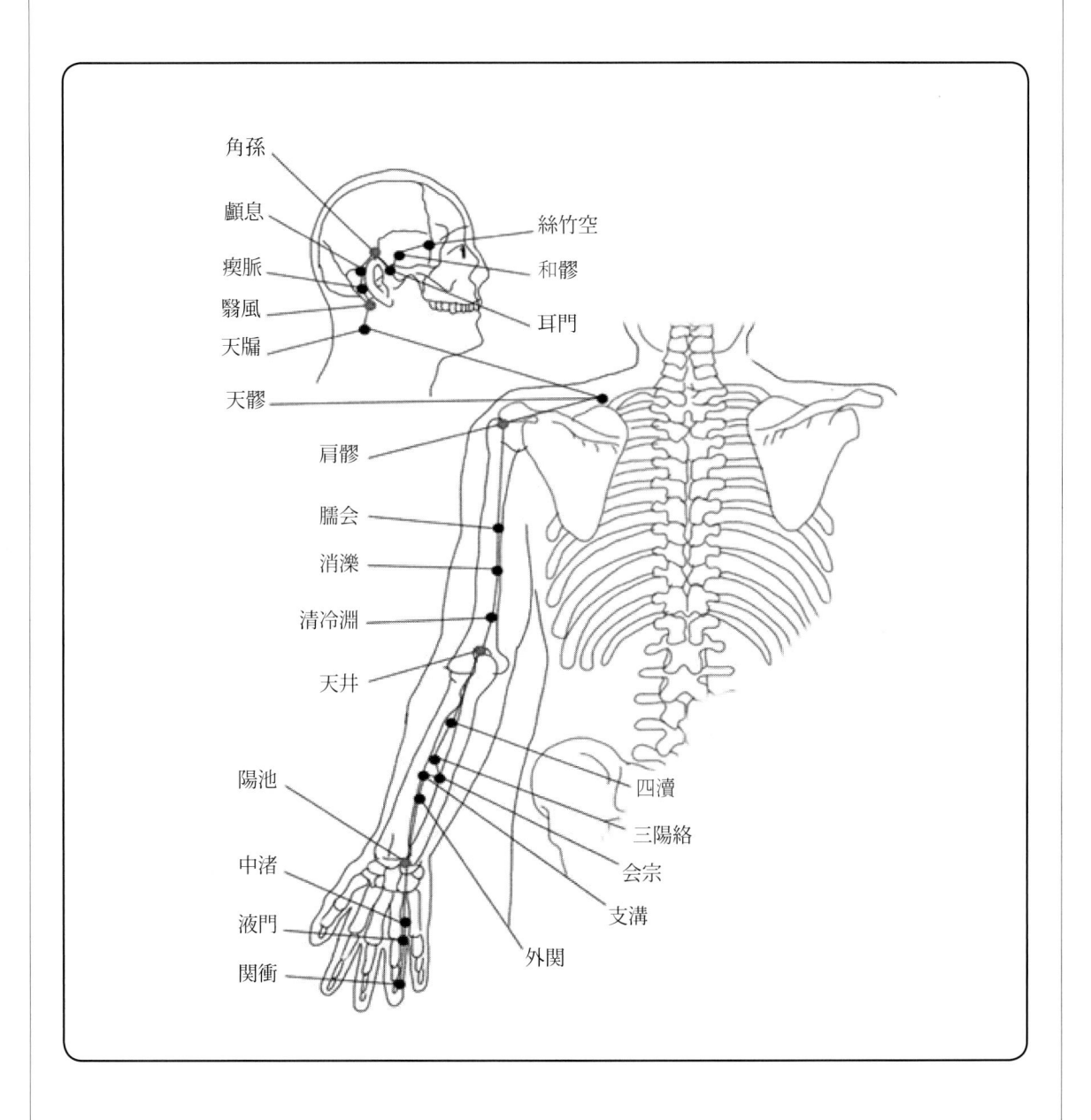

角孫
顱息
瘈脈
翳風
天牖
天髎
肩髎
臑会
消濼
清冷淵
天井
陽池
中渚
液門
関衝
絲竹空
和髎
耳門
四瀆
三陽絡
会宗
支溝
外関

三焦査穴はどこ？

足の少陽胆経の経穴 (44穴)

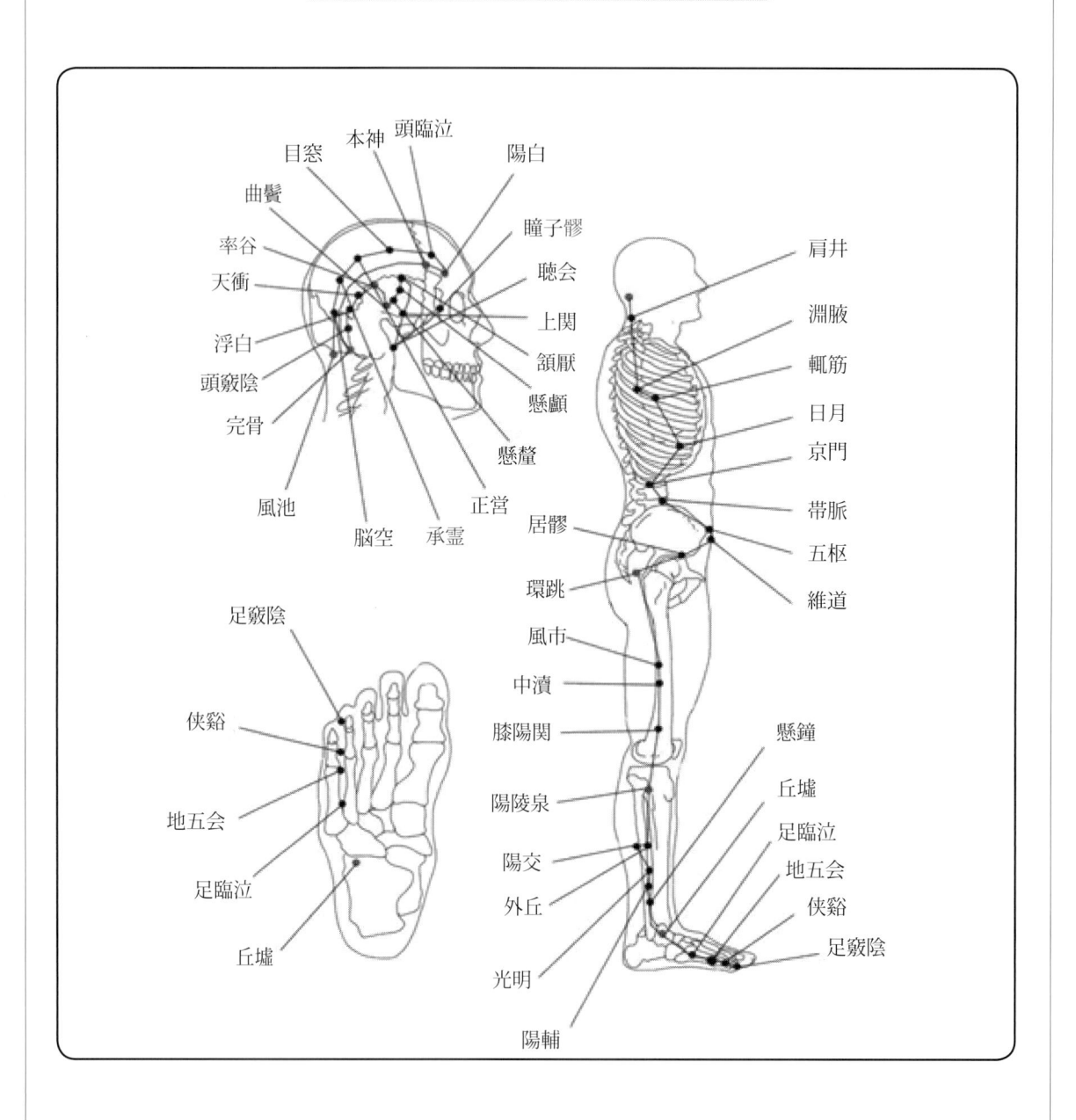

胆査穴はどこ？

足の厥陰肝経の経穴 (14穴)

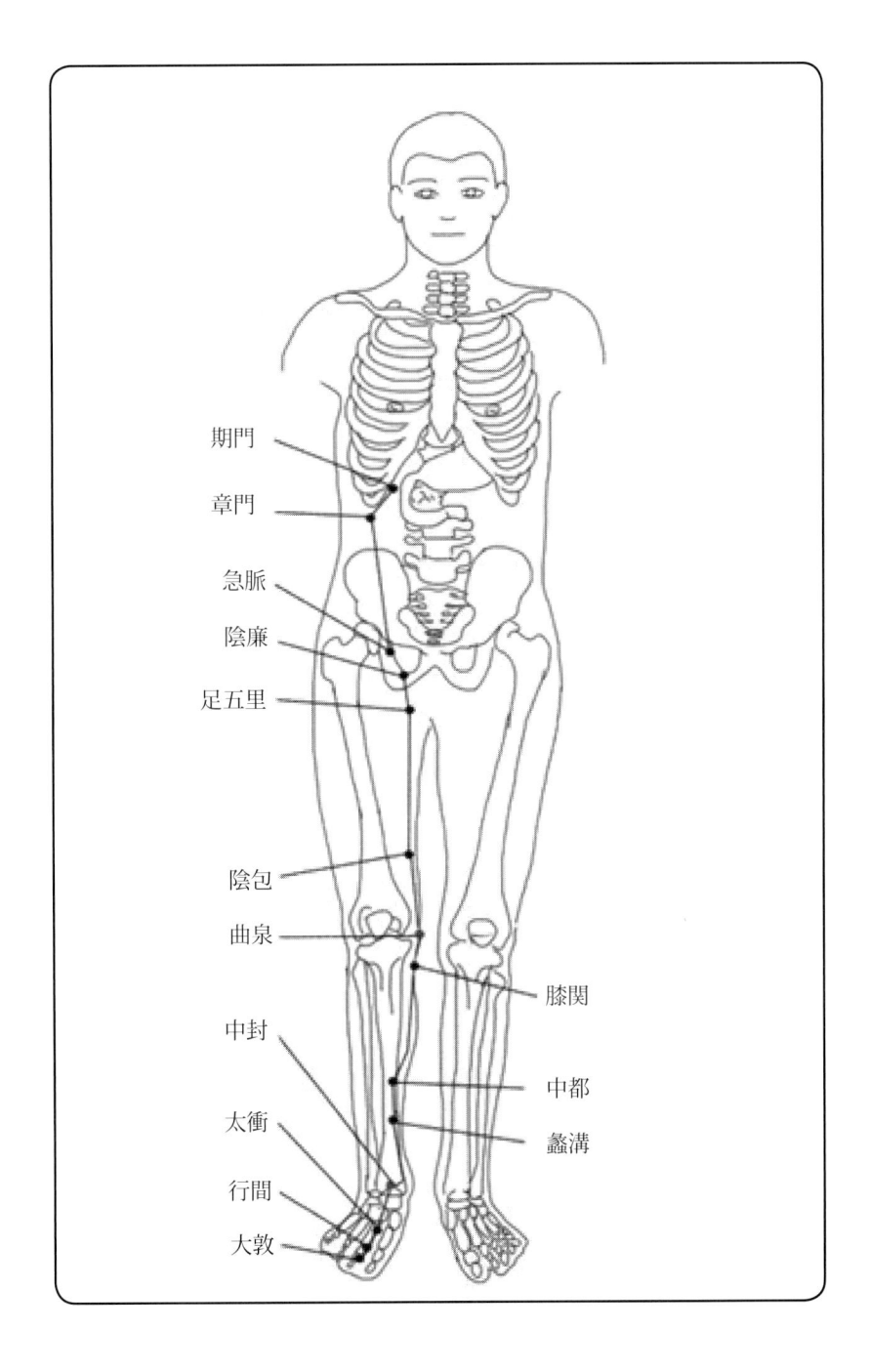

期門
章門
急脈
陰廉
足五里
陰包
曲泉
膝関
中封
中都
太衝
蠡溝
行間
大敦

肝査穴はどこ？

4.経絡筋力テストに使うツボ

　七星鍼法では太陽（督脈）を百会で、黄泉（任脈）を顖会で治療を行い、十二正経は七星鍼法独自の経穴も使いますが、ここでは汎用される鍼灸基礎の≪五行穴による補寫穴≫を載せてありますので、その効果の判定を行なってみて下さい。

	原穴	母（補穴）	子（寫穴）
肝	太衝	曲泉	行間
心	神門	少衝	神門
脾	太白	大都	商丘（補穴）
肺	太淵	太淵	尺沢
腎	太谿	復溜	湧泉

陰		井木	榮火	輸土	経金	合水	原穴	郄穴	絡穴	俞穴	募穴
木	肝	大敦	行間	太衝	中封	曲泉	太衝	中都	蠡溝	肝俞	期門(自)
火	心	少衝	少府	神門	霊道	少海	神門	陰郄	通里	心俞	巨闕(任)
相火	心包	中衝	労宮	大陵	間使	曲沢	大陵	郄門	内関	厥陰俞	膻中(任)
土	脾	隠白	大都	太白	商丘	陰陵泉	太白	地機	公孫	脾俞	章門(肝)
金	肺	少商	魚際	太淵	経渠	尺沢	太淵	孔最	列缺	肺俞	中府(自)
水	腎	湧泉	然谷	太谿	復溜	陰谷	太谿	水泉	大鐘	腎俞	京門(胆)

陽		井金	榮水	輸木	経火	合土	原穴	郄穴	絡穴	俞穴	募穴
木	胆	足竅陰	侠谿	足臨泣	陽輔	陽陵泉	丘墟	外丘	光明	胆俞	日月(自)
火	小腸	少沢	前谷	後谿	陽谷	小海	腕骨	養老	支正	小腸俞	関元(任)
相火	三焦	関衝	液門	中渚	支溝	天井	陽池	会宗	外関	三焦俞	石門(任)
土	胃	厲兌	内庭	陥谷	解谿	足三里	衝陽	梁丘	豊隆	胃俞	中脘(任)
金	大腸	商陽	二間	三間	陽谿	曲池	合谷	温溜	偏歴	大腸俞	天枢(胃)
水	膀胱	至陰	足通谷	束骨	崑崙	委中	京骨	金門	飛陽	膀胱俞	中極(任)

5. 十二正経の原穴補寫穴

腎経

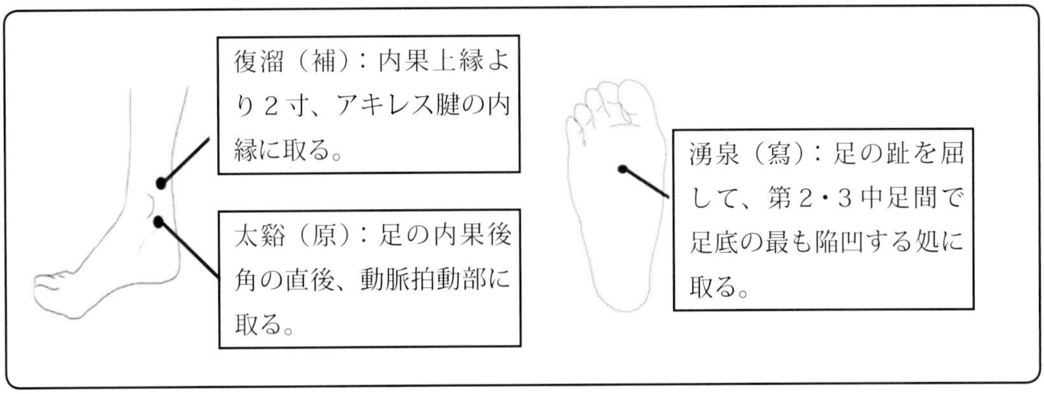

復溜（補）：内果上縁より2寸、アキレス腱の内縁に取る。

太谿（原）：足の内果後角の直後、動脈拍動部に取る。

湧泉（寫）：足の趾を屈して、第2・3中足間で足底の最も陥凹する処に取る。

膀胱経

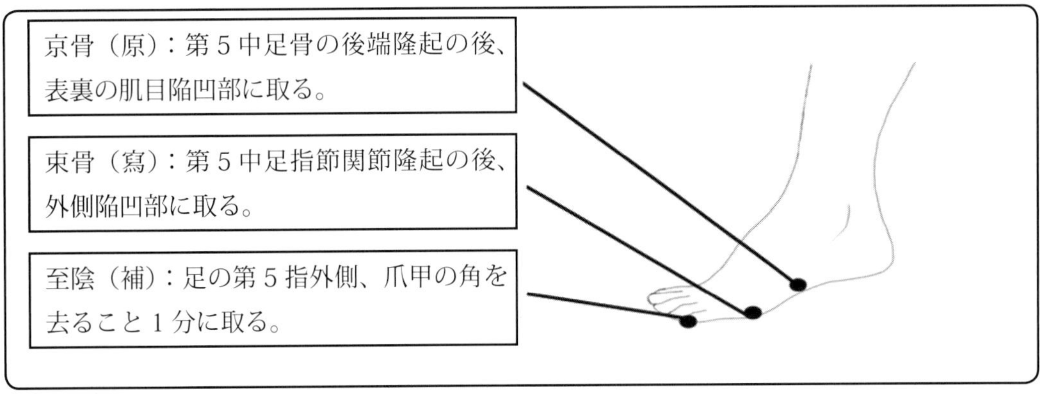

京骨（原）：第5中足骨の後端隆起の後、表裏の肌目陥凹部に取る。

束骨（寫）：第5中足指節関節隆起の後、外側陥凹部に取る。

至陰（補）：足の第5指外側、爪甲の角を去ること1分に取る。

肺経

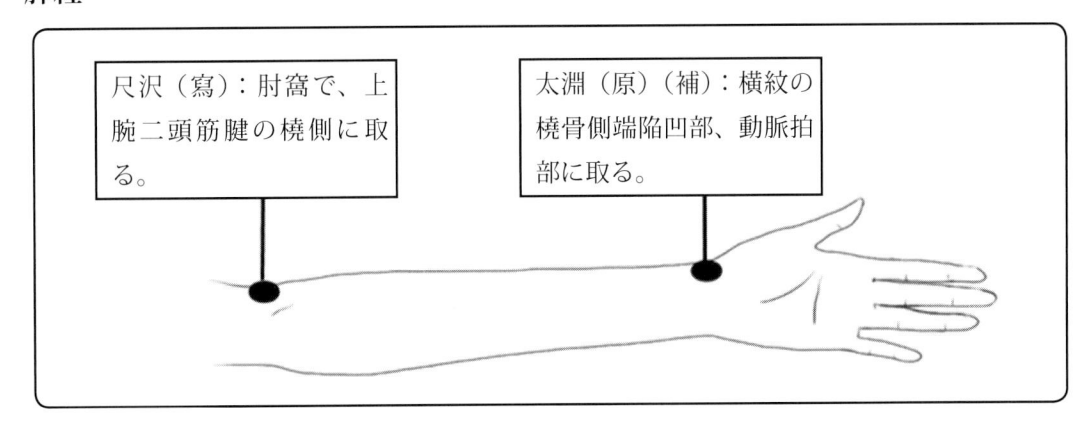

尺沢（寫）：肘窩で、上腕二頭筋腱の橈側に取る。

太淵（原）（補）：横紋の橈骨側端陥凹部、動脈拍部に取る。

大腸経

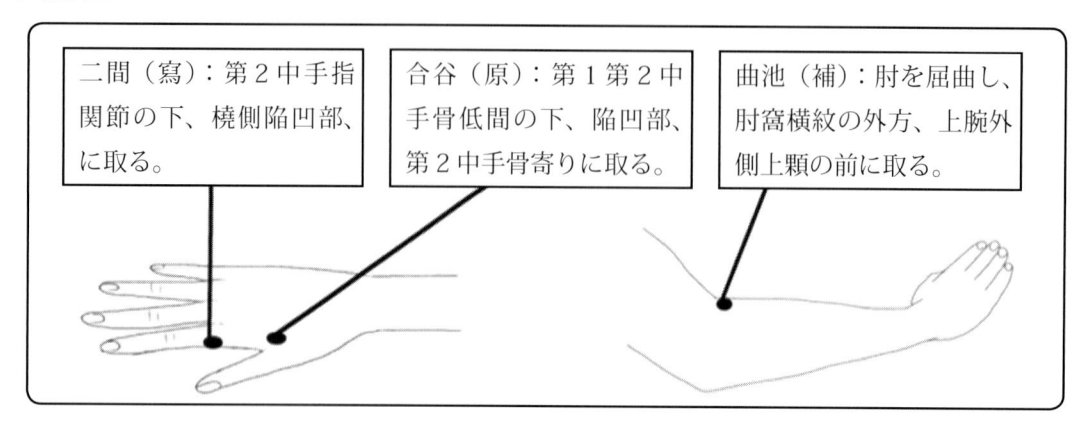

- 二間（寫）：第2中手指関節の下、橈側陥凹部、に取る。
- 合谷（原）：第1第2中手骨低間の下、陥凹部、第2中手骨寄りに取る。
- 曲池（補）：肘を屈曲し、肘窩横紋の外方、上腕外側上顆の前に取る。

心包経

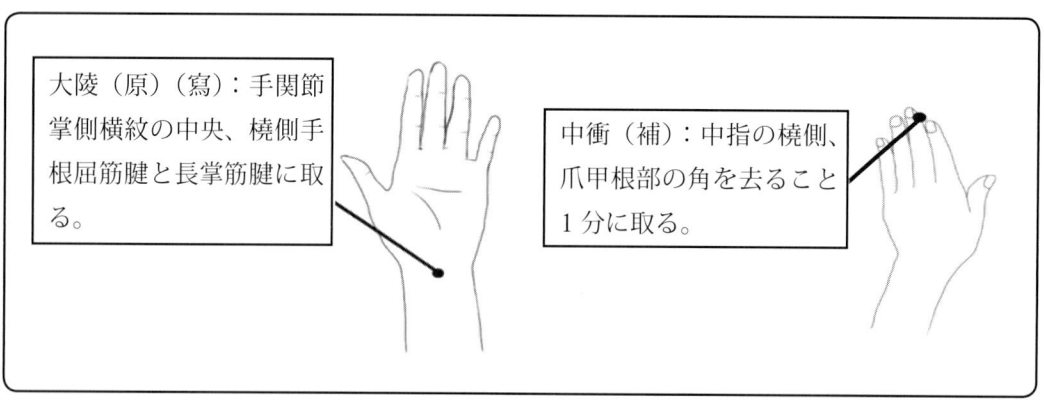

- 大陵（原）（寫）：手関節掌側横紋の中央、橈側手根屈筋腱と長掌筋腱に取る。
- 中衝（補）：中指の橈側、爪甲根部の角を去ること1分に取る。

三焦経

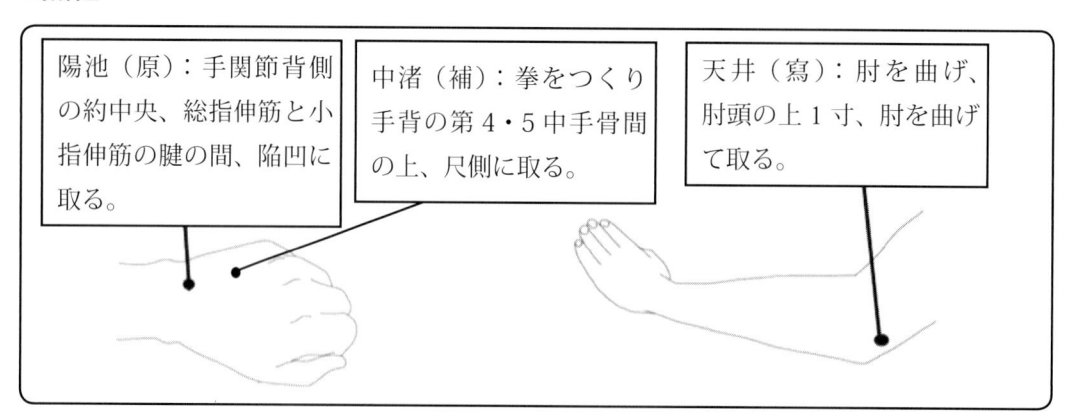

- 陽池（原）：手関節背側の約中央、総指伸筋と小指伸筋の腱の間、陥凹に取る。
- 中渚（補）：拳をつくり手背の第4・5中手骨間の上、尺側に取る。
- 天井（寫）：肘を曲げ、肘頭の上1寸、肘を曲げて取る。

心経

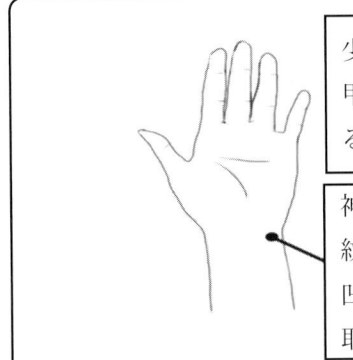

少衝（補）：手の小指の橈側爪甲根部の角を去ること１分に取る。

神門（原）（寫）：手関節掌面横紋の頭尺側、豆状骨の上際の陥凹部、動脈手に応ずるところに取る。

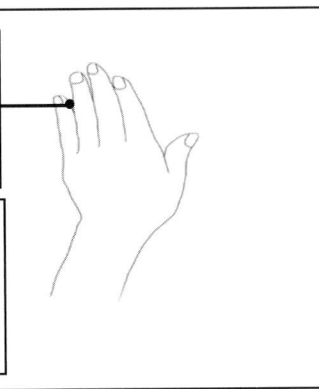

小腸経

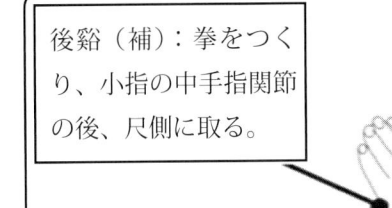

後谿（補）：拳をつくり、小指の中手指関節の後、尺側に取る。

腕骨（原）：後谿穴より尺側を圧上し、三角骨に行き当たり、指の止まるところに取る。

小海（寫）：肘を屈し、上腕骨内側上顆と肘頭の間に取る。

肝経

太衝（原）：第１第２中足骨間に沿って押し上げ、指の止まるところに取る。

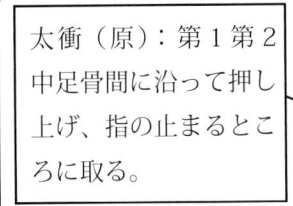

行間（寫）：足の第１・第２節骨の間、中足指節関節の前に取る。

曲泉（補）：膝を深く屈曲し膝窩横紋の内端に取る。

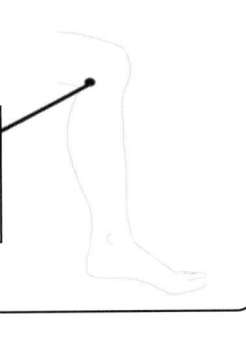

胆経

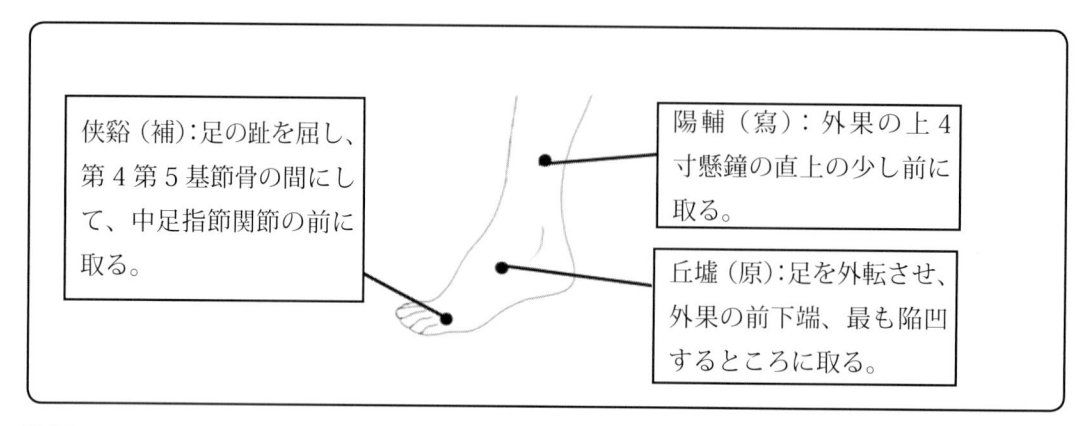

- 侠谿（補）：足の趾を屈し、第4第5基節骨の間にして、中足指節関節の前に取る。
- 陽輔（寫）：外果の上4寸懸鐘の直上の少し前に取る。
- 丘墟（原）：足を外転させ、外果の前下端、最も陥凹するところに取る。

脾経

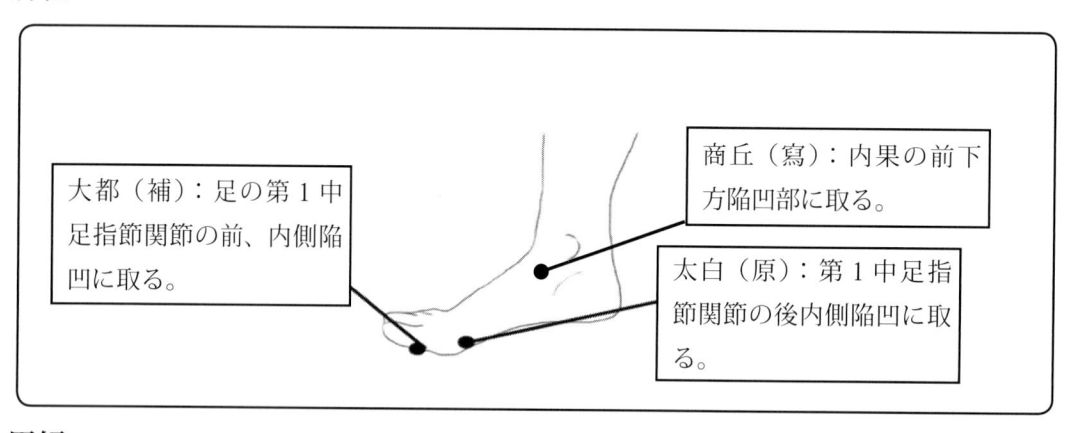

- 大都（補）：足の第1中足指節関節の前、内側陥凹に取る。
- 商丘（寫）：内果の前下方陥凹部に取る。
- 太白（原）：第1中足指節関節の後内側陥凹に取る。

胃経

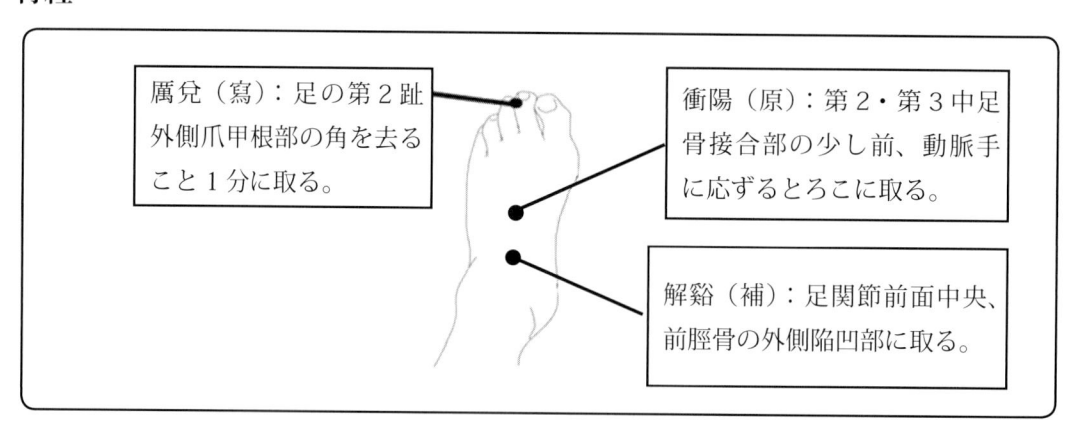

- 厲兌（寫）：足の第2趾外側爪甲根部の角を去ること1分に取る。
- 衝陽（原）：第2・第3中足骨接合部の少し前、動脈手に応ずるとろこに取る。
- 解谿（補）：足関節前面中央、前脛骨の外側陥凹部に取る。

衝陽は、上記の取り方と、「第2・第3中足骨間に沿って押し上げ、指の止まるところに取る。」というのがあるが、どちらの方法でも、「動脈の拍動を感じるところ」に取穴すれば治療効果があります。

6. 経絡筋力テストの実際

■督脈 (宙)
①被験者は伏臥になり、上半身を反り、その姿勢を維持するようにします。
②術者は被験者の肩甲骨間と仙腸関節辺りを押して筋力を調べます。
③百会から防老点に向けて、横刺で刺鍼し、再び経絡筋力テストをすると、筋力が上がっているのが確認できます。

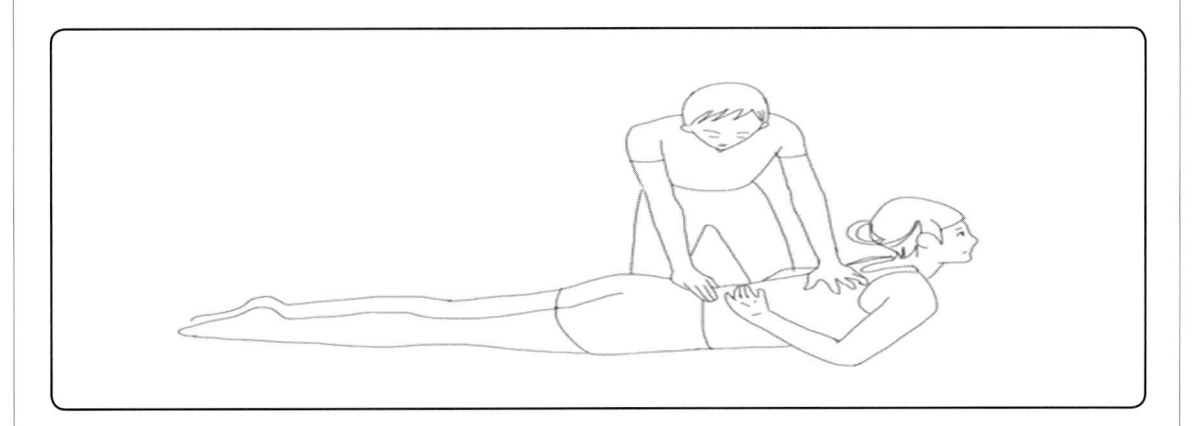

■任脈 (宙)
①被験者は座位で膝を立て、その姿勢を維持するようにします。
②術者は被験者の胸と膝を押さえて筋力を調べます。顖会から前頂に向かって３分ほど刺鍼し、再び経絡筋力テストをすると、筋力が上がっているのが確認できます。

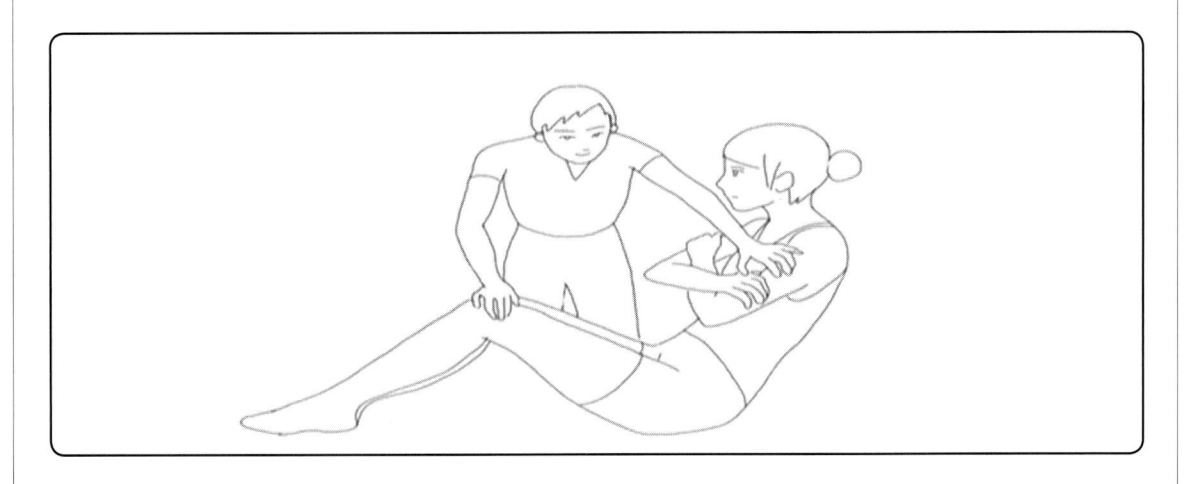

★この督脈と任脈の経絡筋力テストを、同じ人で行うには、一度上がった筋力を元に戻す必要があります。「顖会」から上星に向かって5mmほど刺鍼すれば、筋力はクリアされています。

■ 十二正経の経絡筋力テスト

十二正経の経絡筋力テストは、イラストを参考に次の手順で行います。
①術者は、被験者の経絡流注の筋肉や腱が伸ばされる方向に引く、或いは押します。
②被験者は、術者の力に逆らうように、手足に力を入れます。
　（被験者は術者が引く、或いは押す方向と逆方向に力を入れます）
③術者、被験者はテスト時の手足の筋力を確認します。
④（筋力を上げるために）テストする経絡の補穴や原穴に3分程刺鍼します。
⑤前述の①②の要領でテストを行い、筋力の変化を確認します。
⑥一回刺鍼をして、経絡筋力テストをしたら、筋力を元に戻すために、顖会から額に向かって横刺をして、筋力をクリアします。
★元に戻っているのを確かめるためには、再び経絡筋力テストをしますが、これは、次の経絡筋力テストに影響を与えないための行程であるので、必ず行います。
★術者が持ったり押したりする部位は、刺鍼前後で毎回同じ部位で行います。

■ 腎経 (水)

①被験者は仰臥になり、足を揃え、その姿勢を維持するようにします。
②術者は被験者のテストを行う足の反対側の腸骨を押え、足を斜め手前に引きます。

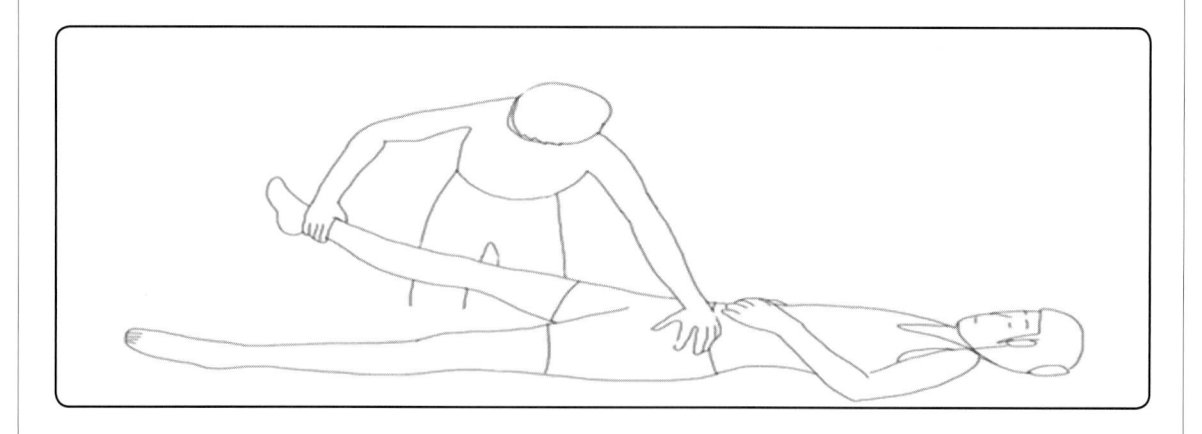

■ 膀胱経 (水)

①被験者は仰臥になり、足を揃え、その姿勢を維持するようにします。
②術者は被験者のテストを行う同側の腸骨を押え、足を垂直に引き上げます。

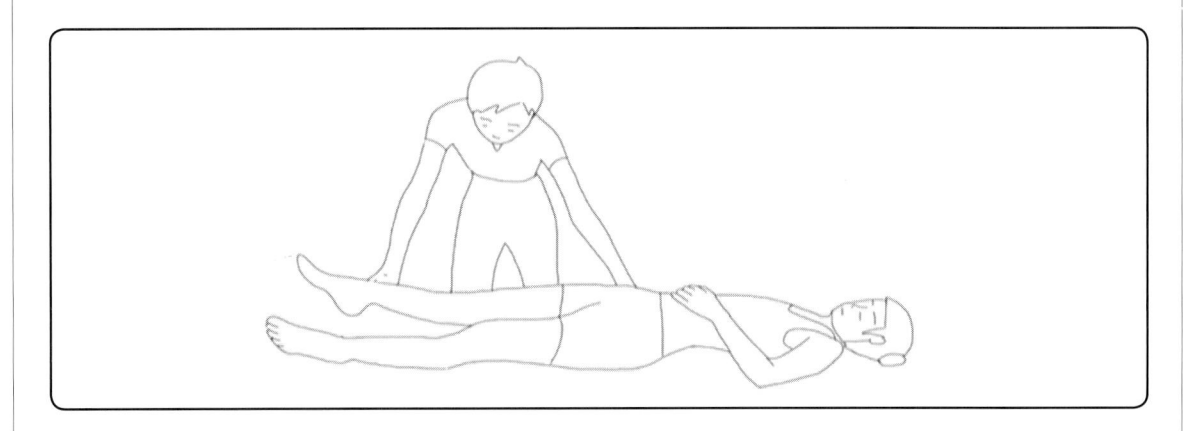

■ 肺経 (金)

①被験者は、腕を水平より少し上に挙げ、その姿勢を維持するようにします。
②術者は片手で被験者の肩を持ち、片手で手首を持って、斜め後ろ下に引きます。

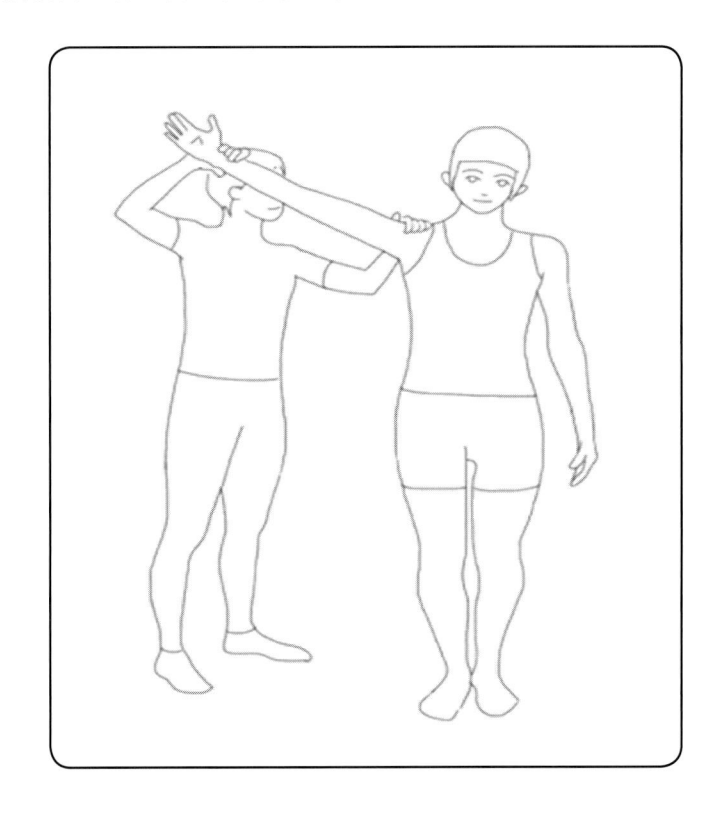

■ 大腸経 (金)
①被験者は、腕を水平より少し上に挙げ、その位置を維持するようにします。
②術者は片手で被験者の肩を持ち、片手で手首を持って、斜め前下に押します。

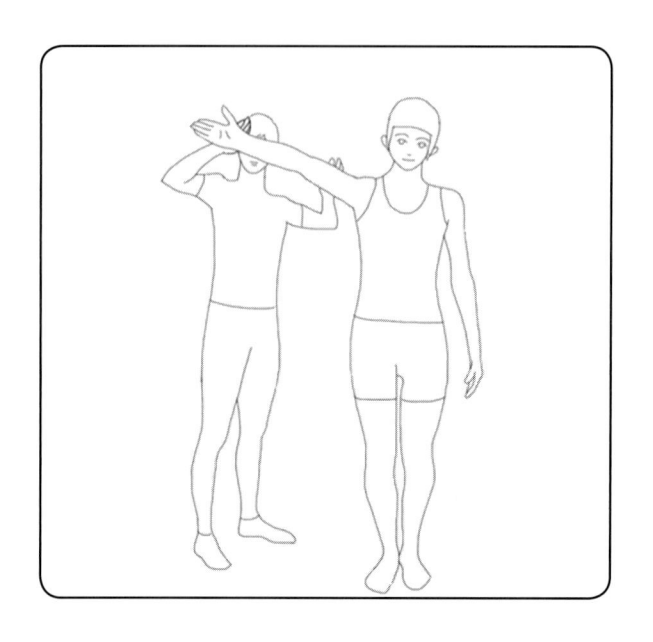

■ 心包経 (地)
①被験者は、腕を水平前方に伸ばし、その位置を維持するようにします。
②術者は片手で被験者の肩を持ち、片手で被験者の手首を持って、水平外転方向に押します。

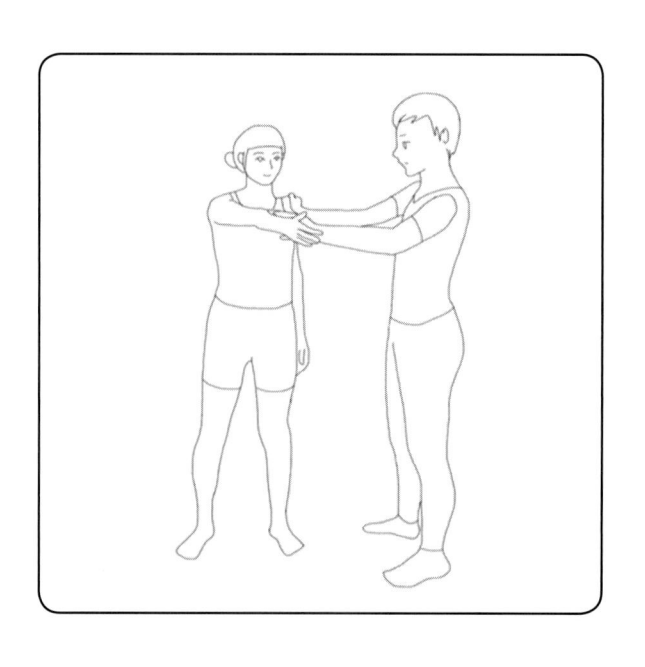

■ 三焦経 (地)

①被験者は、腕を水平外側に伸ばし、その位置を維持するようにします。
②術者は、片手で被験者の肩を後ろから支えて、片手で被験者の手首を持って、水平内転方向に押します。

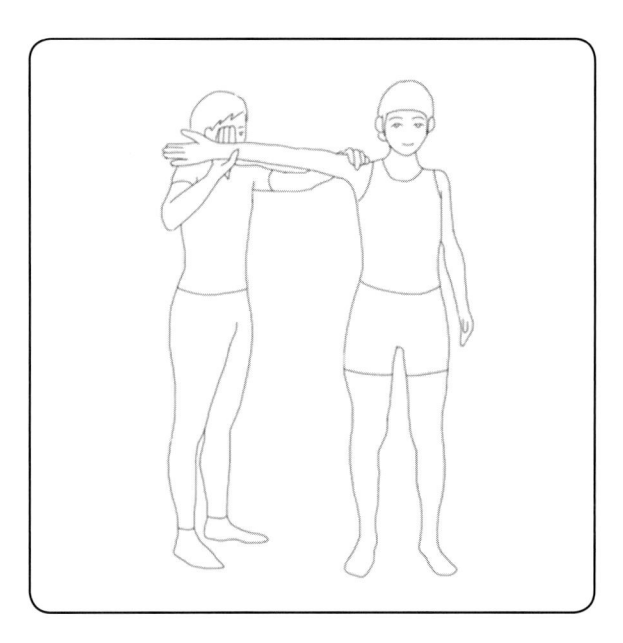

■ 心経 (火)

①被験者は、腕を水平前方に挙げその位置を維持するようにします。
②術者は、片手で被験者の肩を持ち、片手で手首を持ち、斜め外上方に押します。

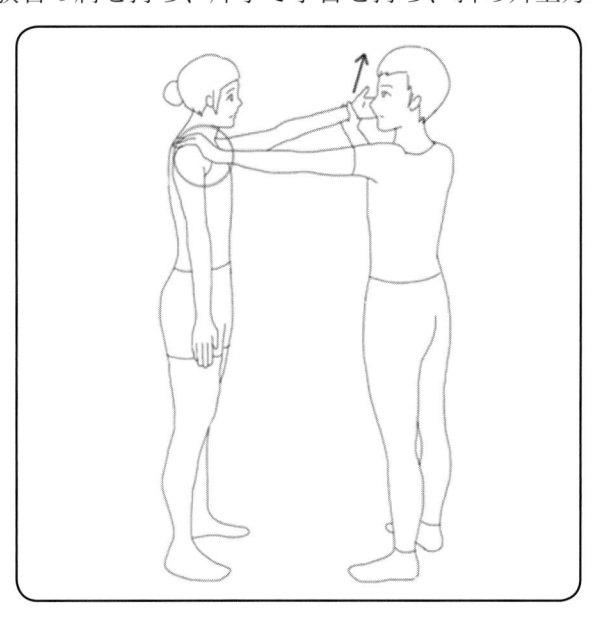

■ 小腸経 (火)
①被験者は、腕を水平前方に挙げその位置を維持するようにします。
②術者は、片手で被験者の肩を持ち、片手で手首を持ち、斜め内上方に押します。

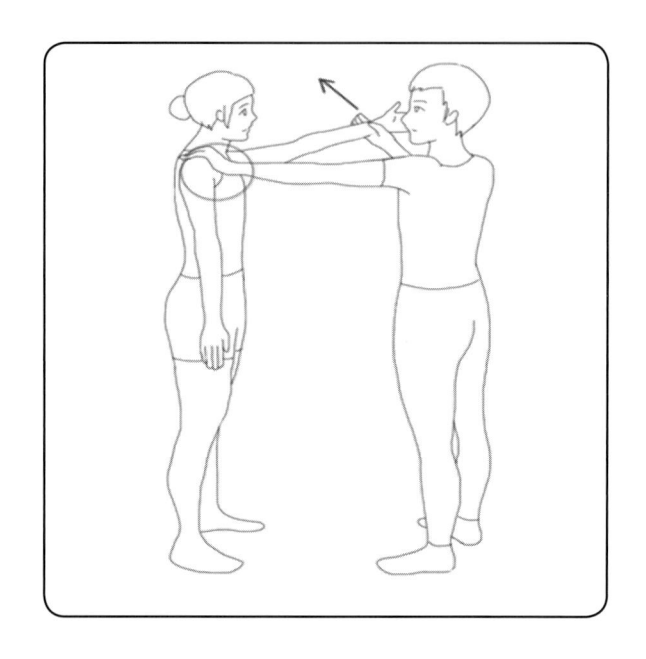

■ 肝経 (木)
①被験者は、仰臥になり、両足を揃えて、その姿勢を維持するようにします。
②術者は、両手で被験者の足首を持ち、外転方向に引きます。

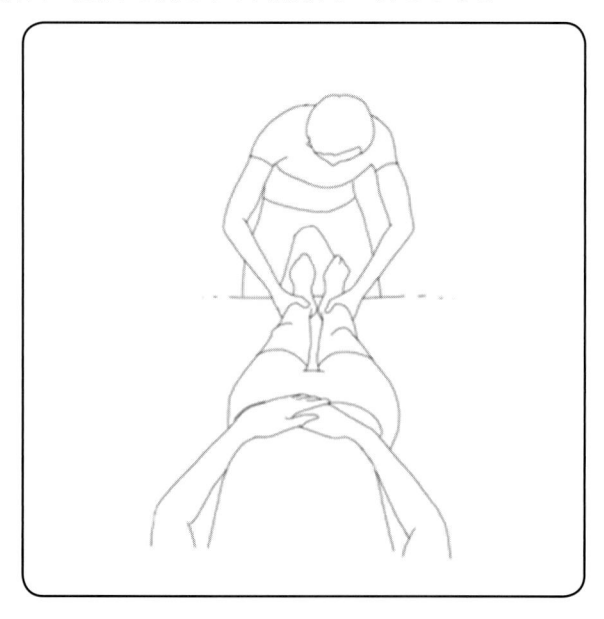

■ 胆経 (木)

①被験者は、横臥になり、下になった足を少し曲げ、上になった足を上方に挙げ、その姿勢を維持するようにします。

②術者は、片手で腸骨を持ち、片手で足首を持って下方に押します。

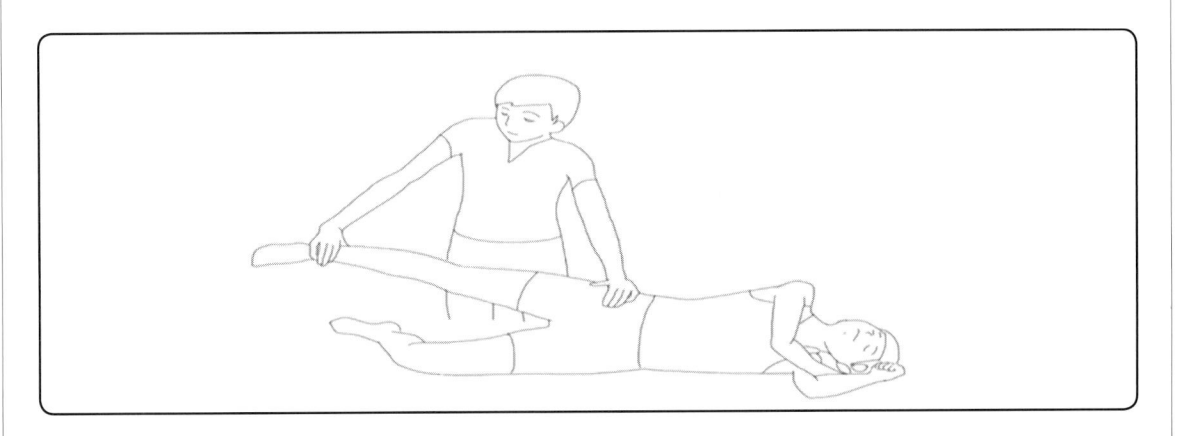

■ 脾経 (土)

①被験者は、仰臥になり、片足を下腿が床と水平になるように挙げ、その姿勢を維持するようにします。

②術者は、片手で被験者の膝を持ち、片手で足首を持って、足首を内転方向に押します。則ち、膝を外転方向に引きます。

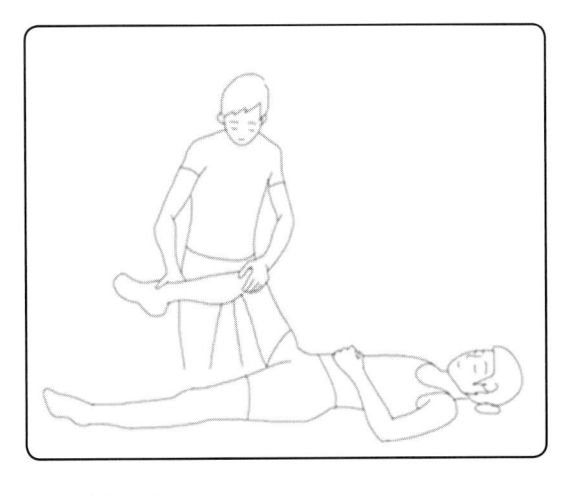

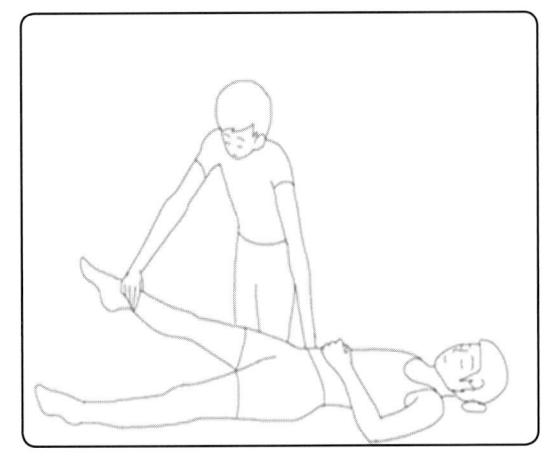

■ 胃経 (土)

①被験者は、仰臥になり、少し足を開き、片足を斜め外上方に挙げ、その姿勢を維持するようにします。

②術者は、片手で上前腸骨棘を押え、片手で足首を持って斜め内下方に押します。

7. 補法と寫法

　補法と寫法は、「虚」に対しては補穴で補い、「実」に対しては寫穴で寫す、という簡単な方法から、気の動きを見極める繊細な方法まであります。
　多くの技法を学ぶに越したことはないですが、実際の臨床では自分に合った技法を身につけるのがよく、技法の披露ではなく、「如何に治すか」を考えていれば、自分が必要とする技法は身につくものです。
　柳谷素霊著『鍼灸の実技』には、鍼灸学生にも分かりやすいような補寫法が述べられていますが、その中に≪迎随の法≫があり、簡単ではあるが補寫の手技としては非常に顕著な効果を現すので、日々の臨床でもこの技法を使えば治療効果が高くなるし、疎かにすれば折角の選穴も無駄になります。
　この≪迎随の法≫は経絡の流れに沿って鍼を刺すのを「随」（補）とし、経絡の流れに逆らって鍼を刺すのを「迎」（寫）としますが、この基礎的な技法を使えば鍼灸の治療効果は証明しやすいです。
　注意しなくてはならないのは、切皮だけで治療をする時です。切皮だけだと鍼がブラブラするので、迎髄法での「補寫」が不明になり、結果的に、補したつもりが寫になり、寫したつもりが補になったりします。

　皮内鍼を使い、大腸経で経絡筋力テストの実験をしてみると次のようになります。
① 大腸経の経絡筋力テストをする。
　（補法は水＝腎・膀胱経や、金＝肺・大腸経がわかりやすい）
② 合谷に随方向（指先から体幹に向かって）に皮内鍼を刺す。
③ 大腸経の経絡筋力テストをする。（筋力が上がっています）
④ 今度は迎方向に皮内鍼を刺す。
⑤ 大腸経の経絡筋力テストをする。（筋力が落ちています）

原穴だけでは納得いかない人もいると思うので、今度は脾経の寫穴である商丘で実験してみます。
① 脾経の経絡筋力テストをする。(寫法は木＝肝・胆経や、土＝脾・胃経がわかりやすい)
② 脾経の商丘に随の方向（指先から体幹に向かって）で皮内鍼を刺す。
③ 脾経の経絡筋力テストをする。(寫穴であるにも関わらず筋力が上がる)
④ 今度は商丘に迎方向で皮内鍼を刺す。
⑤ 脾経の経絡筋力テストをする。(筋力は下がっています)

寫法に使うツボを用いても、補法ができる≪迎随の法≫というのは、それだけ効果の高い手技であるし、補法のツボを使って補したつもりでも、鍼先の方向によって、寫になっている時があります。ブラブラして鍼先の方向が決まらないような刺鍼は避けるほうがいいと言うのは、この≪迎随の法≫を重視しているからです。

更に、補法と寫法の実験を繰り返すとわかるのは、補法は寫法に勝てない。則ち寫法に比べると、補法はソフトな効果しか出せない場合が多いということです。

Tips

物忘れ

百防（百会から防老へ透刺）、顖前（顖会から前頂へ透刺）に 5 番鍼の 1 寸か 1.3 寸で刺鍼し、長時間置鍼をする。或いは百会に灸 12 ～ 13 壮を週 1 回。

物忘れは老化の一種と考えられているが、老化だけではない。虹彩分析では虹彩上部に雲がかかるのを物忘れと分析するが、30 代でも雲がかかり物忘れが出ている人もいる。

物忘れを防ぐ方法として、酸化を中和してくれる水素水を飲むというのがある。原理は非常に簡単で、活性酸素と水素を結合させて水として体外に排泄させるというもので、体の酸化を防ぐというわけである。

※百防、顖前への刺鍼は人体エネルギーを活性化させるが、1 寸の長さだと自然に抜けてくる場合が多いので、1 寸 3 分を用いるのがいい。

8. 食物での経絡筋力テスト

『素問』や『難経』で述べられている「経絡と味覚」を検証するために、手始めに五味でテストしてみます。

> 1. テストをする経絡を選んで経絡筋力テストを行う。
> 2. 色体表の五味を一つずつ口に含んで経絡筋力テストを行う。
> 3. 口に含んだ五味を出し、水で口中の味覚を流す。
> 4. 五味に関係する経絡の原穴に補法で刺鍼して経絡筋力テストを行なう。
> 5. 五味を含む前、含んだ後、刺鍼をした後の筋力を比較する。

『難経』三十四難に従うと、
木＝酸味（レモン）
火＝苦味（ゴーヤ）
土＝甘味（砂糖、甘味の強い飲料水）
金＝辛味（一味、七味、唐辛子）
水＝鹹味（塩分を多く含むスナック菓子）

　それらを順序よく口に含んで、それぞれの味覚を感じながらテストをします。但し、甘味に関しては全ての力が落ちてしまうし、鹹味では全ての経絡の筋力が上がるので、そのつど経絡のクリアをかける必要があります。

　甘味や鹹味が全ての筋力に影響を与えるのは、食物を陰陽で観ると、甘味は極陰性で拡散作用（脱力作用）が強く働き、鹹味は極陽性で凝集作用（収縮作用）が強く働くからです。

　七星論では、それらに
宙＝旨味（削りカツオ）
地＝渋味（海藻か緑の濃い野菜）

を加えてテストします。原穴を使ってテストしますが、ついでなので七星論による配穴もテストします。

　七星論での配穴は、唇と七星でも述べた通り、下記のように組合せて使います。

　則ち、水と火、金と木、地と土をセットとして考え、水（腎・膀胱）を整えるのに火（心・小腸）の経穴を使い、金（肺・大腸）を整えるのに木（肝・胆嚢）を使い、地（心包・三焦）

を整えるのに土（脾・胃）を使うわけですが、上下を逆にして、火（心・小腸）を整えるのに水（腎・膀胱）を使い、木（肝・胆嚢）を整えるのに金（肺・大腸）を使い、土（脾・胃）を整えるのに地（心包・三焦）を使います。

　陽経を整えるには対応する陰経の、陰経を整えるには対応する陽経の経絡を用います。例えば、大腸経のテストで砂糖を口に含ませて筋力が落ちたとすると、木の肝経の原穴を用いて大腸経を整えるわけです。

　七星論での対応穴は、下の図の卦爻で見ると、卦爻のバランスが取れているのがわかるので、「対応する経絡」の意味が理解できると思うし、このような実験をすることで臨床の腕が上っていきます。

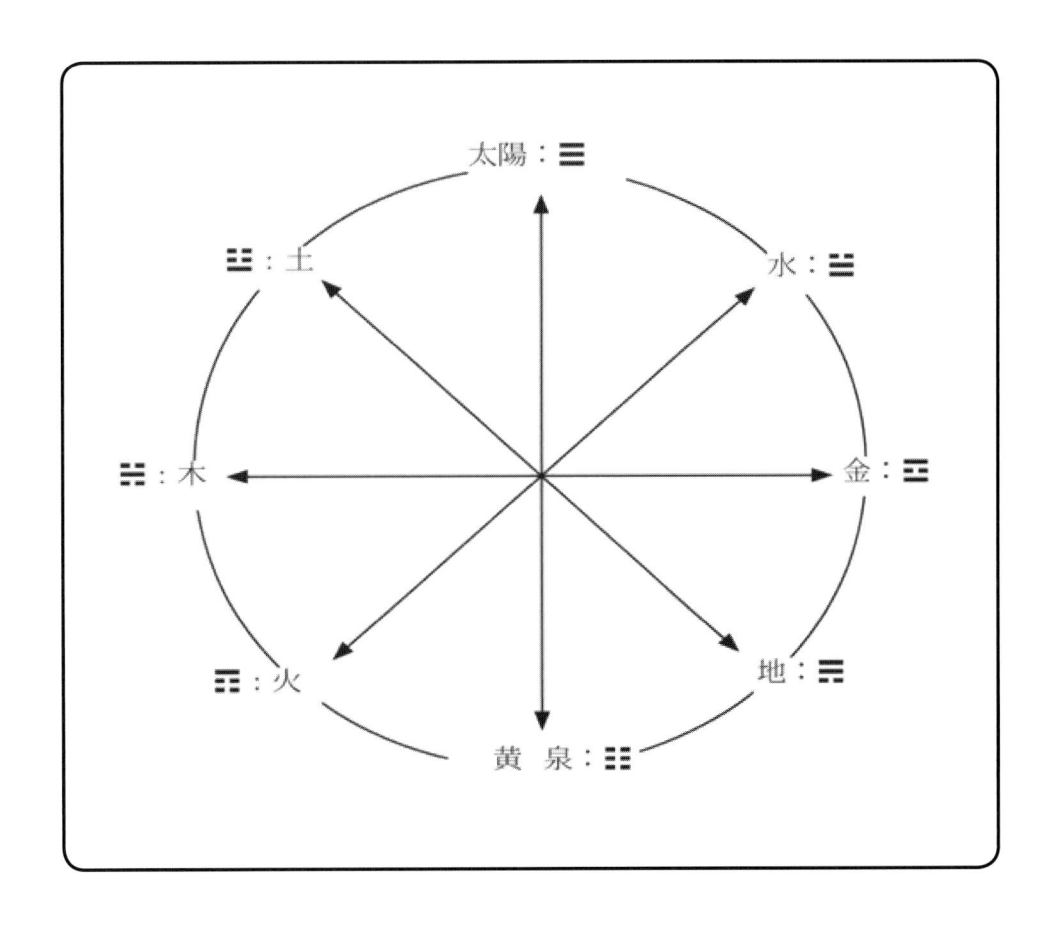

次のテストは、臨床に用いる砂糖の実験です。
①患者さんの腕を水平に挙げさせ、下方に押して筋力を調べます。
②砂糖を、ほんのちょっと舐めてもらってから経絡筋力テストをします。
　この時点で筋力が低下しているのがわかりますが、砂糖の摂り方が多い人は、それを感じない場合があるので、その時は、次の塩の実験の後、再び砂糖を舐めてもらってからテストをすると、はっきりとわかります。
③水で口中をゆすいでもらい、砂糖の甘さを消します。
④お塩をほんのちょっと舐めてもらってから経絡筋力テストをします。
　この時点で、筋力がグンと上がっているのがわかります。この時に「ミソ汁を毎日飲む人は、こういう筋力になるんだよ」と言っておけば、バッチリです。
⑤水で口中のお塩をゆすいでもらいます。
⑥再び砂糖を舐めてもらい、経絡筋力テストをします。
　この時点では、先ほどそんなに感じなかった筋力低下がはっきりわかります。

Tips

中耳炎
　腎査穴、三焦査穴、八風。
　耳の炎症ですので八風を使うのですが、中耳炎は腎と関係があるので、腎を整えることができれば治る。
　太ももの内側か後ろ側に凝りがあるので、そこを鍼で整えるか、足で踏んでゆっくり解す。子どもに鍼をするのは、あまり感心しないので、子どもの治療は太ももを踏んで治す。

9. 経絡流注のテスト

経絡は肺経から始まり肝経まで行き、再び肺経に戻るが、精気（生命根源の力・宇宙のエネルギー）はその通りに流れているのかをテストします。

肺経→大腸経→胃経→脾経→心経→小腸経→膀胱経→腎経→心包経→三焦経→胆経→肝経→肺経という順序でテストを行います。

方法は、肺経に補法で刺鍼をすると次の脾経の筋力は上がり、脾経に補法で刺鍼すると心経の筋力は上がります。このテストで補穴や寫穴を使うと、刺激効果に差が出るので原穴だけを使うことと、補寫技法の手技は「迎随の随法」だけで行うことが条件になります。このテストをすると、経絡の流れは経絡学説で示されているような流れであることを確認することができます。

① 大腸経の経絡筋力テストをする	肺経→大腸経
太淵（肺経）に刺鍼する→大腸経の経絡筋力テストをする→クリアする	
② 胃経の経絡筋力テストをする	大腸経→胃経
合谷（大腸経）に刺鍼する→胃経の経絡筋力テストをする→クリアする	
③ 脾経の経絡筋力テストをする	胃経→脾経
衝陽（胃経）に刺鍼する→脾経の経絡筋力テストをする→クリアする	
④ 心経の経絡筋力テストをする	脾経→心経
太白（脾経）に刺鍼する→心経の経絡筋力テストをする→クリアする	
⑤ 小腸経の経絡筋力テストをする	心経→小腸経
神門（心経）に刺鍼する→小腸経の経絡筋力テストをする	
⑥ 膀胱経の経絡筋力テストをする	小腸経→膀胱経
腕骨（小腸経）に刺鍼する→膀胱経の経絡筋力テストをする	
⑦ 腎経の経絡筋力テストをする	膀胱経→腎経
京骨（膀胱経）に刺鍼する→腎経の経絡筋力テストをする→クリアする	
⑧ 心包経のテストをする	腎経→心包経
太谿（腎経）へ刺鍼する→心包経の経絡筋力テストをする→クリアする	
⑨ 三焦経の経絡筋力テストをする	心包経→三焦経
大陵（心包経）に刺鍼する→三焦経の経絡筋力テストをする→クリアする	

⑩ 胆経の経絡筋力テストをする	三焦経→胆経
陽池（三焦経）に刺鍼する→胆経の経絡筋力テストをする→クリアする	
⑪ 肝経の経絡筋力テストをする	胆経→肝経
丘墟（胆経）に刺鍼する→肝経の経絡筋力テストをする→クリアする	
⑫ 肺経のテストをする	肝経→肺経
太衝（肝経）に刺鍼する→肺経の経絡筋力テストをする→クリアする	

Tips

上肢の関節

　捻挫でも自然に起こった痛みでも、七星論での関節配置を考えて、当該関節と関係のある経絡を用いるとよい。

　例えば、人差し指の遠位指節関節が痛む場合は、人差し指は大腸経で、遠位指節関節は土（脾・胃）ですから、金と土の交わるツボを選べばいいわけである。金と土が交わるツボとなるのは、脾経の金で二陰交（陰陵泉から下に2寸で脛骨骨際）、大腸経の土、天枢、或いは、もう少しレベルを高くすると、金は木と対応するので、木と土の交わるツボを選ぶわけである。木と土が交わるところは、二陰交、肝経の土、脾経の木、となるわけで、伝統的な経絡学説では考えられないかも知れないが、七星鍼法では対応経絡を上手く使うことが即効的な治療になる。

肩関節→水（腎・膀胱）
肘関節→金（肺・大腸）
手関節→地（心包・三焦）
手根中手指節関節→月（三焦）
中手指節関節→火（心・小腸）
近位指節関節→木（肝・胆）
遠位指節関節→土（脾・胃）

10. 五行論での相生相剋関係

　五行論では、木→火→土→金→水と精気が流れ、『難経』六十九難の治療原則が大原則となっているので、他経補寫で「その母を補すれば、筋力が上がるか」をテストしてみます。

　この実験で、虚の状態をつくるために、当該の経を寫してから行いますと、経絡治療の効果は寫法のほうが強く出るので、先に当該経の母への補法で、当該経の筋力が上がることを確認します。実験で注目することは、**心包・三焦経の経絡筋力テストができないこと**で、これは「**五行論での経絡説**」の弱点と思われ、後に複雑な理論や臨床方法を作り出す結果になったと考えられます。（経絡治療では心の代りに相火を使いますが、五行に相火は含まれず、あくまで心の護衛として考えている）

　では、実験をしますが、ここでも原穴のみで、随法（経脈の流れに沿って刺鍼する）を使うことにします。また、五兪穴の取穴法で、自経補寫をすると効果がわかりにくいので、ここでは他経補寫でテストを行なうことにします。則ち、木（肝経）→火（心経）→土（脾経）→金（肺経）→水（腎経）→木（肝経）の流れでテストをします。

① 肝経（木）の経絡筋力テストをする。	**水生木のテスト**
② 腎経の太谿を補し→肝経の経絡筋力テストをする→クリアする。	**肝経の筋力が上がればよし**
③ 心経（火）の経絡筋力テストをする。	**木生火のテスト**
④ 肝経の太衝を補し→心経の経絡筋力テストをする→クリアする。	**心経の筋力が上がればよし**
⑤ 脾経（土）の経絡筋力テストをする。	**火生土のテスト**
⑥ 心経の神門を補し→脾経の経絡筋力テストをする→クリアする。	**脾経の筋力が上がればよし**
⑦ 肺経（金）の経絡筋力テストをする。	**土生金のテスト**
⑧ 脾経の太白を補し→肺経の経絡筋力テストをする→クリアする。	**肺経の筋力が上がればよし**
⑨ 腎経（水）の経絡筋力テストをする。	**金生水のテスト**
⑩ 肺経の太淵を補し→腎経の経絡筋力テストをする→クリアする。	**腎経の筋力が上がればよし**

次に五行による相剋関係の実験をしてみます。

『難経』六十九難や七十五難では他経補寫が使われていますが、五行論による相剋関係には、自経補寫と他経補寫があり、前者は経絡が虚したときに、その自経上にある五行穴（五兪穴）の母にあたる経穴を補し、実したときはその子にあたる自経上の経穴を寫す、という方法で、後者は経絡が虚したとき、他経の母を補い、実すれば子にあたる他経の経絡を寫す、という方法です。

この五行穴の補寫に関しても持論があるが、ここでは後者の他経補寫で経絡筋力テストをしてみます。

『難経』五十難では、邪の種類を虚邪、実邪、賊邪、微邪、正邪の五つに分けていますが、ここでは賊邪、則ち相剋関係で自分を剋する関係からくる邪を例にします。例えば木（肝・胆経）が虚している時は、相剋関係の金（肺・大腸経）が木を剋していると考えるので、金に抑制をかけるために金を寫します。

同様に、火が虚している時は水を抑制し、土が虚している時は木を抑制し、金が虚している時は火を抑制し、水が虚している時は土を抑制する方法を用います。

経絡治療では、「心に虚なし腎に実なし」と言いますが、臨床をしていますと、「腎実」や「心虚」もあるので、ここでは腎実も心虚もあるものとして実験を行います。

①肝経（木）の経絡筋力テストをする。	**金剋木のテスト** 肺経を寫して、肝経の筋力が上がればよし
②肺経（金）を寫し→肝経の経絡筋力テストをする→クリアする	
③心経（火）の経絡筋力テストをする。	**水剋火のテスト** 腎経を寫して、心経の筋力が上がればよし
④腎経（水）を寫し→心経の経絡筋力テストをする→クリアする。	
⑤脾経（土）の経絡筋力テストをする。	**木剋土のテスト** 肝経を寫して、脾経の筋力が上がればよし
⑥肝経（木）を寫し→脾経の経絡筋力テストをする→クリアする。	
⑦肺経（金）の経絡筋力テストをする。	**火剋金のテスト** 心経を寫して、肺経の筋力が上がればよし
⑧心経（火）を寫し→肺経の経絡筋力テストをする→クリアする。	
⑨腎経（水）の経絡筋力テストをする。	**土剋水のテスト** 脾経を寫して、腎経の筋力が上がればよし
⑩脾経（土）を寫し→腎経の経絡筋力テストをする→クリアする。	

11. 七星論での相生相剋関係

　七星論での精気の流れが正しいのであれば、督脈任脈から腎経、肺経、心包経、心経、肝経、脾経と順に、補法で（迎随での随法で）刺鍼をすれば、その次の経絡筋力は上がっていくはずです。しかし、督脈は総監督の意味があるので、全ての経脈に精気を与え、全ての経脈の筋力が上がり、次の実験が出来なくなるので、督脈と任脈のテストは後回しにして、最初に十二正経の実験を以下の手順で行ないます。

　七星論での精気の流れは、太陽から水星→金星→地球→火星→木星→土星→太陽と精気が流れると考えるので、土星からのエネルギーは、宙にも流れますが、惑星同士の関連で水星にも流れ、再び水星→金星→地球→火星→木星→土星で循環します。

　七星論での精気の流れを検証するための実験は以下の手順で行います。

① 腎経の筋力テストをする。	脾経→腎経 太白に刺鍼後腎経の筋力が上がればよし
② 脾経の太白に刺鍼→腎経の経絡筋力テストをする→クリアする。	
③ 肺経の経絡筋力テストをする。	腎経→肺経 太谿に刺鍼後肺経の筋力が上がればよし
④ 腎経の太谿に刺鍼→肺経の経絡筋力テストをする→クリアする。	
⑤ 心包経の経絡筋力テストをする。	肺経→心包経 太淵に刺鍼後心包経の筋力が上がればよし
⑥ 肺経の太淵に刺鍼→心包経の経絡筋力テストをする→クリアする。	
⑦ 心経の経絡筋力テストをする。	心包経→心経 大陵に刺鍼後心経の筋力が上がればよし
⑧ 心包経の大陵に刺鍼→心経の経絡筋力テストをする→クリアする。	
⑨ 肝経の経絡筋力テストをする。	心経→肝経 神門に刺鍼後肝経の筋力が上がればよし
⑩ 心経の神門に刺鍼→肝経の経絡筋力テストをする→クリアする。	
⑪ 脾経の経絡筋力テストをする。	肝経→脾経 太衝に刺鍼後脾経の筋力が上がればよし
⑫ 肝経の太衝に刺鍼→脾経の経絡筋テストをする→クリアする。	

次に対応経絡のテストをしてみます。

七星論での対応経絡は五行論とは異なり、相生関係にも相剋関係にもなります。対応経絡の、水⇔火、金⇔木、地⇔土、のそれぞれが相生相剋関係ということです。

つまり、対応経絡の間には、共軛関係（緊密に結びついて、相互に転化し合うような二つの概念）があるため、相生関係にも相剋関係にもなり、このバランスが崩れている時には病が潜んでいると考えます。

この関係を実験するには、理論的には共軛系の実験になり、水が虚すれば火も共軛反応を示して虚するし、水を補して平らげれば火も平らぎます。つまり、水を寫せば火も虚するし、水を補せば火も補されるというわけです。それを臨床に応用するには、水だけを補すよりも、火も同時に補したほうが治療効果が高くなるわけです。

これは実験ですから、体力のある人がモデルになる時は「寫法」で行ない、体力のない人がモデルになる時は、「補法」で行います。

※実験が済んだら、相対応する経絡にも補寫を加えて経絡を整えておきます。

① 火（心経）の経絡筋力テストをする。	水⇔火 腎経を補し、心経の筋力が上がっていればよし
② 水（腎経）を寫し→心経の経絡筋力テストをする→クリアする。	
③ 木（肝経）の経絡筋力テストをする。	金⇔木 肺経を補し、肝経の筋力が上がっていればよし
④ 金（肺経）を寫し→肝経の経絡筋力テストをする→クリアする。	
⑤ 地（心包経）の経絡筋力テストをする。	地⇔土 脾経を補し、心包経の筋力が上がっていればよし
⑥ 土（脾経）を寫し→心包経の経絡筋力テストをする→クリアする。	
⑦ 水（腎経）の経絡筋力テストをする。	火⇔水 心経を補し、腎経の筋力が上がっていればよし
⑧ 火（心経）を寫し→腎経の経絡筋力テストをする→クリアする。	
⑨ 金（肺経）の経絡筋力テストをする。	木⇔金 肝経を補し、肺経の筋力が上がっていればよし
⑩ 木（肝経）を寫し→肺経の経絡筋力テストをする→クリアする。	
⑪ 土（脾経）の経絡筋力テストをする。	土⇔地 心包経を補し、脾経の筋力が上がっていればよし
⑫ 地（心包経）を寫し→脾経の経絡筋力テストをする→クリアする。	

12. 七星鍼法の配穴

　七星鍼法でのエネルギーの流れは、宙（太陽と黄泉）→水→金→地→火→木→土→宙で、対応経絡の関係も含めると、相生関係は（水生金、金生地、地生火、火生木、木生土）と（水生火＝火生水、金生木＝木生金、地生土＝土生地）となり、相剋関係は（水剋火＝火剋水、金剋木＝木剋金、地剋土＝土剋地）となります。これらの関係は前項の実験を通して検証できたはずです。

　ここで問題なのは、五行論での相剋関係では木剋土となるのに、七星論では木生土になることや、五行論では土剋水となるのに、七星論では土生水となることです。

　ところが下の図で示すように、五行論でいう木剋土というのは、『難経』五十難、或いは『素問』八正神明論篇で論述される「賊邪」の相剋関係であり、四時八節の賊風がもたらす「虚邪」の相剋関係で考えると土剋木となります。

　更に、五行論では木生火なのに、七星論では火生木。五行論では金生水なのに七星論では水生金と、五行論と七星論で矛盾が生じていますが、これらも経絡筋力テストで実験してみると七星論のほうが正確な気がします。

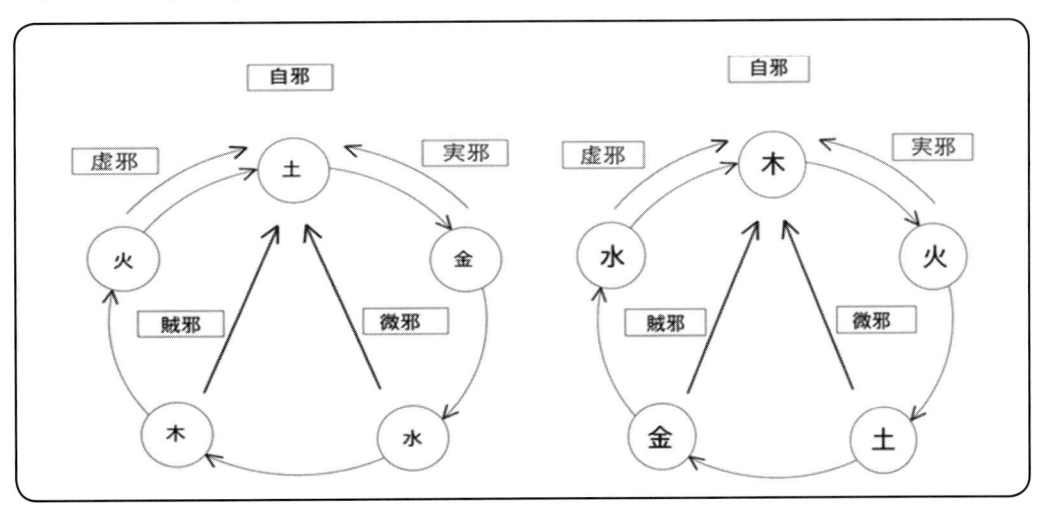

難経絡五十難の「賊邪」では木剋土になり、「微邪」では土剋木になる

　次のページの図は七星論での相生関係と相剋関係を示したものであります。破線は「宙」（任脈と督脈）を除いた時の十二経絡の流れを示しています。則ち、水を補すには土を補せばよく、火を補すには地を補せばいいです。

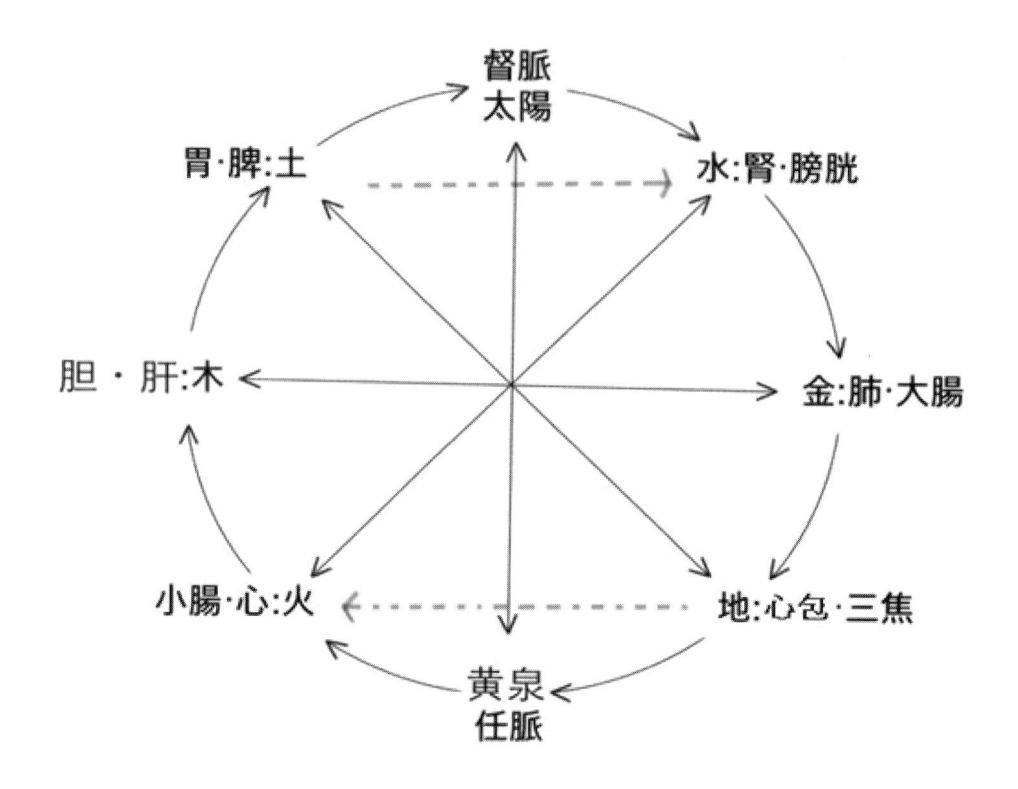

```
         督脈
         太陽
   胃・脾:土 ----→ 水:腎・膀胱

 胆・肝:木  ←→  金:肺・大腸

   小腸・心:火 ←---- 地:心包・三焦
         黄泉
         任脈
```

破線は任督脈を除いたときのエネルギーの流れ

Tips

鼻血

治し方がいくつかあるので、箇条書きにします。
① アキレス腱を空手チョップで叩くこと2回。
② 後頚部を指で解す。
③ 太谿か崑崙にお灸3壮。
④ 腎臓裏（第一腰椎棘突起下から外方1寸5部）に鍼か灸。

13. 経絡筋力テストでの考察

　経絡や経穴に関する実験をしましたが、「伝統鍼灸は五行論での補寫穴や相生相剋関係を使って成果を上げ、歴史を築いてきたのは何故か」という疑問が生じます。
　そこで、新城先生は中国各地での個人交流や臨床見学を参考に、「何故五行論の配穴や相生相剋関係で治るのか」という疑問を自身に問いかけてみたといいます。
　七星論は五行論を否定するものではなく、即効性があり、且つ診断と治療に困ることがなく、且つ≪客観性のある診断と再現性のある治療法≫を構築し、現代医学と整合できるところがあれば整合し、多くの医学分野が共同で一人の患者さんを治療することができれば、多くの人が無駄な時間と費用や精神的患いから救われることを願って誕生したのです。

問：補寫穴の違いや相生相剋関係にズレがあっても治るのは何故か？

回答：これまでの実験結果や治療経験から考え出した答えは次のようです。
① 標治法を多用するので、標治法で治療成果を上げている。
② 経絡は巡り廻るものであるので、一穴に刺鍼すれば経絡は順次整ってくる。ただし、この場合は、3日続けてとか一週間に2〜3回とかの連続的な治療を必要とする。
③ 生体はホメオスターシスが働くからである。則ち、生体は外的刺激を受けると、生理状態を常に一定範囲内に調整して恒常性を保とうとする機能があるので、補穴と思って使った穴が寫穴であっても、「陰極まれば陽になる」ので、時間とともに寫法が補法に代わっている可能性があると考えることができる。
④ 心経は使わずに心包経や三焦経を頻繁に使う。心包や三焦は七星論での「地」になり、三焦の源気を刺激するので、人体の生命エネルギーを活性化することになる。
⑤ 長年同じ仕事をしていると、どんな仕事でも「経験的手法」というのが生まれてくるように、伝統鍼灸に於いても経験的手法が多く採用されている。

　上記設問と回答に合わせて七星鍼法の治療を説明すれば、①に対しては、標治法は局所療法になる場合が多いので、極力使わない。②に対して、初診の患者さんでも2週間に一度の治療が基本である。③に対しては、症状にもよるが、一穴で即座に症状を好転させるので時間経過を待たない場合が多い。④に対しては、心経も頻繁に使うし、経絡のスタートと考える任督から治療して生命エネルギーを活性化させるので、心経の代わりに心包経や三焦経を使うことはない。⑤に対しては、「経験的手法」ではなく各種診断に応じた治療を施す。故に、「病名治療」

は標治法を多く使うことになるので、基本的に「病名」よりも診断を優先する。

Tips

腹痛

　激痛がある時は、胆石、肝炎、膵炎、盲腸などが考えられる。

　胆石だと傍谷を押すと強い痛みがあるので、5番鍼以上の太さの鍼かお灸を5壮する。それで治まっても再び石が動きだすと痛みが出るので、痛みが治まっている間に病院に行くほうがいい。鍼灸用具が手元になければ指圧でも治まるので、病院へ行く道中だと指圧で押さえておけばいい。

　肝炎だと、肝臓部に痛みがあるのですぐわかる。肝臓部へのお灸を7壮すれば、とりあえず痛みを少なくすることができる。しかし、肝炎が酷くなるような食物を摂るとすぐに痛みが起り、なかなか治まらないので、食養生をさせながら太ももを踏むようにする。

　膵炎の痛みは、転げ回るほどの痛みがあり、特徴としては痛みが腹中を駆け巡ることである。太白から照海までを満遍なく強く指圧する。これで痛みは軽くなるが、これも炎症を起しやすい飲食物ですぐにも再発するので食養生が必要である。

　盲腸の痛みは、最初は胃の辺りに痛みが出て、それから盲腸部に痛みが移るが、盲腸点を押すと痛みがあるのでわかりやすい。痛みを治めるには、盲腸点に灸7壮して、痛みが治まらないなら再び7壮。それでも治まらないならさらに灸10壮。お灸と同時に盲腸部に豆腐シップをする。炎症で熱があるので、その熱を豆腐の陰性で取るわけである。

　炎症がある時には八風穴もよく使うが、八風穴の取り方は、中足趾節関節部に取穴するようにする。理由は八邪や八風の位置を七星関節配置で観ると「火」になり、火は熱に関する症状をよく治めるからである。

14. 経筋腱収縮牽引の発生と原理

　経筋腱収縮牽引とは、なんらかの原因で内臓に疲労や病変が起こると、その内臓と関係のある体表部位や筋腱に凝り、則ち鬱血や代謝機能低下が生じ、そこから経絡反射が起ったり筋肉や腱が収縮や牽引を起こしたりして、関連のある経絡や筋肉や腱が連鎖的に痛みや痺れなどを起こすことをいいます。

　経筋腱収縮牽引は、初めのうちは普段あまり活動的でない部位に起こりますが、しだいに活動的な部位にまで現われてきます。それが頚部の凝り、頚部の凝りからくる腕の痛みやシビレ、寝違え、五十肩、テニス肘、腱鞘炎、弾発指、腰痛、鼠蹊部痛による運動困難、股関節脱臼、膝痛、捻挫等々です。

　普段、我々は身体のいずれかに痛みが出てから身体の異常に気付きますが、経筋腱収縮牽引の理論と臨床を用いると、痛みの出る前兆を診て、予防としての治療をすることができます。133ページから137ページまでイラストで示した経絡筋力テストの経絡反応で、症状が出やすい部位を白丸で示してあるので、臨床ではそちらを使うと手際よく治療ができます。

　経筋腱収縮牽引の前兆は、曲池、尺沢、曲沢、少海、天井、小海、環跳、委中、曲泉、陰谷、足三里、陰陵泉、陽陵泉、地機等を始め、後頚部筋腱群、肩関節筋腱群、外関、膻中、中脘、章門、大横、関元、中極、曲骨、恥骨部、長強、仙腸関節付近、膝陽関、三陰交、絶骨、アキレス腱、太谿、崑崙、足趾、等々で、合穴や募穴、及び筋の起始停止の近位部位に多く見ることができます。

　これらの部位に経筋腱収縮牽引が起こっているのを確認するには、当該部位に直刺で刺鍼してみればいいです。もし、経筋腱収縮牽引が起こっていれば、鍼が傾いてくるか、刺鍼部位に小皺を寄せてきます。但し、日本の毫鍼だと分かりにくいので、できれば中国鍼の使用をお薦めします。もし、鍼が傾いたり、刺鍼部位に小皺が寄ったりすれば「鍼が効きましたよ」と自信満々に言っても間違いはありません。但し、後で本治法での治療も施しておきます。

　何故なら、筋は骨や腱から起こって他の骨や腱に停止し、筋が収縮すれば停止部は起始部に向かって収縮が移動するからで、骨格運動が常に躯幹の中心を軸とするように、筋にあってもその起始部は中心近くに在り、停止部は中心から遠くにあります。ですから、上記の穴位に刺鍼して、鍼が傾いたり刺鍼部に小皺が寄ったりしたら、経筋腱収縮牽引の現

象を緩和させたことになり、治療として有効となります。

　では経筋腱収縮牽引を引き起こす「経絡」と「筋肉」と「腱」は、内臓と全身を隈無く張り巡らすのが経絡で、神経、血管、筋肉、腱は全て経絡で連なっているし、解剖・生理学でも「神経」、「血管」、「筋肉」、「腱」は連なっています。

　それは、生命保存をする上で必要不可欠な内臓は、神経や血管の働きなくしては成り立たず、その神経や血管は、骨や筋肉や腱を介して連結しており、筋肉や腱は起始停止、或いはその作用の面において、やはり骨と連結しています。そして、骨はそれらの筋肉や腱の起始停止という役割を果たしながら、筋肉や腱に支えられて、その生理を成り立たせています。

　そして、現代医学的には、それらを統轄するかのように神経が全身を隈なく走り、東洋医学的には、経絡が全身を隈なく張り巡らされ、各臓腑と諸器官の細胞や気血は連結され、体に異常が起こった時にシグナルを発してくれます。

　経筋腱収縮牽引の原理≪即効療法新城理論≫を説明します。この経筋腱収縮牽引の原理を用いることにより、診断や治療が的確になったばかりでなく、その場で、患者さんも納得できるような治療ができます。

　そして、何よりも喜びとするのは、この原理を用いることにより、どのツボを使えばいいのかと悩むことがなく、わずか一週間の研修でも、研修生に即効治療を教えることができます。この理論は体に出る諸症状を診断することもできるので、体に出た変化をイメージできるようになれば、電話での健康相談でも回答することができます。

【原理1】

人体の筋肉や腱、及び経絡上において、他の筋肉や腱より緊張が高まり、筋肉や腱の収縮現象が起き、筋肉や腱を牽引していると思われる現象を、経筋腱収縮牽引と呼ぶことにします。

解説

これは、筋肉や腱の収縮が、経絡に沿って起っているのが多いので、経絡と筋肉と腱の収縮関係を説明したいがために、このような名称にしました。つまり、経絡に沿うように筋肉や腱が収縮牽引を起しているという意味ですが、十二経筋の「末端から起る」という考え方とは違います。

【原理2】

明らかなる物理的な衝撃がなくても、人体の筋肉や腱は収縮して牽引現象が起る場合がある。そして、筋肉や腱の収縮牽引を起こす人は、収縮牽引を起こさない人に比べて、平均的に内臓が丈夫です。だから病院の検査では内臓疾患としては認められない人が多い。

解　説

筋肉や腱が引き攣りを起す原因と言えば、たいていの人が十年前に転んだことや、二十年前に鉄棒から落ちたことを想像するようです。しかし、肝臓が縮んだり、心臓が膨らんだり、腎臓が硬くなったりしても、筋肉や腱が収縮牽引を起して体を歪めてしまうのです。その時、内臓の弱い人は内臓に異変が起るので、内臓疾患の症状がはっきり出て、病院の検査でもわかりますが、内臓の強い人は内臓に異変が起る前に、その臓器と関係のある経筋腱に収縮牽引を起す。所謂、それが人体の自己防衛反応というもので、交通信号で言うと「黄信号」の段階ですので、病院の検査にはかからないわけです。

【原理3】

経筋腱収縮牽引は、神経系障害、循環器系障害、リンパ系障害等による場合もありますが、内臓腹壁反射で証明されているように、本理論でも「内臓に異変が起こると、その臓器に関連する経絡や筋腱にも収縮牽引が起こる」という理論を原則とします。則ち、臓腑弁証です。

解　説

内臓に異変が起れば、当然のように体表にも異変が起ります。それを内臓腹壁反射とか内臓体壁反射と呼んでいるわけですが、主なものをあげても、芹沢勝助著『鍼灸の科学・理論篇』の「圧診点と鍼」に示されるように、約40箇所もあります。

【原理 4】

筋肉や腱に強い収縮牽引が起こる場合、そのほとんどが肝臓と関係しています。それは肝臓の筋肉に及ぼす生化学的な作用や神経作用によるものです。

解　説

東洋医学では「肝は筋を主る」と言い、筋肉や腱は肝臓によって支えられていると考えられています。そして、生化学では、肝臓に栄養を貯めることができなくなったら、筋肉にグリコーゲンとして栄養物を貯め込みますが、栄養物を貯め込み過ぎた筋肉は、血液循環まで悪くして、神経系まで悪影響を及ぼします。

【原理 5】

自然に起こってくる経筋腱収縮牽引は、主に体幹から起こり、次第に四肢や顔面、頭部にまで及ぶ、その結果の現われとして観察できるのは、主に顔の中心線の歪み、肩凝り、左右の肩の高さの違い、腰痛、臍の左右移動、四肢運動制限、足首内旋、足趾屈曲等です。

解　説

経筋腱収縮牽引は内臓異変によって起こるので、体幹から起こりやすく、慢性化とともに四肢へ波及していきます。ですから、年齢とともに体の歪みも出やすい。これは、健康な赤ちゃんを考えれば理解しやすく、健康な赤ちゃんは、何の経筋腱収縮牽引も起りません。

第四段階　経絡筋力テスト

【原理6】

筋肉や腱の収縮しやすいところは、肩関節や首のように大きく動く関節の近くと、下腹部、仙骨、腸骨、恥骨、坐骨、及び股関節部付近の筋群で、女性においては、これらに加えて腔や子宮や卵巣をとりまく筋膜群にも凝集が起り、経筋腱収縮牽引が起りやすい。

解 説

経筋腱収縮牽引が起こると、筋肉や腱が過緊張状態にあるので、それらの部位は故障が起きやすく、腰痛や便秘に始まり、生理不順や股関節脱臼にまで及ぶ。また、婦人科の家庭療法として腰湯というのがありますが、腰湯を続けている人は経筋腱収縮牽引の現象が現れにくい。

【原理7】

経筋腱収縮牽引によって起る痛みは、筋肉や腱の収縮牽引の起っている側に出る場合がほとんどですが、時折反対側に出る場合もあります。則ち、右半身の経筋腱収縮牽引の現象は、主に右半身に現象を波及させ、左半身の経筋腱収縮牽引の現象は、主に左半身に現象を波及させますが、時折反対側に病状を現すことがあります。

解 説

例えば肝臓からの経筋腱収縮牽引の現象であれば、右背が痛くなったり、顔の右半分が縮んだり、右腕が五十肩になったり、右鼠蹊部や右膝が痛くなったり、右足が短くなったりしますが、経筋腱収縮牽引がひどくなり、椎間板ヘルニア等を起こしたら、椎間板の髄核は、経筋腱収縮牽引の起っている反対側に飛び出るので、症状は反対側に出るわけです。また、膝裏の大腿二頭筋腱に収縮牽引が起こっているのに、膝前面に痛みが出たり、右背の収縮牽引なのに、左半身に痛みや虚脱感や痺れが出たり、右の鼠蹊部に異常があるのに左の膝や足関節に痛みが出る場合もあります。

【原理8】

経筋腱収縮牽引の起こっている皮膚部は、正常皮膚部に比べ皮膚暗色を示す。これを蒙色といいます。

解 説

肘関節の内側を軽く曲げた場合、腕を伸ばした時の皮膚の色と違うことがわかります。それは経筋腱を意識的に収縮牽引させた状態で、普通では起こらない背中や腰や顔に皮膚暗色を見つけることがあります。それを蒙色と呼びますが、蒙色は臨床上役立つもので、蒙色がうまく見つけられれば、即効治療が手際良くできるようになります。また、女性でしたら、股間の左右の皮膚の色や、全体的な色の濃さを見ることにより、婦人科の疾病を見つけることもできます。

【原理9】

原理4～8で臨床すると、肝とそれら経筋腱収縮の凝集する異常部位を整えれば、骨格矯正と同時に、内臓の異変も整えることができます。

解 説

骨格に歪みが生じる時は、必ず内臓反射で経筋腱収縮牽引の現象が起こっているので、骨格を整える前に臓腑を整えて、経筋腱収縮牽引現象を消したほうが即効治療になります。何故なら、骨格矯正だけだと、せっかく骨格を矯正しても、内臓を整えなければ骨格は元に戻るからです。さらに、骨格矯正だけで内臓を整えるにはかなりの治療回数を要しますが、経筋腱収縮牽引の現象は、骨格の歪みも内臓からの収縮牽引と考えますので、経筋腱収縮牽引の症状を診ながら治療すると、筋肉や腱の正常化とともに、内臓も治療していることになります。

【原理10】

経筋腱収縮牽引の治療では、主に正経の十二経脈と奇経の督脈任脈に沿って、一経筋腱上に2ケ所に（1ケ所でもよいが、2ケ所のほうが効果は良い）施鍼や施灸をすれば標治法でありながら本治法の治療ができます。その場合、できるだけ筋の起始停止に近い部位を狙って施術するのが理想的です。

解 説

灸理論の一説に、一経上へ2個所取穴するのは「ツボを殺す」と言い、「治療効果がなくなる」という表現をしている場合があります。経筋腱収縮牽引の理論と臨床経験によると、「血液を集めて治療効果を出すツボ」を一経上に求めれば、確かにそれはツボを殺すことになり、特に灸法を用いる時、そのツボを殺す現象は出てきます。しかし、筋の起始停止の近くの腱を狙って、鍼灸を施せば、経筋腱収縮牽引の治療になり、ツボを殺すどころか最良の取穴法になります。

【原理11】

明らかなる器質疾患の場合でも、神経切断や大きな外科的疾病を除いての後天性疾患であれば、食事療法と併用しながら治療を行うことで、経筋腱収縮牽引からくる歪みや痛みは予後良好となる場合が多い。

解 説

多く見かけるのが、乳癌や子宮筋腫、あるいは骨折等の手術後の経筋腱収縮牽引の現象ですが、これまでに何年も腕を挙げることができなかった人や、何年も正座のできなかった人を、食事療法と鍼灸を併用して治したことがあり、脳梗塞で医師に「3年くらいしたら普通に歩けるだろう」と言われた人を、半年位で自転車に乗ったり水泳をしたり、子供の髪を三つ編をしたりするまで回復させたこともあります。もっとも、食事療法を実行するのは本人ですので、鍼灸治療で治したのではなく、本人自身が治したことになります。

【原理 12】

経筋腱収縮牽引を起こす人は偏食が多く、特に砂糖やアルコールを摂り過ぎた人、或いはサプリメントや新薬を摂り過ぎた人に多い。よってその治療は偏食を正し、不必要なサプリや新薬が原因ならば、それらを止めさすことから始めなければなりません。

解 説

則ち、偏食が原因の場合は、偏食を正すことが第一番目の治療になります。

【原理 13】

経筋腱収縮牽引は緊張を現しますが、経筋腱収縮牽引に脱力が起こる場合もあります。その場合を≪負の経筋腱収縮牽引≫と呼ぶことにします。

解 説

過緊張が続いた後の筋肉や腱は、その活力を失い脱力してしまう場合があり、加齢と共に増えていく場合と、養生の悪さからくる場合があります。

▶▶▶ 第五段階

脈診と脊椎診

1. 効果的な治療のための脈診
2. 脈診の常識
3. 諸説の脈診と新城脈診の誕生
4. 脈診理論
5. 脈の診方
6. 脈診の練習方法
7. 脈診の検証
8. 脊椎診（背部兪穴の効用）
9. 基本的な歪みのパターン
10. 骨格矯正鍼

治療は、治療テクニックの巧拙も多少はあるが、最も重要となるのは診断の的確さである。

―新城三六―

1. 効果的な治療のための脈診

　第一段階と第二段階での知識で治療はうまく行ったでしょうか。思うようにあまり治療ができなかった方もいらっしゃるでしょう。その原因はどこにあったと思いますか。もっと治療効果を上げるためには次の方法、即ち、脈を診ることと脊椎診をすることができなければなりません。

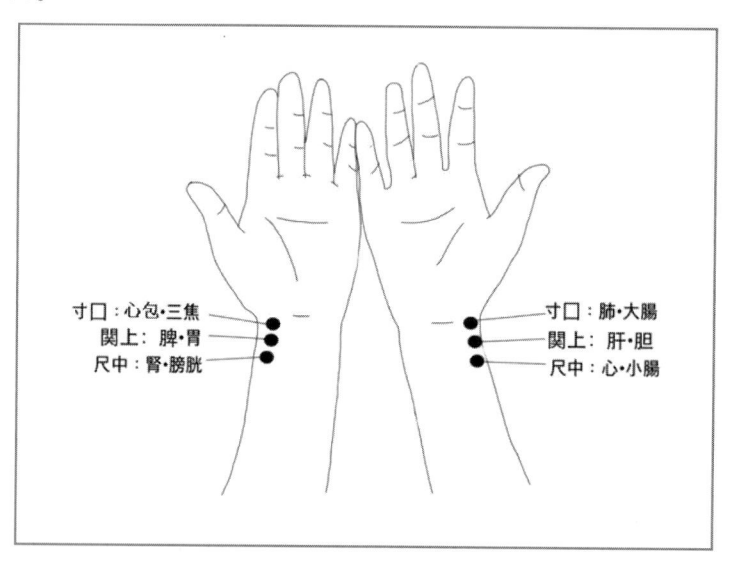

新城の脈位

　新城一穴鍼法の治療は次の手順で決まるようになります。

> ① 問診をする。

> ② 症状から経絡を想定する。

> ③ 脈を診る。

> ④ 脊椎診をする。

治療師だったらだれでも問診をし、経絡を想定するのは可能ですが、一番困ることは脈を診ることだと思います。でも、新城一穴鍼法の特徴は、
① 新城の脈診（難経とは脈位が違う）
② 脊椎診を重視する
③ 多くが査穴を使う
ということです。

　治療がうまくできない原因は診断に問題があったと思います。脈診と脊椎診なしで治療した場合には一穴鍼法は効果が少ないです。主に一穴鍼法で使われている査穴で治療する場合、脈診と脊椎診は必修のものです。多くの治療師が脈を診るのは難しいといい、脈を診るのをやめた方が多いと言われています。これは韓国の場合も同じで大学で６年間勉強して漢方医者になっている方も脈を診ることを躊躇っているのが現在の実情であります。

　入門書を整理している私も新城一穴鍼法の神秘は分かっていましたが、査穴を使おうとするとき、一番困ったことは脈の診断でした。はたして私は脈を診ることができるのでしょうか。脈を診るのは自信がありませんでした。何回も挑戦してみましたが中途でやめたことが多かったのです。今まで知っていた先賢たちの脈位に混同があり、新城先生の脈位を受け入れるのに拒否感がありました。

　しかし、先生が古典の脈位を一つひとつ検証されながら作ったことを理解してから、また私も自分で脈位を確かめながら確信ができました。脈診の基本を十分に理解したら誰でも脈を診るのはたやすくできるので、難しく考えないでください。この本に書かれている新城先生の教え方に従って練習すれば簡単に習得できます。

　新城先生の偉さというのは古典を探求して、そこから自ら実験と検証を通して納得がいく方法を作り出し、新しい効率的な鍼灸理論が出るということです。古典に書かれていたからそのまま鵜呑みして信じてしまう我らに先生はいつも警鐘を鳴らしています。

2. 脈診の常識

　鍼灸学での診断の基本は四診（望診、聞診、問診、切診）であり、切診だけを無視する治療は効率的効果がでません。古典鍼灸の臓腑経絡理論に立脚した臨床を行なうには、脈診に精通することが求められます。**七星論での新城一穴鍼法や即効的な経絡治療を行なうためにも、脈診は必須の診断法です。**

　まず、脈診で気を付けなければならないのは、服用している新薬で脈状が変ります。例えば、降圧剤や安定剤を飲んでいる人は脈が沈んだり遅脈になったりする場合が多いし、いつも細脈だった人が、血流促進剤や血液をサラサラにする薬を飲み始めると洪脈にもなったりします。

　もう一つ気を付けなければならないのが、食習慣です。カレーライスを食べる前後の脈と、ヨーカン（砂糖入りの飲食物としてヨーカン）を食べる前後の脈の変化です。カレーを食べた後の脈は沈脈の人でも平脈のようになるし、ヨーカンを食べた後の脈は沈脈や細脈になります。

　では、カレーを常食すると常に平脈状になるかというと、そうではありません。カレーは一時的に元気な脈状のようになっただけなので、2～3時間は平脈のようでも序々にその人本来の脈になります。薬や食事で脈が変わることを知らなければ脈状を読み違えます。

　もう一つの問題は脈拍数で、古典には呼吸数と比較した脈拍数が書かれているので、時々「患者さんの呼吸数なのか術者の呼吸数なのか」と論争されますが、答えは「時計と合わせる」です。時計が一般的でない時代ならいざ知らず、現代社会で呼吸と合わせるなんて…、ナンセンスです。

　健康な人の正常値は、生理学の本で多少違いはありますが、安静時の脈拍数（心拍数）で、1分間に男性が60～80、女性が70～90とされ、頻脈が100回/分以上、徐脈が60回/分とされますが、東洋医学で考えている正常脈拍数は、60～70回/分程度で、それ以下だと遅脈、それ以上だと数脈と考えているようです。現在汎用される脈診は、寸口部を、寸口、関上、尺中の三箇所（左右で六箇所）に分けて、臓腑や経絡を診る六部定位診であり、さらに六部定位を六祖脈と、脈の状態をみる脈状診に分けることができます。

　脈状診は主に経脈における気血の状況を診ますが、経脈の気血の流れは様々に変化するので、脈状診では二十八脈を診分ける能力が必要とされます。しかし、最初からそこまではわかる人はおらず、誰でも長期の訓練と経験を要求されるので、**最初は、≪浮沈、遅数、虚実≫の六祖脈から訓練すれば十分です。**

六祖脈（浮・沈・遅・数・虚・実）は八綱弁証の六綱（表・裏・寒・熱・虚・実）と対応しています。

浮脈と沈脈は脈位の異常を診ことで、浮脈は指を軽く置くだけで触れる脈で虚症（表証）であり、深脈は沈取すると触れる脈で実症（表証）です。

遅脈と数脈は脈拍数の異常を診ることで、正常人の脈拍数は一息（一呼一吸）で4～5回ですので、脈拍数が4回未満か6回以上は病脈と診ます。遅脈は一息で4回未満のことで寒症で、数脈は一息で6回以上で熱証と診ます。

虚脈と実脈は脈力（指先に感じる拍動の強度）の異常を診ることで、虚脈は拍動があまり感じない弱い脈で虚症を現し、実脈は弾力があり強い拍動が感じられる脈で実症を現します。

脈が「浮いているか、沈んでいるか」、「遅いか、速いか」、「強いか、弱いか」を覚えるには、そんなに時間もかからないし、六祖脈だけならほとんどの人が同じ診断結果を出すことができるし、慣れてくれば脈状で病態の把握までできるようになります。

また、術者同士が電話で患者さんの様態を説明するときも、六祖脈のほうが正確に伝わります。脈状診の難しいところは、複数の脈診家に同じ患者さんの脈状を診てもらっても、脈診家の答えが一致しません。そのようなことがあるので六祖脈を薦めるわけです。

『霊枢』九鍼十二原篇に「鍼を用いる前には、必ず脈を診て、病状の軽重を理解してから治療法を決定します。（中略）五臓に病があれば、反応は十二の原穴に出るので、十二原穴の反応を観察すれば五臓の病変を知ることができ、五臓に病あれば十二原穴を取るべきである」と、脈診と十二原穴で病変を把握して治療する方法が述べられています。

その他『素問』脈要精微論篇には、「脈を診る時間や留意点」が、『素問』平人気象論篇には、「健康な人と比べた病人の脈象と疾病の概略」が、『素問』玉機真蔵論篇には、「五臓の脈と四時の関係、脈象に現れる胃気の状態、胃気のない脈を真蔵脈とよび、真蔵脈が現れることは、死を意味する」などが、『霊枢』終始論篇には、「脈象と虚実の補寫による治療法での終始の規律」が、『霊枢』五味篇には、「五穀、五菜、五畜の本性と味が引き起こす作用、及び病人の食事調味の基本や弊害と胃脈」が、『難経』一難から十八難までには、「寸口脈診の詳細」が、脈診の古典『診家枢要』や脈診の専門書としての『脈経』には、「脈診の発想原理から死脈までの詳細」が記されています。

これら古典で脈診が強調されるのは、治療において、なくてはならないものであったからであり、救急医療のない時代、ややもすると患者さんを死に至らしめたからでしょう。診断の中でも難しいと言われる脈診は、一節には習得まで10年とか20年の歳月がかかるといわれ、脈診を諦める人は少なくないです。

経絡治療をするには脈診が必須ですが、時々「非科学的」とか「眉唾モノ」と言われます。それは 否めないところがあります。その理由は、何人もの歴代医家が諸説を打ち立てていること。脈診の配置が違えども実際に活用されて、いずれも成果を上げてきたこと。脈診が術者の主観によるものであり、正しい脈診の仕方かどうかを判定する基準がないこと、などです。

　『難経』に示された脈診は、主に十八難に示されているように、天地人の三才、陰陽五行の相生関係で組み立てられ、自然界の五材を例にあげながら解説しており、滑伯仁の説がそれに当たります。

Tips

乗り物酔い

　前腕の心包査穴を指で解すか、心包査穴に刺鍼か施灸。ほとんどはそれで治まるが、治まらない場合は、膻中へ灸3～5壮。北陸線の雷鳥号で、乗り物酔いで苦しんでいる妊婦さんを、心包経の指圧で助けたことがある。

　また、中国からの留学生と一緒にタクシーに乗っている時、「先生、降ろしてくれませんか」と言うので、振り返って後部座席を見ると、青白い顔色をしている。「車酔い?」と聞くと、声を出す元気もなく、首を立てに振るだけだった。

　前の座席から手を伸ばして心包経を解したら、「あ、治ってきました」と言い、更に心包経と解してあげたら、完全に治ったようで、「私も先生みたいなお医者さん(中国では鍼灸師にも医者と言う)になれば良かった」と話していた。

　予防としては、内関にピップエレキバンを貼っておくのも有効で、定年退職した方の奥さんから、「主人と一緒にアメリカへ行くことになったのですが、乗り物酔いをするので、何とかいい方法はないものでしょうか」と相談を受け、内関にピップエレキバンを貼ってあげたら、帰国してから「乗り物酔いの症状が全く出なくて楽しい旅行ができました。国内旅行でも乗り物酔いで薬は放せなかったのに、ほんとにビックリしました」と話していた。

3. 諸説の脈診と新城脈診の誕生

滑伯仁の脈位（日本でよく使われていると言われる）

左手	右手
左寸 (心・小腸)	右寸 (肺・大腸)
左関 (肝・胆)	右関 (脾・胃)
左尺 (腎・膀胱)	右尺 （心包・三焦）

李頻湖の脈位（中国でよく使われていると言われる）

左手	右手
左寸 (心・膻中)	右寸 (肺・胸中)
左関 (肝・胆)	右関 (脾・胃)
左尺 (腎膀胱・小腸)	右尺 （腎命門・大腸）

王叔和の脈位

左手	右手
左寸 (心・小腸)	右寸 (肺・大腸)
左関 (肝・胆)	右関 (脾・胃)
左尺 (腎・膀胱)	右尺 （腎・命門）

張景岳の脈位

左手	右手
左寸 (心・心包)	右寸 (肺・膻中)
左関 (肝・胆)	右関 (脾・胃)
左尺 (大腸・腎膀胱)	右尺 （腎三命・小腸）

新城の脈位

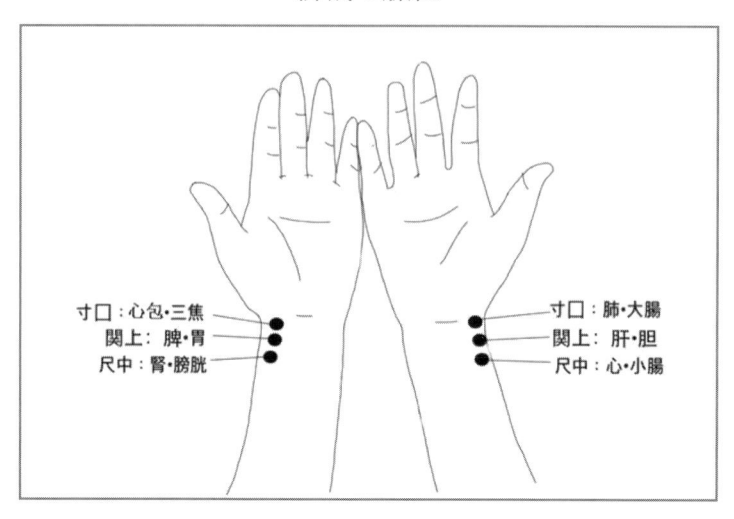

寸口：心包・三焦
関上：脾・胃
尺中：腎・膀胱

寸口：肺・大腸
関上：肝・胆
尺中：心・小腸

　右寸口に「肺・大腸」関上に「肝・胆」、左寸口に「心包・三焦」関上に「脾・胃」が現れるのは、七星配置での「対応関係」とも関連があります。則ち、左寸口の「心包・三焦」と関上の「脾・胃」のどちらに異常があっても、心包・三焦と脾・胃は対応関係にあるので、基本的には左半身の一穴で治療できるし、右寸口の「肺・大腸」と関上の「肝・胆」も対応関係にあるので、どちらに異常があっても基本的には右半身の一穴で治療ができます。

　勿論、全てにそのような治療をするわけではないが、この方法を用いると、5～6の経絡を同時に用いても何ら問題は出ないので、取穴にビクビクせずとも済み、臨床現場では大きな精神的支えとなります。

　『脈経』に、【寸は上焦を予測するを主とし、頭及び皮毛に出、手に終る。関は中焦を予測するを主とし、腹及び腰を表す。尺は下焦を予測するを主とし、小腹から足に至る。】という論述があり、人体を三部に分けて寸関尺の脈位にしています。しかし、李頻湖の脈位では左寸口に「心・膻中」が配置され、張景岳の脈位でも左寸口に「心・心包」を配置し、右尺中に「腎三命・小腸」を配置しています。これは新城先生が示した、左寸口は「心包・三焦」、右尺中は「心・小腸」と半分一致することになります。そこで『脈経』の人体を三部に分けた脈位の原則を検討すると、心包は心を纏うので心包絡が上位になります。また、右尺中の心・小腸を検討すると、小腸は小腹にあるので、条文の【尺は下焦を予測するを主とし、小腹から足に至る。】と一致することになります。

　初めに提示した脈診図が新城先生の脈位ですが、李頻湖や王叔和、そして張景岳の脈診でも右手の尺中に「腎」が配置されており、左右の尺中を診て、左右の腎を診断するとされています。腎と心は水と火に喩えられ、『周易』に始まるのですが、『素問』金匱真言論篇では、【心は陽中の陽なり。～腎は陰中の陰なり。】と腎と心で陰陽の対極が論述されて

います。則ち、左尺中の水が「陰」を表すなら、右尺中の火は「陽」を表すのが陰陽論理に適うので、陰陽の象徴として左右に陰陽が配置され「左柔右剛」とすることができます。また、尺中の脈位は妊娠とも関係しているようです。

しかし、検証はしなければなりません。我々が行った脈位による脈位の検証方法は、左右の寸関尺の脈を、それぞれ寸口なら寸口、関上なら関上、尺中なら尺中と重按で比較してから、それぞれの査穴か原穴に補法で刺鍼し、再びそれぞれの左右の脈を重按して診ました。虚した脈の人で行うとわかりやすいので七星論の脈位に決定したのであります。

Tips

ヒステリー

　ヒステリーは「肝癪」の一種で、肝が癪を起している状態なので肝を平らげればいい。谿上穴は、背部兪穴への七星配置で「木」に当るので、肝癪の治療に使えるわけである。関元兪の内側に谿上というツボがある。

　経筋腱収縮牽引の研究で触診を重視していた時、肝経に異常のある人は、その谿上穴辺りに経筋腱収縮牽引の症状が出ていて、肝臓の調子が悪ければ悪いほど、その谿上穴の経筋腱収縮牽引現象が強くなっているのを発見した。

　そして、手足がしびれて痙攣を起こしているヒステリーの患者さんを、その谿上穴への施灸5壮で治めることができたので、「ヒステリーの新しいツボを探し当てた」と思い、自慢気に多くの人に話していた。しかし、上海中医学院主編の『鍼灸学』を読んでいたら、主治が違い、穴位も大腸兪の内側だが、新穴の欄に「谿上」とちゃんと載っていた。（関元兪の内側を"谿上"と呼んでいる）

　少々ガッカリしたが、その後に「夫婦で口げんかをしたら呼吸困難になって、手足まで痺れてきた」と、運び込まれた奥さんがいて、その谿上穴にお灸を5壮しただけでピタッと治った。また生理前にヒステリーを起こすという婦人を、その谿上穴を中心に経筋腱収縮牽引の原理を応用した鍼で治したこともあり、谿上穴は肝経の経筋腱収縮牽引の弁証に大いに役立った。

　ちなみに、ヒステリーぎみの人を治療するときには、右隔兪から右大腸兪まで透刺し、5分程度留鍼すればヒステリーは出なくなる。所謂これが「大人の疳虫」を治す方法である。巨針が嫌な人には、右谿上へ米粒大の灸5〜10壮。右谿上の腱の緊張が緩めばOKですが、経絡治療や背部兪穴で肝臓を整えてもいい。

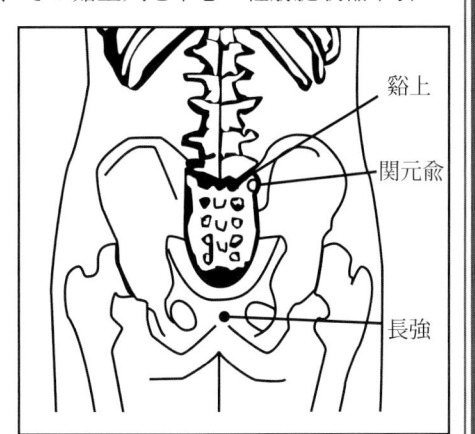

4. 脈診理論

　脈診に於いても陰陽で構成を考えるようにします。則ち、「病の侵入は、皮膚から陽経の腑に入り、次いで陰経の臓に入り、骨に達すると死ぬ」という表現がされますが、脈診をする時も下の図に描いたように陰（皮毛）、陽（腑）、陰（臓）、という同じ順序で診ていきます。

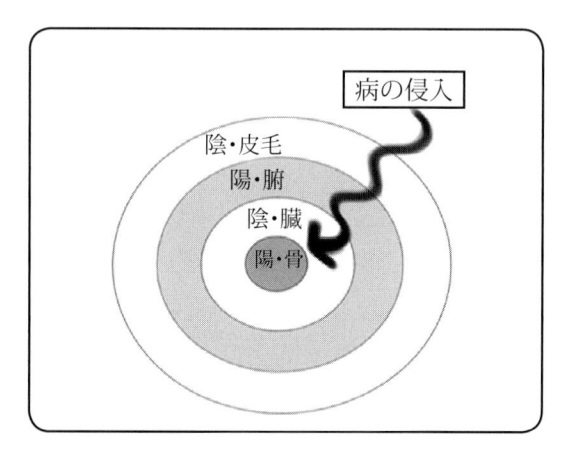

　脈状は外因が体内に侵入したときに起る状況を想像すればわかりやすいです。例えば、病邪が表にある場合や陽邪が絡んでいる場合は、陽経の脈に現れやすく浮いており、病邪が裏にある場合や陰邪が絡んでいるときは、陰経の脈に現れやすく沈んでいます。

　身長の高い人の脈打つ範囲は長く、低い人の脈打つ範囲は短い、というのも、腕の長さを「陰は細長く、陽は丸い」と陰陽に置き換えて考えれば容易に想像できるし、脈が太く感じるのは代謝が良く、細く感じるのは代謝が低い状態にあることも、「陽は太く短く活動的で、陰は細くて長くて静かである」と陰陽に置き換えて考えれば容易に想像できます。また、脈拍の速度が速い、遅い、というのも、発熱した経験のある人なら誰でも知っていることで、発熱すると呼吸や脈は早くなるし、体が冷えると呼吸や脈拍は遅くなります。則ち、発熱は陽の力が盛んになったことであり、冷えは陰の力が盛んになった状態です。

　食事量の多い人は一般的に脈の力が強く硬い感じがするし、少食の人は脈の力が弱く柔らかい感じがします。食べた直後に脈を診ても、普段の脈に比べると強くて硬い感じがするし、断食などをすると脈は弱くて柔らかい感じがします。則ち、脈は生活の中で自然に感じることができます。

　脈の流れる状態で、滑らかに流れるのは、滑らかなる物質が関与していることであり、

渋るのは、車の渋滞と一緒で、必要以上のモノが混ざると脈も渋滞してくるわけで、これを「渋脈」というわけです。

また、現代医学でいう不整脈というのは、脈が定期的に止まったり、飛んだりすることですので、脈診ではそれを、「結」とか「代」とか「促」という言葉で表現します。ちなみに、中国語で「結」というのは、実を結ぶ、くくる、固まる、結合するという意味があり、「代」というのは、代りとか代理するという意味があり、「促」というのは、時間が短いとか促進するという意味があり、それぞれが不整脈の状態を表しています。

脈位の尺部を「脈根」と言いますが、そこは脈の根元に当るところで、そこに精気がなければ活力が少ないという診方をして、女性においては不妊の可能性もあると診ます。則ち、腎・心に活力がなければ妊娠しにくいわけです。

それらの脈状が不都合な組み合わせで現れると、「病脈」として分類されて、証立ての指針になります。上記を整理すると、以下のようになり、これが基礎になっていろいろな複合形の脈状が出てきます。

①脈の浮き沈み	（浮・沈）
②脈打つ範囲の長短	（長・短）
③脈状の太さ細さ	（太・細）
④脈拍の速度	（遅・数）
⑤拍動の強さ	（強・弱）
⑥脈の流れ	（滑・渋）
⑦拍動の状態	（結・代・促）
⑧脈位での拍動	（尺部の拍動）

正常な脈を平脈と言い、平脈はそれぞれの季節によって違います。脈状の説明は通行本とはちょっと異なりますが、このほうが覚えやすいと思います。

※春は弦で肝の脈。春になると、生体にもエネルギーが漲るので、ピーンとギターの弦を張ったような脈になります。則ち、背筋が伸びて凛とした姿勢のようです。

※夏は洪（鈎）で心の脈。陽性な気候になると、細胞が拡散されて、発汗で体温を下げて対応します。その時、脈管も広がるので洪水のような脈になります。

※秋は浮（毛・濇）で肺の脈。秋は気候が穏やかになるので、生体反応も穏やかな反応を示し、毛に触れるような、或いは猫の喉を撫でたときのような感触があります。

※冬は沈（石）で腎の脈。陰性な気候になると、人体は陽性になり縮まって熱を逃がさな

いようにするために、脈管も陽性化して縮み、硬くなり、深く沈んだような、或いは石のような脈になります。則ち、気血の循りが悪くなるので脈も沈みます。

※土用は緩で脾の脈。土用は四季の間にあるのですが、土用は全ての四季に繋がるので、全ての脈に緩脈が重なっていることになり、ゆったりとした感触があります。

　四季の脈でわかりやすいと思ったのは、冬の沈脈や春の弦脈で、一年を通して脈を診ていると、「あ、冬だな」とか、「夏が来たか」とわかるようになります。

　この季節に合わせた鍼の打ち方というのもあり、「冬には深く、夏には浅く」と古典に書かれていますが、これも気血の循りを感じることができるようになれば、自然にできるようになるので機械的に覚える必要はありません。

Tips

> **目蜂子（ものもらい）**
> 　同側の母指末節指節関節表裏の肌目に糸状灸3壮。或いは親指の爪の生え際から3分の1の中央線上へ、米粒大で「アチッ！」というお灸を1壮でも効く。但し、かなり熱い。

5. 脈の診方

　脈診をする場合は、患者さんを座位か仰臥位にして診るのが「教え」になっています。しかし、寸口脈は座位で診て尺中脈は仰臥位で診るというなら話は別ですが、そうでないなら座位でも仰臥位でも同じです。座位で診て、治療をしながら仰臥位でチェック（検脈）しても構いません。要は六部の脈を比較しながら診ればいいのです。

　脈を診る時間は早朝がいいと古典に述べられていますが、それは生活環境から考えて無理です。また、脈診を語る人のほとんどが、「心身の落ち着いた状態で診なければならない」というように言っておりますが、治療時間や状況の関係で、そうも言っていられないことがあります。例えば、患者さんが多くて、患者さんの心身の落ち着くまで待っていられない場合もあるからですが、走って来たとか、院内に入ってから驚くようなことがあった時などは別にして、そんなに神妙にしなくても脈は診れます。

　陽経の腑は軽按（軽く押して）で、陰経の臓は重按（強めに押して）で診ますが、陰陽は常に調和が保たれるよう動いているので、陰経と陽経の脈にはシーソー現象が起るときがあります。例えば、陽実なら陰虚が潜んでおり、陽虚なら陰実が潜んでいる場合があるというわけです。しかし、沈（陰経・臓）も浮（陽経・腑）も虚脈を示す場合があります。それは臓腑の表裏関係だけではなく、精気の流れ（七星論だと水金地火木土。五行論だと木火土金水）での陰陽関係もあるからです。則ち、臓腑の陰陽（浮と沈）もあれば、精気の流れの陰陽（陰中の陰とか陽中の陽とか）もあるわけです。ですから、軽按（浮）と重按（沈）で臓腑一対を診ますが、七星（或いは五行）での陰陽関係（剛柔関係）も診るようにしなければなりません。

　時々、脈がわかりにくい場合があります。その時は額前・百防に刺鍼すれば、脈が浮き彫りになり、わかりやすくなります。脈が浮き彫りになったら、一番虚している経絡を狙い、頭部七星の部位か、手足の一穴に刺鍼すれば、それだけで脈は整います。

　例えば、多く診るのが、七星論での脈位で「心包の脈」が虚している場合ですが、その時、心包経を補すのではなく、場合によっては肝経を補します。理由は、心包が虚している場合は、「肝は筋膜を主る」ので、多くは肝虚が潜んでいるからです。その時たまたま肝の脈に出てないだけなので、ここが脈診の落とし穴になっています。

　多くの人が苦労している経絡治療なので、「頭部の鍼か、手足の一穴で脈が整う」なんて言うと、驚く人も怒る人もいるかも知れませんが、これが七星論での「経絡治療」です。

6.脈診の練習方法

　脈診の練習方法は、最初から寸関尺の三点を押えて（総按という）脈診の訓練をするのは難しいので、寸、関、尺、を一箇所ずつ押えて（単按という）訓練するほうがわかりやすいです。また、普通は三指揃えて脈を取るように教えますが、どうしても三指では難しいと思われる人がいたら、その人の一番敏感な指一本で（人差指の人が多い）訓練させる場合もあり、これだと殆ど全員がわかるようになります。

　脈を診る側の親指は、患者さんの手に軽く触れるぐらいにして、もう一方の手で患者さんの手を支えるようにします。つまり、**最初から両手の六部位を一度に診るのではなく、片手の寸関尺を一個ずつ診ていくわけです。**

　脈を診る側の親指を使うと、脈を診ている指先に力が入りやすくなり、術者の意識で三指への圧力が変わるからで、術者が脈を診る前に「この患者さんは肝虚があるな」と自己催眠をかけてしまうと、無意識に脈診部位に力が入る可能性があります。勿論、ベテランの方々にはそんなことはないと思いますが……。

　訓練の方法として、最初は沈（陰経）だけを100人ぐらい診て、次に浮（陽経）だけを100人ぐらい診るようにして、順を追って訓練すると習得しやすいです。

　陰脈は指頭で脈を診ますが、陽経は指腹で診るようにするとわかりやすいし、慣れてきたら三指揃えてもわかるようになります。脈診が始めての人でも、このやり方を教えたら、3ヵ月ほどで祖脈を診ることができるようになりました。祖脈がわかるようになれば徐々に脈状を覚えていけばいいです。

　この方法は、今までの「脈診の教え方」としては、悪い例のように思われるかもしれませんが、あくまで「訓練」の途中の経過ですので、総按で脈診がわからずに脈診を諦める人のことを考えると、臨床家を育てるにはこの方法がいいです。

　術者の指の位置の決め方は、最初に橈骨茎状突起後方の膨隆部に中指を当て、少し尺骨寄りに中指を動かし、拍動の確認できるところを「関上」とし、そこが寸、関、尺、三位の基本点となります。

　次に、人差し指を手関節横紋部に当て、そこを「寸口」とし、次いで薬指を中指に並べて置き、拍動を感じるところを「尺中」とします。

　当たり前のことですが、身長の高い人は腕も長いので、寸関尺の間が広くなり、低い人は狭くなる。また小児の場合は親指か人差指一本で寸関尺を診るようにします。

陰経と陽経を診ることができるようになったら、三指揃えて脈の長短やスピード等を診るようにします。

早く上達する方法は数を多く診るしかないです。しかし大丈夫です。ベテランと云われた先生方でもパーフェクトは有り得ないし、最初から脈診のできる人はいないです。結果として数を熟してきただけです。さらに、この方法でちょっと訓練しただけで、諦めていた脈診ができるようになった事実もあります。

ただ「やるかやらないか」の違いです。多くの脈診の本には「常に自分の脈を診ることが大切である」という内容が書かれていますが、できるだけ他人の脈を診たほうが上達は早いです。脈を診せてくれた人から「どうですか」と聞かれれば、その時に感じたことを「肝の脈が弱いようです」などと簡単に言えばいいです。

Tips

ボケ防止の灸

鍼灸学生の時代には、試験前に百会にお灸をして記憶術を使えば、一夜漬けでも点数はクリアできたものである。それがきっかけとなり、「記憶力が落ちた」とか「物覚えが悪くなった」という人には、百会にお灸をしてあげた時もあったが、記憶力低下には水素水のほうが効率はいいようである。

老化とは、青年期に最盛期を迎えた陽性な太陽エネルギーが衰えた状態なので、太陽エネルギーの通りを良くすることで、脳を活性化して老化を防ぐ働きが出てくる。また、百会にお灸をすることは、脳の血流を促すことにもなるので、老化で起った血液循環の悪さも改善される。

認知症（老人ボケ）は、脳の代謝の問題でもあるが、東洋医学では「腎は骨髄を主る」といい、脳の治療は腎の治療を含めたほうがいいし、腎の異変は、肝にも現れやすいので、腎と肝を同時に整えるようにしたほうがいい。百会へ灸を 12 〜 13 壮。巨針療法なら、右隔兪から大腸兪。左脾兪から大腸兪。

7. 脈診の検証

　脈診も検証できないわけではありません。前述した七星論の脈位は、これから述べる検証方法で何百人もの患者さんで確認して決定に至ったものです。七星論は≪客観的で再現性のある診断≫を目指しますが、脈診は術者個人の主観です。脈診は術者が「肝虚」と言えば肝虚になるし、「腎虚」と言えば腎虚になりますが、体に潜んだ異和を経穴や体表への刺激で確認することは可能であり、それを診断とするのも可能です。

　経絡の異常は、体のいたる処に反応が現れるので、その部位で確認すればいいです。例えば、心経と心包経の違いは、膻中と玉堂を指で押して圧痛をみればわかるし、肝経と脾経も、左右の横腹を背中側から押したり、軽く叩いたりするとわかります。痛みがあれば基本的に異常があり、陰経は実することが少ないから多くが虚しているが、肝実の場合は腫れているときもあり、背部からの目視や触診で確認することができます。

　脈診の検証をするには、

① 四診である程度虚実の出ている経絡の目安をつける。

② 当該経絡の原穴か査穴に補寫法で刺鍼し検脈をする。

③ 変化がないようなら、七星論での対応経絡に刺鍼してから脈を確認する。

　対応経絡は、≪水（腎・膀胱）⇔火（心・小腸）≫≪金（肺・大腸）⇔木（肝・胆）≫≪地（心包・三焦）⇔土（脾・胃）≫とします。

　ただし、ここで述べる「脈診の検証」は、脈診の検証が目的であり、脈状を無視してこの方法だけで「虚実」を決定するものではありません。

■ 水（腎・膀胱）

　腎の異常は、仰臥にして、腹部から腎臓を押してみてもいいし、写真のように腎臓の後から指先で腎臓を押してもいいです。痛みがあれば虚していると診るが、少し押しても痛みが出るようなら実している場合が多いです。左右差があれば、痛みの強いほうが虚か実に陥っています。

　腎・膀胱の異常は中極を押圧して、痛みがあれば腎か膀胱の虚か実と診ていいですが、中極は生殖器の異常でも反応があるので、腎・膀胱と生殖器も分けなければなりません。

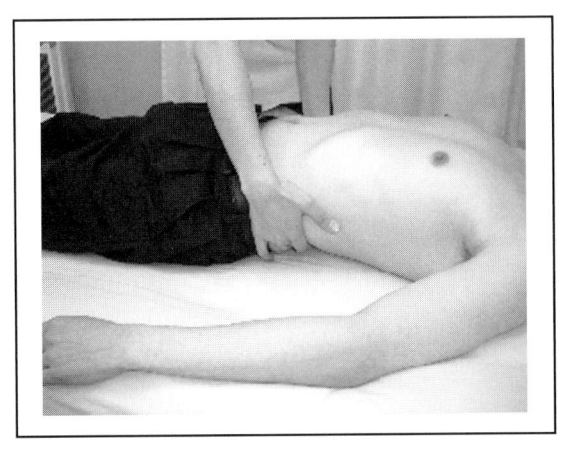

膀胱や生殖器に異常があると、男女とも恥骨結合部に圧痛があります。圧痛があったら、膀胱経の京骨に軽い刺鍼をした後、再び恥骨結合部を押してみます。痛みが消えていれば膀胱の異常です。

膀胱に異常がないようであれば、男性なら前立腺を疑い、女性なら子宮を疑います。卵巣を診るには鼠蹊部を4指揃えて押圧し、痛みがあれば卵巣に異常があると診ていいです。

■ 金（肺・大腸）

肺を診るときには、背部から中府、雲門辺りを中指で探り、鎖骨と並行するように鎖骨下筋があるので、鎖骨下筋が腱のようになり、指で上下に動かして痛みがあるなら、肺虚と診ます。実の場合は軽く触っても痛みがあり、大きな咳と痰が出ている場合が多いのでわかりやすいです。

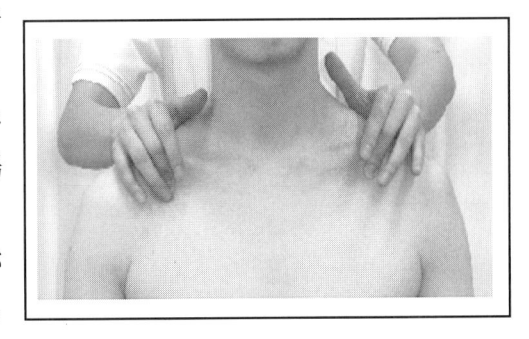

大腸を診るには、仰臥になってもらい、下行結腸の辺りを押圧しながら、左右に揺するように、下行結腸を転がすように探ってみて、痛みを感じたり、固いものに触れたりすれば、大腸の虚か実と診ていいです。

実では痛みがあまりないので、術者の判断が重要になるが、虚なら患者さんが痛みを訴えるので判断しやすいです。また、便秘ぎみなら実で、下痢ぎみなら虚という判断も必要です。しかし、虚実の決定は、脈診を優先したほうがいいです。

■ 地（心包・三焦）

心包は膻中に現れるので、胸骨体に指を押し当てたまま上下に動かし、痛みがあれば心包の虚と診ればいいです。ただし、膻中の上に玉堂があり、玉堂に痛みがあれば心の虚になるので、≪任脈上の胸腹部と七星≫を参考にします。

この診断（検証）方法は、一見簡単なように見えるが、熟れるまではかなりの期間訓練しなければ習得できません。心臓が肥大して虚している場合や、邪気が盛んで実している場合は、左脇下の肋間を押してみると痛みがあります。

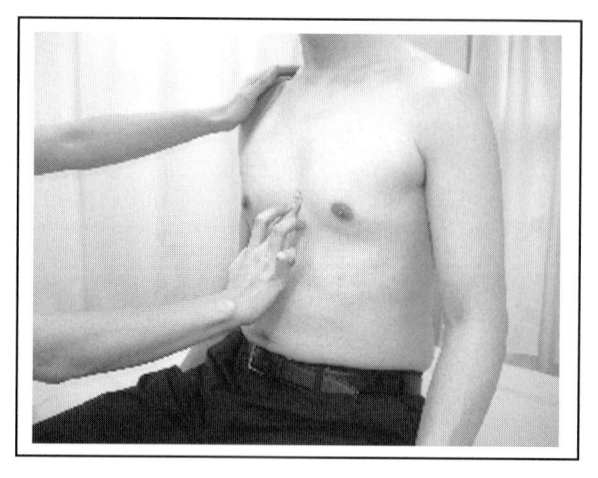

三焦を診るのは、なかなか難しいが、胆経の京門や帯脈辺りを押圧して痛みがあれば三焦の虚か実とみていいです。虚と実を分けるには、気持ちが良さそうなら虚、腹部をおして嫌がるなら実とします。
　また、足背の第3趾と4趾の間にある傍谷を、骨の間に指を押し込むように押してみて、痛みがあれば三焦の虚か実ですが、傍谷は、胆経や大腸経の異常も現れるので、胆経や大腸経も診断しながら判断します。

■ 火（心・小腸）

　心は玉堂に現れるので、心包と同じやり方になるが、胸骨体に指を押し付けたまま上下に動かし、痛みがあれば心の虚と診ればいいです。
※経絡治療では、「腎に実なし、心に虚なし」と言いますが、これは心と肺を陽としたことから始まり、「陽の心が虚すると死んでしまう」という意味が含まれています。しかし、臨床では「心虚」もあり、岡部素道著『鍼灸治療の真髄』にも、【「腎に実なし、心に虚なし」とはいい切れません。（中略）「心に虚なし」ともいいますが、ほとんど心は虚しています。】と述べられています。
　小腸は、臍の横下辺りを押圧してみれば異常を見つけることができます。痛みがあるなら実で、気持ちいいようなら虚です。

■ 木（肝・胆）

　肝は背部から、肝臓が位置する右脇腹を叩いて、痛みがあれば虚か実に陥っています。多くが虚ですが、実の場合はかなり痛がるので、最初は軽く叩くことです。
　背部から肝臓部を触ってみて、腫れているようなら実と診てよく、叩かれるのを非常に嫌がります。虚は叩かれて初めて痛みを感じる場合がほとんどで、背部から側腹を触ると、左の肋骨に比べて凹んだ感じがします。仰臥にして、右肋下部に四指を入れて、肺に向けて押圧してみます。正常なら柔らかいので指が奥まで入りますが、実している場合は肋下部まで肝臓が腫れているので、押すと痛がるか嫌がるかです。

胆を診るには、足背の第3趾と4趾の間にある侠谿を、指を押し込むように押してみればわかりますが、ここは大腸や三焦の異常でも痛みが出るので、足の臨泣も同時に押します。痛みがあれば、多くが「胆実」です。

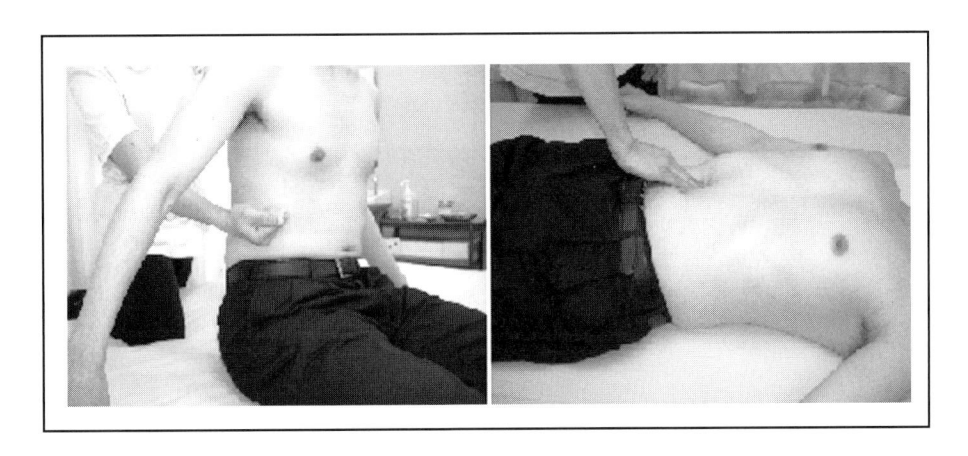

■ 土（脾・胃）

脾は、背部に回り、左側腹部で、肋骨と肋骨の間に指を入れるようにして、指先を肋骨に沿って動かしてみます。痛みがあれば虚しています。実ならくすぐったがるか、触るだけで体が逃げます。

仰臥にして、脾臓部を直接押しても異常があれば痛がります。脾臓は虚実が非常にわかり難いので、問診や脈診で虚実を決めます。

脾査穴を押してみて、長趾屈筋腱がピーンと張っていたら虚と診ます。

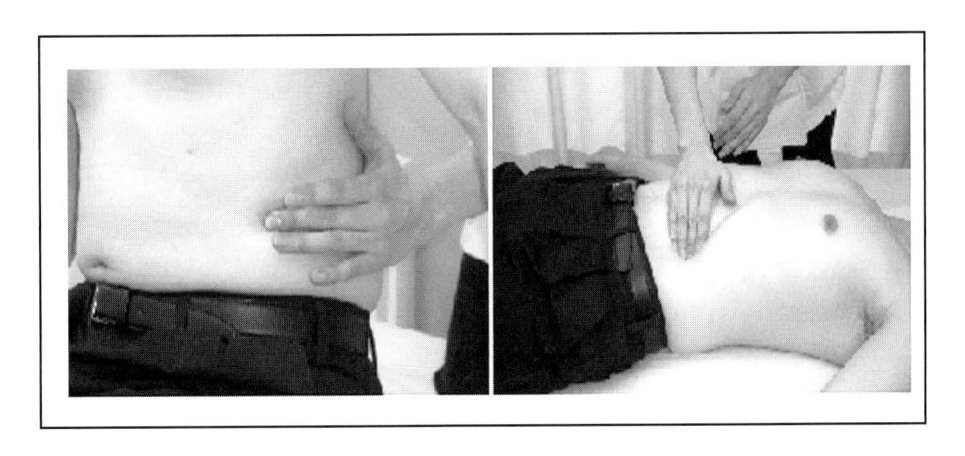

胃は、強い臓器だけになかなか正体を現しませんし、胃部をそのまま背側に押圧すると、膵臓の異常でも痛みがあるので、判断が難しいです。実している場合は、胃部を軽く押えても嫌がります。虚している場合は、胃部が凹んだ感じがして冷えています。梁丘を押し

て痛みがあれば胃の異常と診て間違いありません。
　以上が、脈診が正しいかどうかを確認する方法ですが、脈診をしながら上記の方法を加えて訓練すると、序々に脈診に自信がついてきます。

Tips

上腕の痛み

　脊椎診で歪みを見つけて巨針で矯正。痛みのある場所が特定できるなら、どの経かを調べて、当該経絡と対応する下腿の対応経絡の査穴に刺鍼。つまり、肺経や大腸経なら下肢の肝経か胆経、心包経や三焦経なら下肢の脾経か胃経、心経や小腸経なら下肢の腎経か膀胱経。それでほとんど取れるが、取れない場合は、上肢の当該経絡を井穴刺絡。頚椎をストレッチかアジャストをする。

　それで変化がなければ、潜伏した病か久病があるので、もう一度丁寧に診察する必要がある。

8. 脊椎診（背部兪穴の効用）

　鍼灸院へ来る患者さんは、運動器系疾患も多いです。しかし経絡治療を中心とした治療では、体の歪みのことはあまり重要視されてないです。経絡治療と併用して体の歪みを整えれば、治療効果は高いし、「未病治」（早期診断早期治療）が上手くなります。

　臓腑に異常が発生すると、脊椎に歪みが発生してくる場合が多いので、中長期的な「未病治」のためには、脊椎診をして、診断に従った脊椎矯正鍼をするのがいいし、脊椎診をすると脈診では出てこない久病が診断される場合も少なくありません。

　『素問』調経論篇に、【痛み左に在りて右の脈病む者は巨刺す。】と論述される巨刺法（患部と正反対の経脈を刺す）を施すときには、脊椎診ができなければならず、脊椎診を無視した巨刺法は、場合によっては悪化させます。『巨刺与繆刺療法』（人民衛生出版社刊）に【巨刺法の主治は経絡病で、経脈或は経穴を取る。繆刺の主治は経脈病でその経脈に取る】と述べられていることからしても、脊椎診が必要なことがわかります。

　脊椎診の重要性は、例えば右上肢に異常がある場合、背骨が右に曲がっているときもありますが、左に曲がっているときもあるので、**脊椎診の結果に従って治療をしないと悪化させてしまう恐れがあるからです。**腰痛や下腿の異常についても同じことが起ります。これはよく見る鍼灸での医療過誤の一部です。

　また、『素問』繆刺論篇での「繆刺法」（病が絡脈にあるときはその皮絡を刺す）や、『霊枢』刺節真邪篇で云う「輸寫」（陽経陰経を問わず癰を生ずる病は、経脈に従って穴を取り癰邪を刺す）を施す場合も脊椎診は重要になってきます。

　脊椎診も訓練が必要ですが、脈診のように手の感覚だけではなく、目視も加えて診断できるし、場合によっては写真に残すこともできるので、治療経過が客観的であり、患者さんへの説得力も出てきます。

　古典でも臓は陽（背部兪穴）に現れるとされ、腑は胸腹部（募穴）に現れるとされるところが、脊椎診の理論と一致するところで、臓に異変があれば、対応する筋腱が収縮して凹むか腫れるかしています。脊椎が左右に歪んでいるときは、普通は経筋腱収縮牽引を起して凹んでいます。

■**方法**

①患者さんを座位にし、脊椎上方から仙骨までを術者の二本の指で摩って歪みを診ます。

②四診で肝臓とか心臓に病変があると思っても、脊椎に歪みが現れてない場合があるので、その時は伏臥位になってもらい、おでこを床に付けてもらうようにすると、歪みがはっきりと出てきます。

③座位と伏臥位では歪みが逆になる場合がありますが、その時は、「どの臓器から経筋腱収縮牽引が起こっているか」を考えて、経筋腱収縮牽引を起こしている臓器を整えるようにします。

④歪みがあれば、歪みを起こす原因となっている臓器や、弯曲や歪みの奥にある臓器を考えます。

 a. 胸椎上部が不規則に歪んでいたら腎臓に問題がある場合が多いです。

 b. 胸椎上部が強弯（猫背）していたら肝臓と消化器系に問題がある場合が多いです。

 c. 胸椎上部が生理的弯曲と逆の方向へ弯曲している場合は、肺や大腸に問題のある場合が多いです。

 d. 胸椎上部が左側に歪んでいるようなら心臓に問題がある場合が多いです。

 e. 胸椎下部から腰椎上部が右側に弯曲しているようなら、肝臓に問題がある場合が多いです。

 f. 腰椎が後弯していたら腎臓や生殖器に問題がある場合が多いです。

 g. 腰椎下部で左右のいずれかに歪んでいたら、大腸や生殖器に問題がある場合が多いです。

　上記の方法で歪みがわかりましたら、次項≪基本的な歪みのパターン≫の図と照らし合わせて臓腑の異常を判断します。

9. 基本的な歪みのパターン

　下の図の説明です。一番左側は正常な体形です。その次は脊椎がＣ字型に曲がっていて、肝胆からの経筋腱収縮牽引が起こっています。その次は、さらに肝胆からの経筋腱収縮牽引が酷くなり、骨盤まで歪めています。その次は、肝胆からの経筋腱収縮牽引が上半身に行き、頚椎が右にずれています。

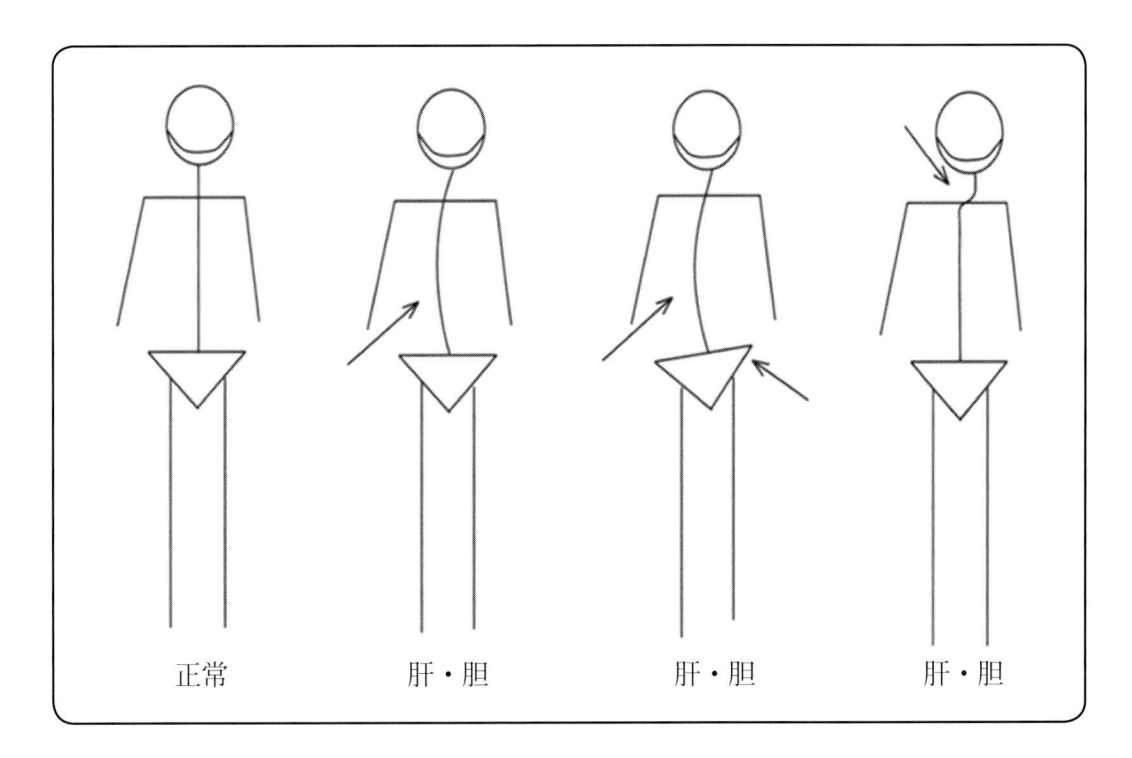

正常	肝・胆	肝・胆	肝・胆

　では、次のページの図の説明でこちらも左から解説します。脊柱はまっすぐしているように見えますが、これも肝胆からの経筋腱収縮牽引で、腰椎下部が右に曲がっており、座らせるとよくわかります。次は右肩が下がっていて、時々「肺」が原因の場合もあるが、基本的には肝胆と診ます。次は、右の肩甲骨が脊柱に近くなっています。これも長年肝胆からの経筋腱収縮牽引をそのままにした人に見られます。しかし、時々心臓肥大が原因で、左の肩甲骨が開いている場合もあります。その時は、心臓の症状を訴えるのですぐわかります。その次は、大椎辺りで脊椎が一個、或いは２～３個左に寄っている人がいます。これも肝胆からの経筋腱収縮牽引で、脊椎が左に追いやられたのです。

肝・胆　　　　肝・胆　　　　肝・胆　　　　肝・胆

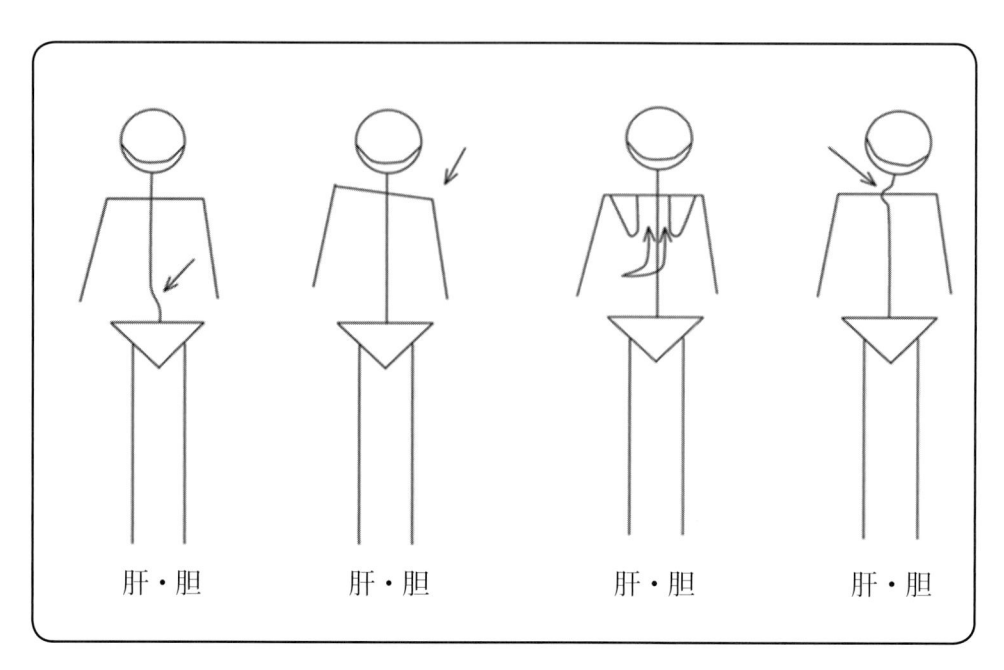

　下の図の説明で、同じく左から解説します。頚椎が左に緩やかなカーブを描いていて、心か心包から経筋腱収縮牽引が原因です。

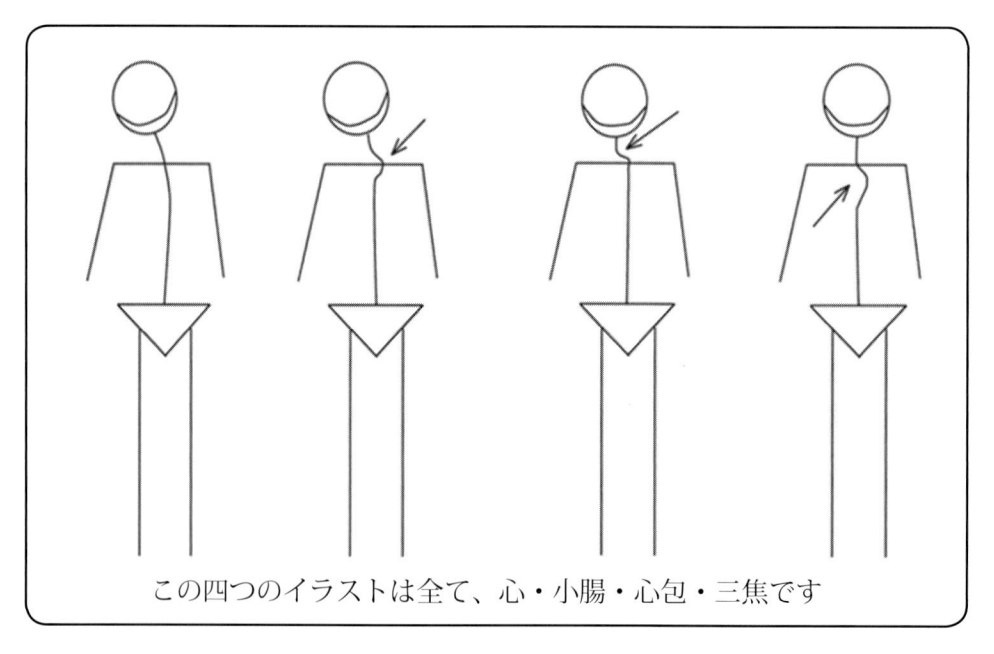

この四つのイラストは全て、心・小腸・心包・三焦です

　その次は、心・心包が少し悪くなった状態で、この段階になると、左腕にも症状が出やすくなっています。その次は、さらに悪くなった状態で、頚椎ヘルニアの症状が出ていることもあり、右手に異常が出ていることもあります。その次は、胸椎上部が逆Ｃ字型に歪んでいて、心・心包に多いパターンです。

次の図の説明で、同じく左から解説します。左肩の下がっている人も心・心包が原因の場合が多いですが、大胸筋、即ち前面の筋肉や腱に経筋腱収縮牽引が起こっている人が多いです。次は左の肩甲骨が脊椎に寄っています。これは肝胆で説明したように、心・心包からの経筋腱収縮牽引を長年そのままにしていたことが原因と思われます。その次は、心肥大に見られるタイプで、肩甲骨は脊椎から離れているが、肩甲骨の高さで脊椎が逆C字型に曲がっています。

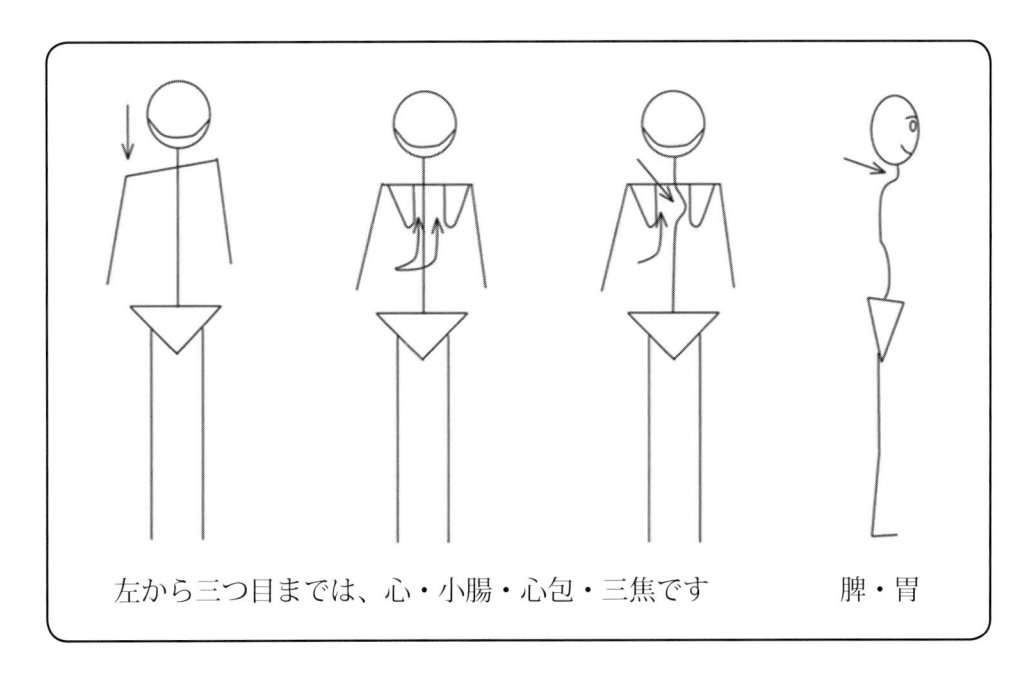

左から三つ目までは、心・小腸・心包・三焦です　　　　脾・胃

その次の横を向いたイラストは、頚椎が前方に滑ったようなスタイルを表しています。これは任督が関わってくるのだが、「脾」と関係が深いです。太陽からのエネルギーは、督脈を流れて任脈に変わり、人体前面を上行します。そのエネルギーが少ないか力がないと、人体前面を支える力がなく、お腹が凹んだり、猫背になったり、首が下垂したりします。消化器系の弱い人に多いです。

次のページの図の説明で、同じく左から解説します。猫背、或いは骨粗鬆症の前兆で、これも脾・胃と関係する歪みで、このパターンも任督が関係していて脾・胃も絡んでいます。

脾・胃　　　　　脾・胃　　　　　肺・大腸　　　　　肺・大腸

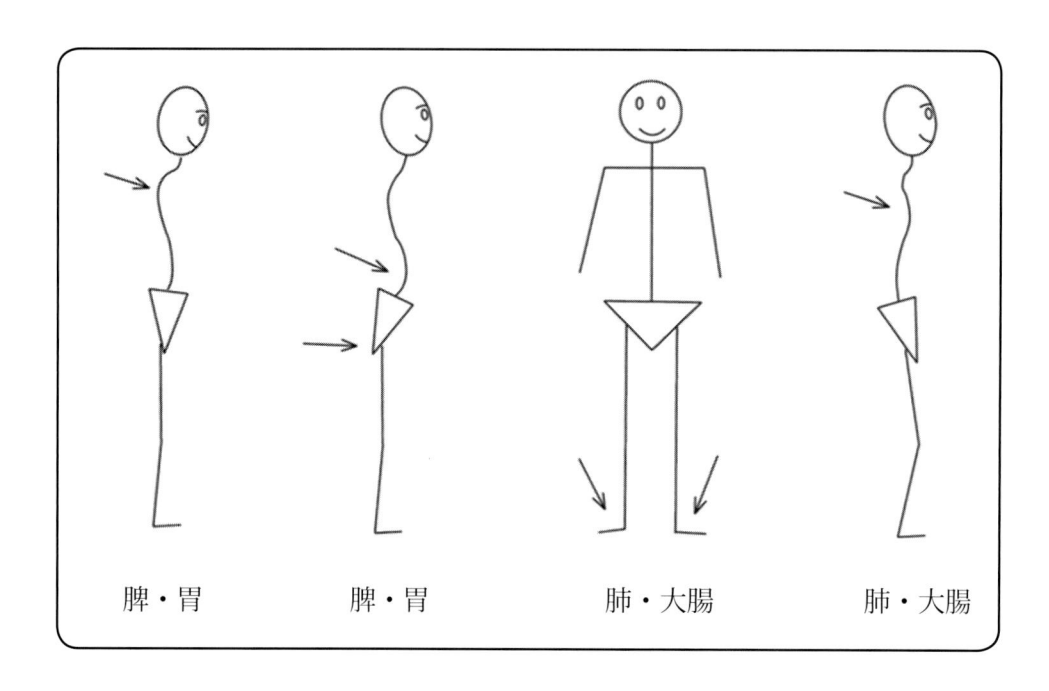

　その次は、同じ脾・胃でも全く逆なゆがみの出る人で、腰椎強前弯で骨盤が後方転移しています。最近は骨盤後方転移の人は減ってきた気はしますが、それは食事の内容や量と関係があります。その次は、骨盤開大を表し、肺・大腸が原因で発病する人が多いです。食事量が多いと大腸に物が溜まり、骨盤の内側から骨盤を広げるように圧力がかかります。その結果、骨盤が開大します。少食の人にこのタイプを見たことがないです。その次は、胸椎上部が前弯しています。これは肺経に異常のある人に多いですが、治療は大腸から行います。

　次のページの説明で、同じく左から解説します。左とその次は、パターンが全く逆のように思えるのですが、どちらも大腸からの経筋腱収縮牽引です。一番左は上行結腸が原因で、その次は下行結腸が原因と考えます。但し、一番左側の場合は肝か脾が絡んでいる場合が多いです。肝は大腸の筋膜と関係するし、右下腹部には七星論での「腹七士」があり、そこからの経筋腱収縮牽引が起こっている場合があるからです。左から二番目の場合は、大腸そのものの場合が多いのですが、時々ポリープや憩室が潜んでいる時があります。脊椎診に慣れるまでは、腎臓からの経筋腱収縮牽引なのか、大腸から経筋腱収縮牽引なのか迷うと思いますが、それは、現代医学の解剖学で考えるとすぐわかるはずです。腎臓からの歪みだともう少し上のほうが歪むからです。
　左から三番目からは、水（腎・膀胱）の関係になります。

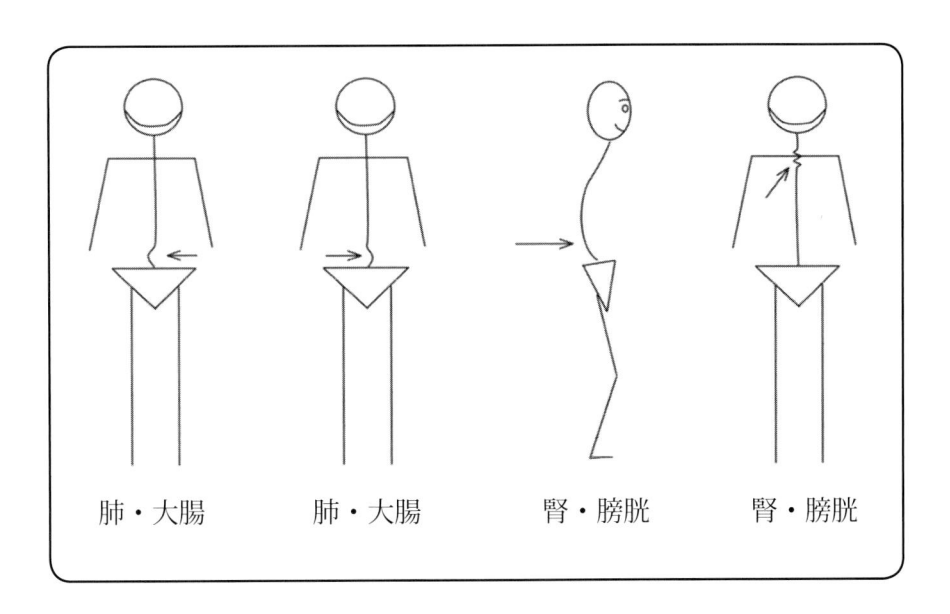

[図：4つの棒人間図]

| 肺・大腸 | 肺・大腸 | 腎・膀胱 | 腎・膀胱 |

　左から3番目は腰椎後弯を表しており、腎や膀胱の疲労や衰退で腰が曲がります。その次は、胸椎上部でジグザグに曲がっているのは腎・膀胱が原因です。腎に異常が発生すると、最長筋に緊張が起こり、それが胸椎上部や頚椎に歪みを起こすわけです。

　下の図の説明で、同じく左から解説します。左の骨盤が下がり、腰椎で歪みが出ています。これは右腎からの強い経筋腱収縮牽引で、股関節まで異常の起こっている人もいます。また骨盤が歪むと、顎関節まで波及するので、ここまで歪んでいたら、歯科医にもお世話になっていることが窺えます。

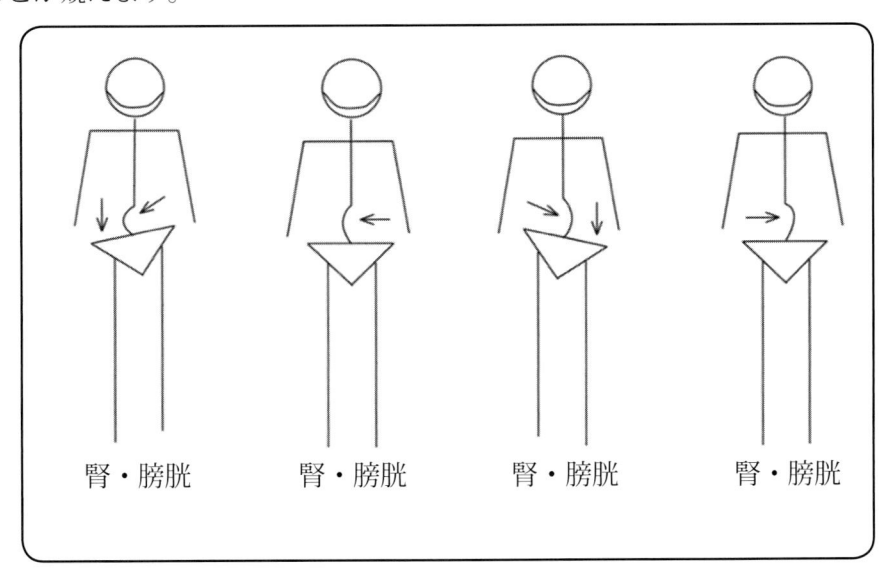

[図：4つの棒人間図]

| 腎・膀胱 | 腎・膀胱 | 腎・膀胱 | 腎・膀胱 |

その次は、歪みとしては軽いほうですが、腎臓からの経筋腱収縮牽引は足にきやすいです。
　その次も水（腎・膀胱）ですが、一番左と全く逆のパターンです。その次も同じく腎からの経筋腱収縮牽引です。この曲がる角度が少し下だと大腸になります。

　下の図の解説です。骨盤の歪みは、脊椎（主に腰椎）、仙腸関節、肝、心、腎、大腸、生殖器、などが関与しているので、この臓器が原因だというような分類をすることはできませんが、以下のことが言えます。

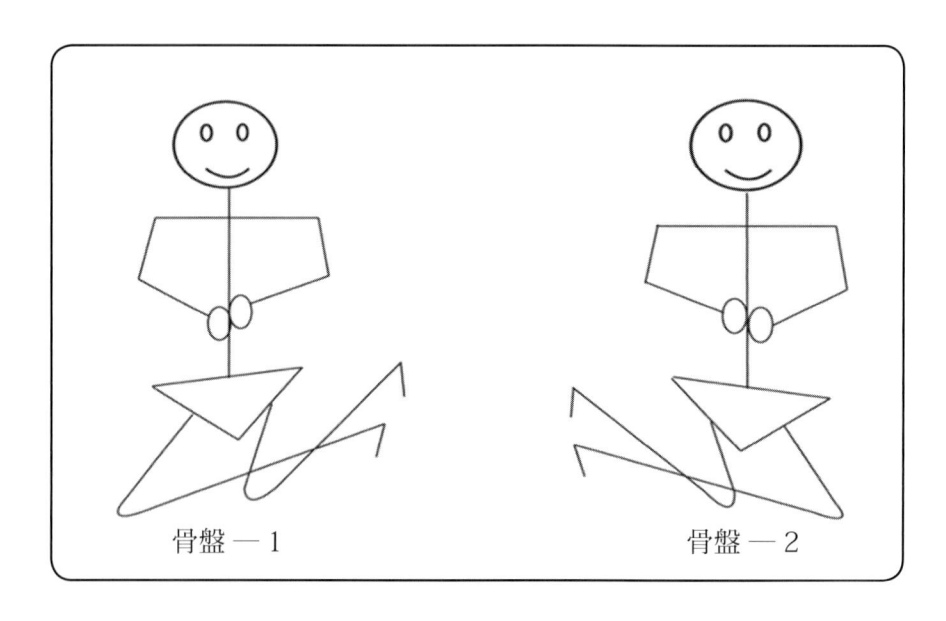

骨盤－1　　　　　　　　骨盤－2

　骨盤－1が座り易いのでしたら、右の骨盤が開大しています。
　骨盤－2が座り易いのでしたら、左の骨盤が開大しています。
　よく見る歪みのパターンを図示してみましたが、時々は胸椎の2～5番辺りや、7番や9番辺り、或いは腰椎の2～3番辺りで背骨が横にズレるように歪んでいる時もあります。その時は背部兪穴のツボに合わせて臓器を特定するといいです。
　問題は、経筋腱収縮牽引が、どの臓器から起こっているのかですので、原因となる臓器を狙って巨針をすれば、標治法と本治法を同時に行なったことになります。
　脊椎診をしても「まだ自信が無い」という時や、痛みや引き攣れ、可動域制限、可動時の違和感などがある場合は、簡単なテスト鍼を行うと、どの経絡の関係で、どの臓器からの経筋腱収縮牽引かがはっきりしてきます。
　ここで一つのテスト鍼の方法を紹介しておきますと、テスト鍼は、査穴や原穴を使いますが、査穴に熟れるまでは原穴だけを使います。

その方法は、水（腎・膀胱）と火（心・小腸）、金（肺・大腸）と木（肝・胆）、地（心包・三焦）と土（脾・胃）の三つのグループに分け、それぞれがセットになると考えます。
　そして、症状がどの経絡に出ているかを確認し、それに対応する経絡の原穴か査穴に刺鍼します。例えば、腎経の経絡上に病変がある場合、小腸経の原穴に刺鍼して変化を見ます。基本的には対側のツボを使いますが、効果がなければ同側にも刺鍼してみて下さい。それで変化があれば小腸経も関係しています。小腸経で変化がなければ、心経の原穴に刺鍼してみます。それで変化があれば、心経も関係しています。
　そのような方法で変化がありましたら、腎経と、変化のあった「小腸経か心経」を狙って治療します。
　そのいずれでも変化がなかったら、診察をやり直す必要があるのですが、時々骨格の歪みが絡んでいる場合があるので、その時は≪骨格矯正鍼≫を参考に骨格を整えた後に、再度診察します。
　テスト鍼は、「治療への正確さを期するために」使うものですが、使えば使うほど応用が利くので、使い慣れると即効的な効果で患者さんに信頼感を与えることで、毎日の臨床での大きな力となることに間違いありません。
　ここには原穴を用いた方法について書いてありますが、七星論での「査穴」を使うと劇的な変化を見せることができます。

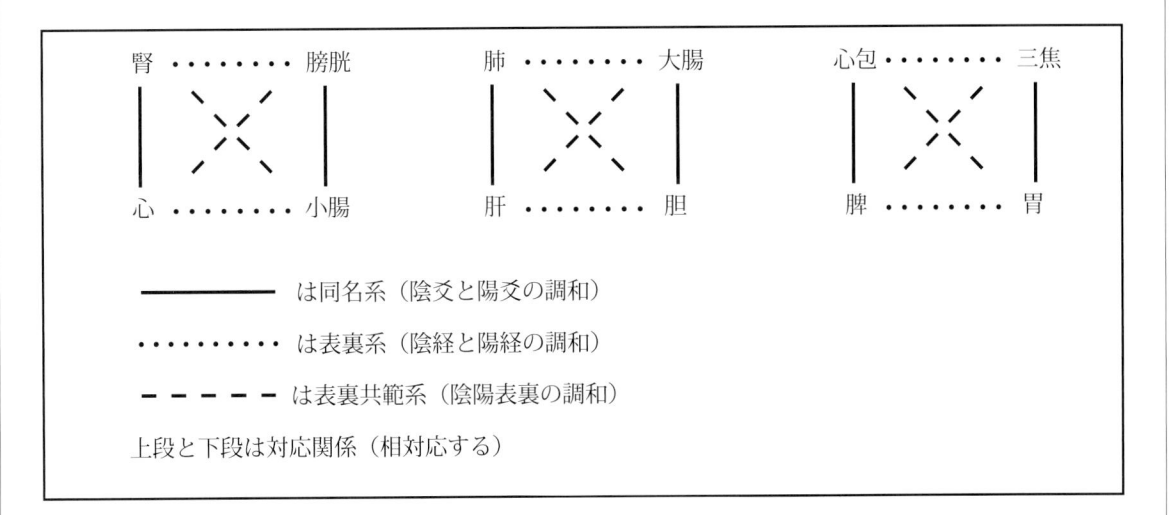

```
腎 ……… 膀胱      肺 ……… 大腸      心包 ……… 三焦
  ╲╱              ╲╱              ╲╱
  ╱╲              ╱╲              ╱╲
心 ……… 小腸      肝 ……… 胆        脾 ……… 胃

───────    は同名系（陰爻と陽爻の調和）
…………    は表裏系（陰経と陽経の調和）
─ ─ ─ ─    は表裏共範系（陰陽表裏の調和）
上段と下段は対応関係（相対応する）
```

　七星論では上記のような組み合わせで配穴をします。それぞれの関係を線種で表していますが、線種で結ばれた関係は、①陰爻と陽爻で結ばれ陰陽関係で調和がとれたもの。②一対となる臓腑の関係。③陰は陽を陽は陰をお互いが助け合う。④上段と下段は助け合ったりシーソー現象で剋したりで、対応する関係になっています。

10. 骨格矯正鍼

　新城先生が鍼灸学校一年生の時に発表した論文≪骨格矯正鍼≫から、そのように言われるようになった特殊な鍼法です。その時の理論は【骨格の歪みを、胸椎、腰椎、骨盤、の三つに分類して、それぞれの捻転と屈曲を検出し、腰腿点に鍼をして捻転や屈曲を矯正する】という方法でした。

　骨格の歪みは、捻転と屈曲は同じ方向の場合がほとんどですので、捻れか屈曲のいずれかを選び、動かしにくい方向へ体を動かしたまま腰腿点に鍼をすれば、「知覚神経が脳に刺激を伝達し、脳の姿勢調整作用中枢に働き、異常を感じた脳が、神経伝達経路を使って骨格の歪みを整える」というもので、これは現在でも頻繁に用いているテクニックになりました。

　「**骨格矯正で脈が整う**」というのは、経絡治療をしている先生方には納得できないかもしれませんが、骨格が矯正されると、全てとは言いませんが脈も整います。

　脈は、今、現在、の状態を診るのにはいいですが、潜伏している臓器器官の異変を見つけるのには適していません。何年も潜伏した病を見つける方法を探していたら、「骨格矯正鍼は捻れや屈曲している筋肉や腱だけでなく、臓腑まで整えている」ことに気付きました。これはカイロプラクティックや多くの手技療法の治療理論でもあります

　則ち、＜内臓の違和＞→＜筋肉や腱の異常＞→＜骨格の歪み＞と考えると、骨格矯正鍼は、この流れを逆にすることにより＜**骨格矯正**＞→＜**経筋腱収縮牽引の改善**＞→＜**臓腑の調整**＞が行われていると理解したわけです。

　何故、腰腿点や落沈穴や経穴に刺鍼して脊椎が整うのでしょうか。

　今までの経験的鍼灸理論だけでは、説明することができませんでした。刺鍼の際に、患者さんによっては刺鍼部位に電気的な痛みを訴える場合があることを思い出し、その電気的な痛みを「鍼が神経繊維に触れた時の痛み」と考えて、神経系、特に錐体外路系に目を向け、腰腿点や落沈穴や経穴への神経刺激と、人体運動を組合せて脊椎矯正を試みた結果、一本ないし2本の鍼で頚椎、胸椎、腰椎、仙骨、骨盤、四肢まで調整することができました。

　しかも、他の骨格矯正療法よりも、「より速く」、「より確実に」、「再現性があり」患者さんは勿論のこと、術者も楽に骨格矯正ができるようになりました。そして、鍼を怖がる患者さんや、鍼灸の資格の無い人は、鍼の代わりにツマ楊枝を使っても効果のあることがわかったので、腰腿点と骨格の関係を理論づけて体形化したものです。

腰腿点による骨格矯正理論は次の仮説からはじまりました。手背の腰腿点に刺鍼をして骨格矯正ができるのは、手背の知覚神経から中枢神経へ刺激が伝わり、その刺激が中枢神経から反射的に腰部神経叢まで伝わり、腰部の筋及び靭帯などを弛緩、あるいは緊張させて脊椎を自動調節しているものと仮定することができます。

　仮にそうであるならば、神経系においての興奮や刺激というものは、解剖学から考えると腰椎に伝わる興奮や刺激なら、頚椎や胸椎にも伝導分散されているはずなので、腰椎だけでなく、頚椎や胸椎も矯正することができるはずです。

　さらにもう一歩進めて、神経系を介して脊椎矯正ができるのなら、脊髄を通って四肢へ流れる神経も整うことになるので、四肢の矯正もできるはずです。

神経系の伝導理論を考えてみましょう。

　動物性上行伝導路には、①皮膚知覚型②深部知覚型③臭覚型の三種ありますが、腰腿点や落沈穴を用いての治療が神経伝導によるものとすれば、その伝導路は深部知覚型に入ります。

　この深部知覚型の伝導路としては、いわゆる深部知覚（筋覚、あるいは位置覚）、平衡覚などを伝える神経路がありますが、これらの無意識知覚である諸感覚に関しては、小脳がその重要な位置を占めているもので、元来、小脳がその一次中枢をなしています。

　その伝導路の経路は、小脳皮質→小脳核、上小脳脚→交叉→中脳蓋運動核（赤核、視床核）→大脳皮質となります。

　すなわち腰腿点への刺鍼で受けた刺激は、末梢神経系の求心性伝導で、その中枢の小脳から中脳、大脳皮質まで伝導されるわけです。

　その伝導された刺激は、中枢神経系の中心をなす刺激感受、及び興奮生成を行ない、再び末梢神経を介し遠心性（運動性）伝導の経路を経るのです。

　鍼による効果的な骨格矯正とは単に腰腿点や落沈穴に刺鍼するだけでは骨格矯正は難しいです。**刺鍼で骨格矯正をするには、どこの骨格に異常があるかを診断するのは勿論のこと、矯正の時に姿勢調整をしてくれる神経叢が一番働きやすい角度に患者さんの体位を保ったまま刺鍼するか、或いは矯正したい骨格をどの方向へ動かしていくかがポイントになります。**

矯正の順序

　運動系の中枢は腰であり、腰が歪むと、頭蓋骨や顎関節まで歪み、四肢末端まで運動制限を受けることになります。逆に、それらに運動制限がある時は、多くは腰椎に歪みがあり、腰椎の歪みを矯正すれば、制限されていた頚椎や顎関節や四肢、及び四肢末端も楽に動くようになります。

　このことから、骨格の歪みが一番大きく表われるところは、骨盤と腰椎であり、骨盤と腰椎から遠ざかるに従い、歪みの表われ方はゆるやかになってくることがわかります。

　ですから、骨盤と腰椎を矯正しておけば、歩く程度の運動でも他の骨格まで矯正される場合が多いです。

　これは、神経伝導理論のところで述べた、姿勢調整作用の働きによるものと思われますが、腰腿点に刺鍼したまま脊椎の捻転運動をさせても、軽い捻れ程度なら、同じような効果を得ることができます。

　従って、この骨格矯正鍼療法を行なう場合は、首や背中、肩、肘、手首、腰、膝、足首と、どこに症状が表れていても、骨盤と腰椎を先に矯正するほうがいいです。その後に、股関節、膝、足首、胸椎、脛椎、肩、肘、手首と矯正していくわけです。

取穴

　主に第二第三中手骨の間にある「第一腰腿点」を用いますが、骨盤の歪みが酷い時や、第一腰腿点だけではとれにくい場合は、第四第五中指骨間にある「第二腰腿点」を用いることもあります。

　また、明らかに大腸や小腸、あるいは婦人科などに異常があるとみなされた場合は、合谷や後谿や少海等、それらに関係のある原穴や郄穴を用いる場合もあります。但し、それらの経穴を用いる場合は、経絡や臓腑に異常が発生している場合ですので、矯正の後に本治法としての治療を加える必要があります。

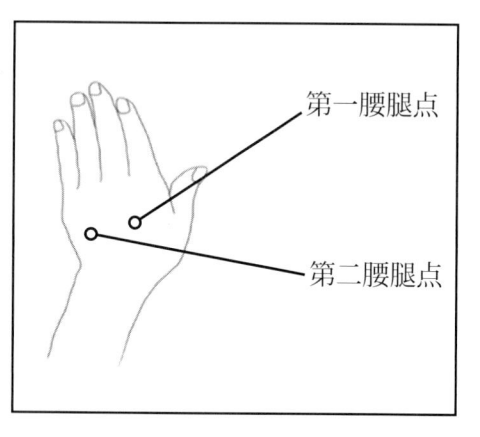

刺鍼とタイミング

　刺鍼は、患者さんを動かしてゆき、患者さんが痛みを感じる角度で刺鍼するか、患者さんの関節を最大可動域まで動かしてから刺鍼します。

　刺鍼して患者さんが電気的な痛みを感じればOKですが、もし、痛みを感じないようでしたら、鍼をゆっくり雀啄する。また、患者さんの示指、あるいは中指がピッと痙攣するように引き攣れが起きたときもOKです。

参考

腰椎の捻れを診る動診と矯正鍼

　仰臥になり、両膝を立て、両膝を左右に捻転させ、捻転し易い角度があれば、その角度に捻れが起っている。

　矯正方法は、捻転し難い角度に捻転したまま、捻転し難い角度と反対側の腰腿点に（右に捻転し難いなら左の腰腿点に）刺鍼する。指先がピッと動けば矯正されている。再度動診で確認し、矯正されてなかったら、もう一度矯正鍼をする。

腰椎の屈曲を診る動診と矯正鍼

　仰臥になり、下腿を伸ばし、術者が両足首を捕まえたまま、下腿を左右に屈曲し、屈曲し易い角度があれば、その角度に屈曲している。

　矯正方法は、屈曲し難い角度に屈曲させたまま、屈曲し難い方の反対側の腰腿点に（右に屈曲し難いなら左の腰腿点に）刺鍼する。指先がピッと動けば矯正されている。再度動診。

Tips

嘔吐

　心か心包が原因の場合が多いので、膻中か玉堂に灸5～7壮。しかし、脳腫瘍などの重症な疾患が潜んでいることがあるので、何度も嘔吐を繰り返すようなら、病院での受診を勧める。

　百防、額前、心包査穴、心査穴、腎査穴、脾査穴、胆査穴。

Tips

巨針療法

　巨針療法とは、太くて長い金属で作られた鍼を一定の法則に従い、比較的長い距離に渡り、生体内に刺入し、一定の刺激を与え、生体の変調を整え、疾病の治療や予防を計る特殊鍼術で、長い距離を広い範囲で経、絡、筋、皮の調気血をすることである。

　毫鍼で手の届かないところまで治療が可能になるので、巨針を使えるようになれば、鍼灸では不可能と思われている病気も治すことができるようになる。

　巨針は太くて長いのだが、難病や重症な疾患、難治性の運動器疾患、骨折や手術の後遺症、免疫効果を上げる等々には奇跡的とも言える効果を発揮する場合が多いし、熟練すれば補法として使うことができるので、ほとんどの疾病に対して治療効果を即時に出すことができるし、治療効果の持続期間も長い。

　しかし、巨針療法の刺鍼やテクニックにはかなり難しいところがあるだけでなく、それ相当の鋭い感覚と、繊細で敏感な神経が要求される。

　巨針で長めの距離を通す事により、広範囲の筋腱、及び経絡に影響を与えることで病気が治るのは、現代医学的にはデルマトーム（内臓の状態を反映する皮膚領域を介して生じる内臓腹壁反射の作用）を、逆に利用して皮膚から臓器に刺激を与えて内臓を整えることができると考えられているからである。

巨針療法の特徴

① 主に経絡に沿って走行させる。
② 主に皮膚と筋肉の間の脂肪層を走行させる。
③ いくつかの経絡にまたがって鍼を走行させることができる。
④ 皮膚と筋肉の間の脂肪層を通すので痛くない。
⑤ 血液をサラサラの状態にすることができる。
⑥ 本治法と標治法の両方を一度の刺鍼で行うことができる。
⑦ 症状や病状で差はあるが、久病でも高い治癒率がある。
⑧ 毫鍼での不可能を可能にし、類を見ない即効性がある。
⑨ 骨格矯正と同時に脈や内臓まで整えることができる。
⑩ 非常に即効性があり、治療効果の持続期間も長い。
⑪ 本治法と標治法を少ない刺鍼で同時にできる。
⑫ 一穴多透刺で一経絡に沿っても他経に跨っても治療が可能。
⑬ 弛緩作用が強いので運動器系疾患に著効を現す。
⑭ 対側刺鍼での巨刺法理論で、一側刺鍼で対側も治療可能。
⑮ 修練に時間はかかるが技術的なレベルは高い。

第六段階

治　療

1. 査穴で治療
2. 六兪穴治療
3. 七星論での経穴治療
4. 経絡治療
5. 七星論での経絡治療
6. 基本的な選穴と治療法
7. 新城一穴鍼法理論
8. 新城一穴鍼法の手順
9. 新城一穴鍼法の症例

鍼灸治療は鍼や艾という道具は使っても、最終的には術者の心が問題である。

―新城三六―

1. 査穴で治療

　台湾の董景昌博士（山東平度縣人）は、クメールの龍諾総統の脳溢血後遺症を治療したことで有名で、通称≪董氏の鍼≫と呼ばれ、無数の阿是穴を編み出しました。董氏の経穴は査穴や六兪穴を考える上で非常に参考になり、勇気を与えられたと新城先生は述べています。

　査穴とは、肺経なら肺経、大腸経なら大腸経の経絡上に七星の流れで経穴を配置し、当該経絡と同じ七星名に当るところの名称ですが、査穴を使うと高い治療効果が出るので、経絡治療で頻繁に使うようになりました。

　ある時、鼻炎の患者さんが来て、虹彩分析をしました。結果は左腎経が弱いので、座位のままで左腎査穴を指で押したら、「イタッ」と声をあげました。しかし、右腎査穴はあまり痛みを感じませんでした。その時、査穴はやっぱり「検査穴」になるのだと思い、それから頻繁に診断用のテスト鍼として使うようになりました。

　査穴は七星論での秘伝中の秘伝で、前にも説明しましたが以下のような特徴があります。

> ① 選穴に迷う時の検査穴として使え、治療に使えば即効的な効果を現す。
> ② 急性疾患に用いる「郄穴」のようでもあり、合穴や原穴のようでもある。
> ③ 一穴で補法も寫法も行なうことができる。

「査穴」を臨床に用いた例から紹介します。「左腕を右肩に回すと上腕の三焦経が痛い」と言う人がいました。対側右側の脾査穴に軽く刺鍼したら、三焦経の痛みは消えたが、今度は心包経に痛みが出ました。七星論では、心包経と相対応する経絡を胃経とするので、今度は胃査穴に軽く刺鍼したら完全に痛みが消えました。

　また、「右親指の甲が痛く字が書きにくい」という人の左肝査穴に軽く刺鍼したら少し楽になり、右胆査穴に軽く刺鍼したら完全に治りました。これは金（肺・親指）⇔木（肝・胆）の対応経絡を利用したわけです。

　今度は、座位で開脚すると左鼠蹊部が痛いという人がいたので、右の小腸査穴に刺鍼をして同じように座ってもらったら、（治ったので）患者さんは笑いました。これは水（腎・鼠蹊部）⇔火（心・小腸）の対応経絡を利用したわけです。

2. 六兪穴治療

　『素問』気血論篇では五兪穴が論述され、【水を治療する兪穴は諸経の分肉の間に在り、熱を治療する兪穴はいずれも陽気が集まる穴位であり、寒熱を治療する兪穴は両すね厭中に二穴あります。】という条文で締めくくっています。

　『霊枢』本輸論篇には【必ず十二経脈の循行の起点と終点、絡脈が経脈から別れて流れる通路、井滎輸経合の五兪穴の位置、六腑の所属する陽経と、五臓の陰経の表裏の相関関係、四季による血気の出入運行の変化、五臓の血気が経脈を通じて体表に表れる位置、経絡の広さと深さ、血気の循行する上下の各所について通暁しなければならない。】と五兪穴の論述があり、『素問』気穴論篇では【蔵輸には五十の穴位があり】と述べ、五兪穴を、≪五臓×五兪穴×左右＝五十≫で表現していて、『霊枢』九鍼十二原篇には、「五臓六腑の脈気が出てくる状況」として、五臓には井・滎・輸・経・合の五つの兪穴があり、六腑には井・滎・輸・原・経・合の六つの兪穴があるとし、以下のように説明しています。

井穴	脈気の出てくるところ。
滎穴	脈気の流れていくところ。
輸穴	脈気の注ぎ運ばれて行くところ。
経穴	脈気が通過するところ。
合穴	脈気が集まるところ。

　この五兪穴の解説を、『図説東洋医学〈基礎編〉』（学研刊）では、柴崎保三氏の説を要約引用していますが、自然界での現象を比喩的に表現したゆえに、今一つ理解し難いところがあります。

　そこで、それぞれの兪穴の特徴は以下のようですから、それらを七星の特性に結びつけるために、五兪穴の特徴を検討してみます。

井穴	心下満を主る。則ちみぞおちのあたりが重苦しく張ったのを治す。
滎穴	身熱を主る。則ち体に熱があって、のぼせているのを治す。
輸穴	体重節痛を主る。則ち体が重く、節々が痛いのを治す。
経穴	喘咳感熱を主る。則ち喘鳴や咳、寒気と熱の上下するのを治す。
合穴	逆気して泄すを主る。則ちのぼせている状態を治す。

つまり、**井穴の病態**というのは、解剖学的に見ても病理学的に見ても「肝」と「脾」の不調であることがわかるので、**肝・脾**を整えればいいということになります。

　榮穴は、熱があってのぼせている（**火の病態**）のを治すので、心が絡んでいることがわかるので、心を整えればいいということになります。

　輸穴は、体が重くてふしぶしが痛いのを治すので、**脾経か心包経の病態**であることがわかりますが、これを「脾」と解釈されているところを検討してみます。例えば、「体が重くてふしぶしが痛い」というのは、心包経に異常が出る場合にも当てはまるので、「輸穴は心包」と考えてもいいことになります。

　経穴は、その症状からすぐに**肺経の病態**であることがわかります。

　合穴は、「逆気して」という症状から、下半身が冷えて、上半身に熱が上った状態なので、**腎の病態**であることがわかるので、腎経を整えればいいということになります。

　ここで、第三段階で説明した下合穴を思い出してもらうと、七星論では足三里が「水」、上巨虚が「金」、条口が「地」、下巨虚が「火」、さらにその下に、「肝」と「脾」を並べることができるので、それを少し変えれば五兪穴にあてはめることができます。

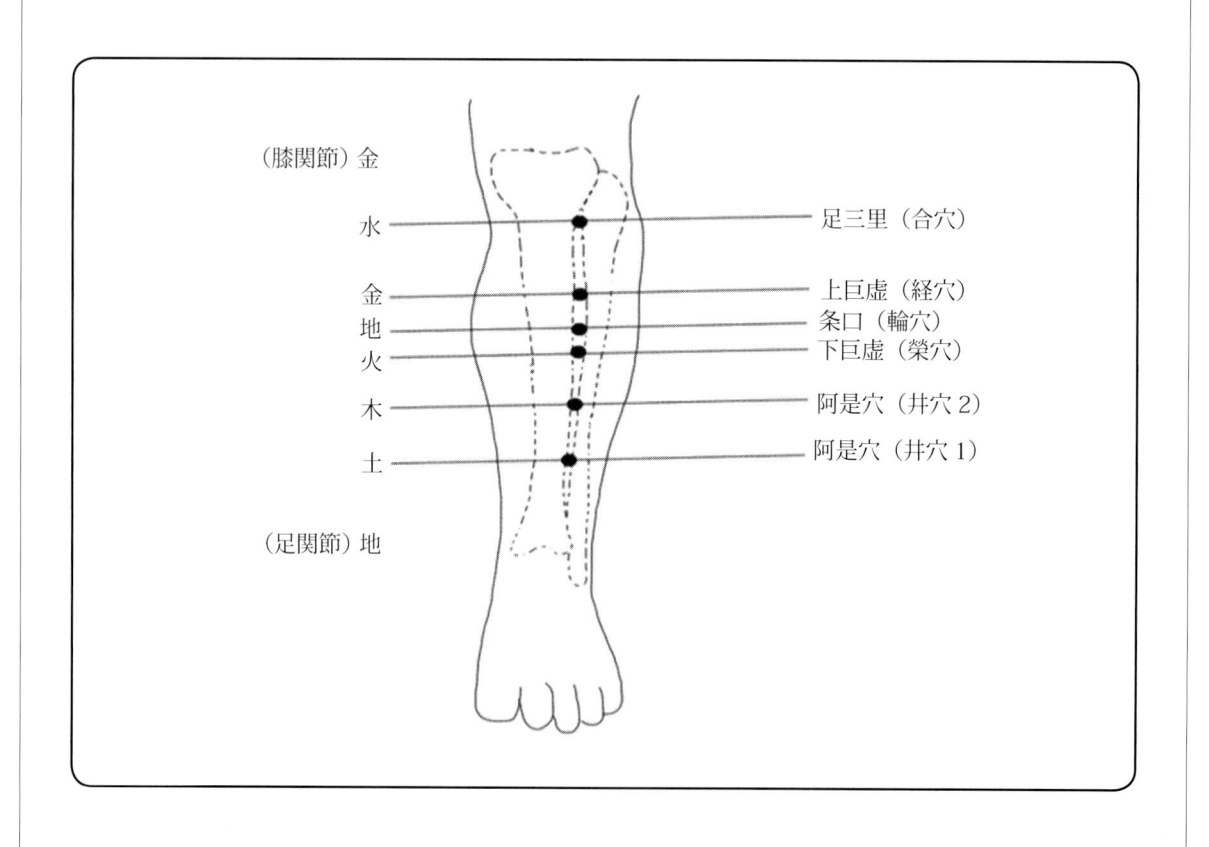

```
(膝関節) 金

水 ——————————————  足三里（合穴）

金 ——————————————  上巨虚（経穴）
地 ——————————————  条口（輸穴）
火 ——————————————  下巨虚（榮穴）

木 ——————————————  阿是穴（井穴2）

土 ——————————————  阿是穴（井穴1）


(足関節) 地
```

225 第六段階　　治　療

　則ち、イラストにある水・金・地・火・木・土の高さで五兪穴に対応することができるものとして、心下満には木か土を、身熱には火を、体重節痛には地を、喘咳感熱には金を、逆気して泄すには水を治療すればいいということになり、五兪穴を七星論に当てはめると以下のようになります。井穴は、「木」と「土」の二つあるので、土を「井1」、木を「井2」と称して並べると以下のようになります。

井1	井2	榮穴	輸穴	経穴	合穴
土星	木星	火星	地球	金星	水星

　これが七星鍼法での「六兪穴」（五行論の五兪穴に相当）になりますが、五行論においての精の流れは木→火→土→金→水が基本ですので、五兪穴の陰経の流れも、井木→榮火→輸土→経金→合水となっています。ところが、経絡筋力テストで精の流れを調べると、木→火→土→金→水での流れではないような気がします。

　そこで、第三段階で示したとおり、経絡流注に従ってテストしてみたら、肺・大腸→胃・脾→心・小腸→膀胱・腎→心包・三焦→胆・肝→肺・大腸とするとスムーズに流れていることがわかりました。

　これは『傷寒論』での「自然経過法則」の一つである、太陽→少陽→陽明、太陰→少陰→厥陰の流れに準じることになります。（七星論での水→金→地→火→木→土の流れでも、精がスムーズに流れていることを確認することができます）

　よって五兪穴も、井榮輸経合の順に精が流れるのではなく、合→経→輸→榮→井の順で流れると考えたほうが、精の流れに順じるのではないかと考え、経絡筋力テストで調べてみたが、これも上手くいかず、別の角度から検討することにしました。

　福島賢治著『選経選穴論と脈状診』に≪下合穴の臨床研究≫という項目で7頁も割いて記載されているが、使用された経穴は、委陽穴（七星論関節配置で金）、足三里（七星論での水）、上巨虚（七星論での金）が多く、同著の≪まとめ≫で【下合穴を選穴して臨床効果が顕著なものは、肝・腎・中下焦の諸病症である。】と述べています。少し後で詳細を書きますが、これは七星論での「水」と「金」を治療したことになるので興味深いものです。

　『難経』六十四難での五兪穴解説では、【陰経は井木、陽経は井金とする】と論述されますが、手足を輪切りにして陰経部分と陽経部分の五行を対照させたら、精の構造が違うことになります。そこで、七星論での自経補寫の経穴を設定するために、前腕部と下腿部に「五兪穴理論」を投入し、以下のように兪穴を当てはめてみることにしました。

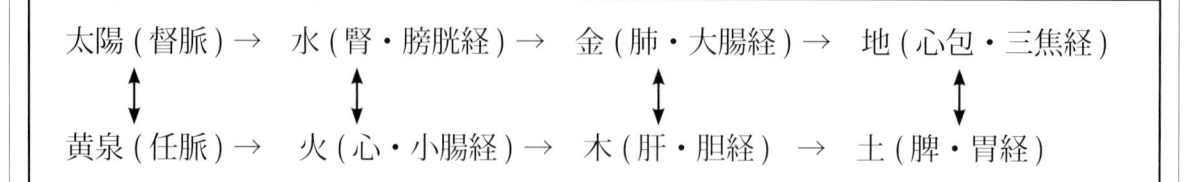

```
太陽 ( 督脈 )  →  水 ( 腎・膀胱経 )  →  金 ( 肺・大腸経 )  →  地 ( 心包・三焦経 )
  ↕                ↕                    ↕                    ↕
黄泉 ( 任脈 )  →  火 ( 心・小腸経 )  →  木 ( 肝・胆経 )   →  土 ( 脾・胃経 )
```

① 陰経も陽経も「五兪穴での井穴を木と土」の二つに分ける。
② 陰経も陽経も精の流れを合経輸榮井の順にする。

　則ち、五兪穴をなぞって「六兪穴」を作りあげる計画ですが、陰経も陽経も井１＝土、井２＝木、榮＝火、輸＝地、経＝金、合＝水、と並べ、さらに前腕と下腿で六兪穴を組み立て、治療効果も実験で確認してみました。
　名称は、五行論と混同してはいけないと思い、以下のように七星論独自の名称で用いるようにしました。

七星	土	木	火	地	金	水
六兪穴名	生穴	筋穴	熱穴	怠穴	咳穴	慢穴
五兪穴名	井穴1	井穴2	榮穴	輸穴	経穴	合穴

名称の由来は、下記によるものです。

生穴	脾経になるので、「土は万物を生む」に由来した。
筋穴	肝経になるので、「肝は筋膜を主る」に由来した。
熱穴	火は熱に関係し、熱をよく治めることに由来した。
怠穴	地の異常からくる怠さを治めることに由来した。
咳穴	金は肺で咳と関係することに由来した。
慢穴	慢性的な症状を治めることに由来した。

　下腿胃経の配置を少し並べ変えると、五行論での五兪穴理論が、七星論でもそのまま使えます。例えば、胃経の水に鍼を刺せば腎経の筋力が上がり、胃経の金に鍼を刺せば肺経の筋力が上がり、胃経の地に鍼を刺せば心包経の筋力が上がり、胃経の火に鍼を刺せば心経の筋力が上がり、胃経の木に鍼を刺せば肝経の筋力が上がり、胃経の土に鍼を刺せば脾経の筋力が上がります。

則ち、この配置を応用すれば、一つの経穴で、胃経と「水金地火木土」のいずれかの二経の治療が同時にできることになり、五兪穴の如く「六兪穴」としての効能も発揮させることができるわけです。

前述した福島賢治著『選経選穴論と脈状診』の≪まとめ≫で述べているのを七星論で検証すると、七星論での委陽は、水（膀胱経）と七星関節配置での金（肺・大腸）の治療になり、七星論では、金と木は対応経絡なので、金を治療することで木の治療にもなります。則ち、委陽への治療は、水、金、木の治療をしたことになります。

また、六兪穴の考え方を用いると、足三里への刺鍼は土（胃経）と水（腎・膀胱）の治療になり、土（脾・胃）と地（心包・三焦）は対応経絡なので、足三里への刺鍼で、土、水、地の治療をしたことにもなります。また、上巨虚への刺鍼は土（胃経）と金（肺・大腸）の治療になり、金（肺・大腸）と木（肝・胆）は対応経絡になるので、上巨虚への刺鍼で、土、金、木を治療したことにもなるわけです。

Tips

脳血管障害の前兆

経絡治療で治らない頭痛の場合は、脳血管障害の可能性があるので、豆腐シップで項を冷やし、頭痛が取れたら肝・腎・心・心包を経絡で整える。豆腐シップで寒がるようなら、脳出血を起しているので、その時は、豆腐シップを止めて、生姜シップで項を暖める。

脳梗塞の治療は、右膈兪から大腸兪へ。左脾兪から大腸兪へ巨針療法。或いは背椎の歪みに合わせて背部兪穴に豪鍼（風池・天柱・大杼・右背肝臓裏・4水・4外水・4木は必ず取穴する）。百会へ灸20～30壮。家庭で太もも踏みをしてもらう。

脳出血の鍼灸治療は、基本的には同じであるが、百会のお灸はしない。12経絡の井穴に刺絡療法をする。

脳梗塞も脳出血も食事が非常に大事で、砂糖・アルコールは絶対厳禁。果物、油物等、肝臓や血管に害を与えるような食品は摂らないようにする。最低2週間はミネラルスープを食べるようにする。ミネラルスープは、硬く炊いたり軟らかく炊いたり、野菜のバリエーションを考えたりして自分でアレンジする。

その他に血管を掃除してくれる納豆や古漬などの乳酸菌で、大腸の善玉菌を増やすことを考える。一番大切なのは、経験豊かなマクロビオティック指導者に教えを請うことで、生兵法にならないように指導しておかなければならない。

3. 七星論での経穴治療

　経絡学説では、郄穴は急性病に用い、即効性のある経穴とされていますが、郄穴は七星論での査穴や地穴と同位の場合もあります。つまり、「肺経の金」とか「心包経の地」とか「肝経の木」とか「脾経の土」とか「脾経の地」とかを、詳細に見ていくと五兪穴で汎用する要穴と、査穴・地穴が同位にあることがわかります。
　例えば、治療効果が高くて頻繁に用いられる要穴を調べてみますと、

① 肺経の郄穴「孔最」は「肺経の金」で査穴である。
② 大腸経の郄穴「温溜」は「大腸経の地」である。
③ 心包経の郄穴「郄門」は「心包経の地」であり査穴である。
④ 肝経の郄穴「中都」は「肝経の地」である。
⑤ 脾経の郄穴「地機」は「脾経の地」である。
⑥ 胃経の郄穴「梁丘」は「胃経の土」であり大腿部の胃経の査穴である。

　これらが七星論での「査穴」や「地穴」の位置と近い位置に配置されているのは、偶然とは思えません。
　原穴と母（補穴）と子（寫穴）の関係を見ると、さらにおもしろいです。

	原穴	母（補穴）	子（寫穴）
肝	太衝	曲泉	行間
心	神門	少衝	神門
相火	大陵	中衝	大陵

	原穴	母（補穴）	子（寫穴）
脾	太白	大都	商丘
肺	太淵	太淵	尺沢
腎	太谿	復溜	湧泉

　肝経の太衝（原穴・輸穴）は、七星論では「肝経の月」になるので「地」に含まれ、曲泉（補穴）は関節配置で金になるので、慢性的疾患の根源となりやすい大腸の治療もすることになり、補の作用で「補穴」になり、行間（寫穴）は関節配置の地と火の間で、心包や心と関係が深く、心は熱をよく下げるので寫法になり「寫穴」になっています。
　心経の少衝（補穴）は、母「補穴」として用いるよりも、子「寫穴」として用いたほうが効果が高いです。それは、井穴はどの経においても寫法が効果的だからです。また神門（寫

穴）は関節配置で「地」になるので、子「寫穴」として使うよりは、母「補穴」として使ったほうが治療効果を上げることができます。

心包経にしても心経と同じことが言え、母「補穴」と子「寫穴」は入れ替えて使ったほうが治療効果は高くなります。これは、虚衰した患者さんを、陰経の原穴だけで治療する「北斗鍼」というのがあり、それを使えばすぐわかります。

脾経の大都（補穴）は、七星論での関節配置で「火」にあたるので、心経と関係が深く急性疾患には効果的だが、母「補穴」としては優秀とは言えず、むしろ陰陵泉のほうが「補穴」として使えます。商丘は寫穴だが、七星論の関節配置で「地」にあたるので、補の作用が強く働きます。しかし刺鍼の技法によって補穴にも寫穴にも使えます。

肺経の太淵（補穴）は、七星論の関節配置で「地」にあたるので、これも刺鍼の技法で補穴にも寫穴にも使えます。尺沢（寫穴）は関節配置で金の位置にあるので、「金の金」となり、寫穴としては適当ではなく、むしろ補穴として用いるべきです。

腎経の復溜（補穴：土）は、関節配置で「地」の近くになるので、刺鍼技法によって補穴にも使えるし寫穴にも使えます。湧泉（寫穴）は、関節配置で「月」になり、「地」となるので、補穴にも使えるし寫穴にも使えます。

臨床例として、車椅子に乗った一人の老人が、意識を失い車椅子から力が抜けたように滑り落ちました。湧泉をバンバン指圧したら（これは補法）、意識が戻りました。

また、腎実で腰が伸ばせない患者さんには、腎を寫すつもりで、湧泉をヘアーブラシの柄で、きつめに指圧すると腰が伸びてきました。（これは寫法）

参考

七星鍼法の経穴治療の基本穴

全体 ― 百防（百会から防老）。顖前（顖会から前頂）
前面 ― 陰査穴（足には、腎査穴、肝査穴、脾査穴、手には、肺査穴、心包査穴、心査穴）
後面 ― 風池。大杼。背部兪穴即ち、2（地、木または火）、3（地、木）、4（水、外水、木）。
　　　　承山

4. 経絡治療

　経絡治療をするときに、「虚実」という言葉を使うので、患者さんから「虚とは何ですか？」と質問を受けるときがあります。

　東洋医学でいう「虚」とは、正気が虚弱なために現れる病態のことで、不足の状態で起る証候が病理に反映された状態をいい、平たく言えば「当該臓腑が弱った状態」のことを言います。その反対の「実」とは、外邪の感受または瘀血や痰などによって起こる病態のことで、身体に害を与えるものが体内にあるため、邪気が盛んな状態であり、正気も比較的旺盛で抵抗力も強いので、正邪の間に激しい闘争が起った状態です。

　とは言っても、東洋医学を学んだことのない人には、概念が掴みにくいようですので、患者さんには、「虚とは、空虚の虚で、ゴムマリから空気の抜けた状態で、実とは、充実の実なのでゴムマリに空気をパンパンに入れた状態です」と話したり、「虚とは欠乏のこと、実とは過剰のこと」と話したり、「虚とは、その臓腑が弱っていること、実とは、その臓腑が働かされ過ぎていること」と話したりします。

　七星論での経絡治療は、五行論での経絡治療とは大きく異なるところがあります。

　例えば、**五行論での五兪穴**は、陰経で、井木、滎火、輸土、経金、合水、と木→火→土→金→水と、**手足の末端から体幹に移行する**と考えられていますが、七星論では、慢水、咳金、怠地、熱火、筋木、生土と、水→金→地→火→木→土と**体幹から手足の末端へ移行**するように考えているので、**五行論での相生相剋関係とは逆の流れ**になります。

　また、『奇経八脈考』で、【まず任督を整え、腎経を整えれば～】と述べられているように、七星論でも、「経絡は督脈から始まる」と仮定しているので、経絡治療は督脈と任脈を整えることから始めます。次に「水：腎・膀胱」か「地：心包・三焦の経」を整えれば、強い実がない限りたいていの脈は正常になってくるので、任督と腎・膀胱か心包・三焦を整えることを先に考えています。

　例えば、こんな例があります。

　歯痛を訴えて来た方があり、痛むのは右下の #5（45）と言います。歯科医では「歯自体には異常がないので、噛み合わせの問題だろう」ということになったらしいが、#5 は、七星論で診ると、「地」（心包経）と関係する歯で、脈診でも左寸口と左関上の陰が虚しています。（七星論では、左寸口：心包・三焦。左関上：脾・胃と診る）

　このような歯痛を七星論で治療するには、一番簡単な方法が、同側の心包経の大陵か心包査穴で補すことで、その次が対応経絡の対側である脾査穴か太白を使うことです。それ

で痛みはほぼ完全に消えます。

　経絡治療は経絡での補寫法を行なって臟腑を整えようとする治療法ですが、その手法には大きく分けて他経補寫と自経補寫があり、その使い方にもいろいろな方法があり、各人各様のようです。

Tips

激しい動悸
　第二生泉水穴へ米粒大のお灸3壮。これはもの凄く効く。何日も胸が苦しくて、息がハーハーし、歩くことも食べることもできない人でも、そのお灸をすると、20〜30分で胸が楽になり、お腹が空いて食事ができるようになる。

　しかし、特効薬が何度も使えないように、このお灸は何度も使えるものではない。動悸で苦しむには苦しむ原因があるので、その原因を取り去らなければ、再び窮地に追い込まれ、そのお灸でも効を為さないときは、新薬も効かない状態だと考えたほうがいい。だから、このお灸は、病状を診断できない素人に、気軽に教えるべきではない。

　このような症状になるのは女性が多いが、何故だと思うのか？食物の陰陽を考え、女性が好む食物を考えれば答えが出てくる。

　女性は心臓を緩める作用の強い甘い物、果物、酢の物を好んで食べる人が多いからである。最近は「肉食女子」と「草食男子」が増えているようで、今後はこの症状の出る性別は逆転するかもしれない。

5. 七星論での経絡治療

　『素問』調経論篇に、【有余はこれを寫し、不足はこれを補う。】という論述があります。有余と不足をそれぞれ五行に当てはめて、合計10種の有余と不足を説き、次に【百病の生ずるや皆虚実あり。(中略)皆五臓より生ずるなり。】と論述され、それぞれ五臓の有余と不足を分けて治療法を解説しています。

　また、同篇に【余りあるものを実といい、欠けているものを虚という。】という論述があり、【気が併しているところは血虚(気実血虚)であり、血が併しているところは気虚(血実気虚)となる。(中略)虚実が発生するのは、邪気と気血が併合することによって陰陽相互間は平衡となりえず、気は衛において乱れ、血は経において逆し、血気がそれぞれ離れてしまい、一方は虚し一方は実するという現象が起こるから】と論述されます。

　これが証の虚実を決定する基礎になりますが、**経絡治療では四診で得られた情報を基にして「証」を決定します。七星論の経絡治療では、四診で得られた情報に、虹彩やスクレラ分析で得られた情報も加味します。**

　七星論での調経法則には「心虚や腎実」も含めましたが、それは『素問』調経論篇にも、【神(心)不足なれば則ち悲しむ。(中略)志(腎)有余なれば則ち腹脹りて飧泄し(下痢し)、】という論述があり、臨床でも心虚や腎実が診られるからです。

　経絡治療の基本証には、「肝虚証。脾虚証。肺虚証。腎虚証」とあり、それらに「五行穴」や「相剋関係」を取り入れ、「肝虚熱症・肝虚寒証」、「脾虚陽明経実熱症・脾虚熱症・脾虚寒証・脾虚肝実症」、「肺虚熱症・肺虚寒証・肺虚肝実症」、「腎虚熱症・腎虚寒証」に分けて選穴をします。

　しかし、臨床で多く診るのは「心包や三焦の虚」であり、七星論では『鍼灸大成・聚英』で述べられた選穴法を採用しています。則ち、肺経が実なら尺沢、虚なら太淵。大腸経が実なら二間、虚なら曲池。胃経が実なら厲兌、虚なら解谿。という方式ですが、**一経の場合は七星論での査穴を迎髄法で補寫したり、査穴の上下を母子に配当して補寫したり、対応経絡を加えたりします。また、二経以上に跨る時は、当該経穴の母子関係と対応経絡も使います。**

　脈や病症に表れる各経の虚実を書き表すと以下のようになりますが、熱証や寒証を入れてないのは、経絡を整えながら、**熱証は八風や八邪や井穴で治し、寒証は三温鍼で解決**できるからで、熱証も寒証も経絡治療と同時に行なうことができるので、必要を感じたことがないからです。

① 宙虚証・宙実証
② 水虚証・水実証
③ 金虚証・金実証
④ 地虚証・地実証
⑤ 火虚証・火実証
⑥ 木虚証・木実証
⑦ 土虚証・土実証
⑧ 水火不和証
⑨ 金木不和証
⑩ 地土不和証

　則ち、経絡のそれぞれに「陰虚」と「陽虚」、及び「陰実」と「陽実」があり、対応経絡の「不和証」も加わり、治療はそれぞれの虚実を整えていくわけです。但し、治療に当っては、陰虚と陽実、陽虚と陰実は、ほぼ同時に表れるので、**陰虚や陽虚が顕著に現れていればその経を補し、陰実や陽実が顕著に現れていればその経を寫します。**

Tips

下痢

　裏内庭（食中り）。土（脾・胃）と絡む下痢（泥便）は天枢。火（心・小腸）と絡む下痢（水下痢）は第二生泉水穴か、大巨に灸5壮。灸を嫌がるなら鍼でもいいが、下痢は陰性症状なので、陽性な灸療法のほうが即効性はある。則ち、鍼よりも灸のほうが効果的。

　水下痢には水分への灸も効く（最初熱くなければ熱くなるまでか、最初熱ければ熱くなくなるまで）。水分というツボは、七星論で観ると水（腎・膀胱）になるので、水分へのお灸は、腎・膀胱の治療で、粘膜が整うと考えられる。則ち、腎機能を上げて、粘膜を元気にさせて下痢を治めるわけである。

　お腹が冷えているようなら、失眠穴に「熱くなるまで」お灸をするとお腹が温かくなり、気分も良くなる。

6. 基本的な選穴と治療法

　七星論では以下の項目を主にして経絡を整えます。
① **鍼の向き。(迎随による補寫法で、これは絶対に必要)**
　経絡治療は補寫の手技で経絡を整え臓腑の虚実を整えるもので、優先させる手法は、刺鍼時の迎随による補寫法です。
② **顖前、百防への刺鍼を基本とします。(任督を先に整える)**
　督脈が陽経の海で任脈が陰経の海ですので、その二経を整えることから治療を始めると、全ての経絡をスムーズに動かすことができるからです。
③ **刺鍼の順序は七星の並びに従います。(精気の流れに従えば経絡が整えやすい)**
　任督に連なるのが水、次いで金、次いで地、火、木、土と並ぶので、いくつかの経絡を選ぶときは、その順番に刺鍼していくと、他の経絡も整えやすいです。
④ **≪新城一穴鍼補法≫をする時は、脈診で最も虚している経絡を補すのが基本。**
　脈診で、右の脈に虚があれば右半身の、左の脈に虚があれば左半身の当該経絡の査穴に刺鍼するのが基本ですが、それには一つの法則があります。
　具体的には、左脈の心包・三焦、脾・胃、腎・膀胱、のいずれかに虚があれば、心包・三焦なら左手に取穴し、脾・胃、腎・膀胱なら左足に取穴します。対応穴で取穴する場合は、心包・三焦なら、対側である右足の脾経か胃経を選び、脾・胃なら、対側である右手の心包経か三焦経を選び、腎・膀胱なら、対側である右手の心経か小腸経を選びます。この選穴に熟れると、一穴刺鍼でかなりの治療ができるようになります。その場合、顖前・百防を先に刺してから、脈診で得た虚実の経脈を刺すと、もっと効率のいい治療ができます。但し、一穴鍼法にこだわる場合は顖前・百防には刺鍼しなくてもいいです。
⑤ **≪新城一穴寫法≫強い実があれば、先に寫して検脈を行ないます。**
　経絡治療では"先補後寫"を基本としていますが、骨格の歪みや痛みを伴う疾病の場合は、寫法を先にしたほうが即座に症状を取り去ることができます。刺鍼は迎法で経絡の流れに逆らって刺鍼します。
　この場合、顖前・百防を先に刺しておくと、経絡は安定しています。
⑥ **必要に応じて六兪穴を用います。**
　慢性には"慢穴"、咳嗽には"咳穴"、倦怠感には"怠穴"、熱症には"熱穴"、筋腱の問題には"筋穴"活力には"生穴"を用いるといいです。
⑦ **実熱がある場合は八邪穴を使います。**

八邪穴は、七星論の関節配置で「火」になり、"熱"に関係してきます。熱は多くが上半身の肺や気管支、脳、耳鼻咽喉などが関わり、八邪穴が上半身と繋がる経絡なので解熱に効果があります。

⑧ **炎症のある場合は八風穴を使います。**

八風穴は、七星論の関節配置で、「火」になり、八邪と同じように"熱"に関係しますが、陰経の経絡で観ると、脾、肝、腎であるため、それらの臓は高熱を出すことは少ないが、慢性的な熱症状が潜みやすいので八風を使うわけです。同時に炎症は慢性的な熱症状が多いので「慢穴」を併用するといいです。

⑨ ≪二経鍼法、三経鍼法≫脈の変動が二経以上あれば対応穴も取穴します。

脈診で二経、三経に虚実が現れる場合も少なくないので、その時は二経、三経から選穴しますが、効果的な治療法は、対応経絡も選穴するほうがいいです。対応経絡は、水⇔火、金⇔木、地⇔土。

⑩ たまにですが、四経が虚しているときがあるので、これも⑨と同じような方法で選穴します。

「多くの経絡に跨る取穴は患者さんを疲労させてしまう」という説もありますが、七星論では最初に任脈と督脈を整えるので、そのような心配は要りません。

⑪ **虚証が酷い場合は、全ての陰経の原穴を補します。**

全てが虚脈で、精気がなく、起居に不自由のある場合は、「北斗鍼」を使います。

⑫ **未病治は背部兪穴で行ないます。**

未病治（未病の予測と予防治療）は、背部兪穴による骨格矯正鍼を使います。

あまりに簡単なように思えるかも知れませんが、「簡単こそ難しい」と心得て臨床に臨むほうがいいです。

7. 新城一穴鍼法理論

　人体は太陽系惑星からのエネルギーで生体を保っていると考えますが、惑星同士も我々の臓腑同士も微妙な陰陽バランスで相互に支えあっています。

　つまり、易の卦爻で並べると、太陽が乾（☰）で、水星が兌（☱）、金星が離（☲）、地球が巽（☴）、黄泉が坤（☷）、火星が艮（☶）、木星が坎（☵）、土星が震（☳）となり、卦爻のバランスが取れるように並べたのが対応経絡（176ページ参照）です。

　仮に人体に何らかの症状があったとしたら、それは卦爻のバランス（臓腑器官）が歪んでいると考えてよく、それを整えれば症状は消えるはずです。

　この卦爻の並びはそのまま経絡に当てはめてあるので、変調のある経絡だけを整えてもいいのですが、陰陽はバランス、則ち過不足の調和を保つように動いているので、相対応する卦爻にも変化が出ていると考えて治療するわけです。

　新城一穴鍼法の根底には、①脊椎診。②脈位の配置と七星論での対応経絡。③七星論での査穴があります。①の脊椎診は、潜伏している臓腑の変動を見つけるものであり、脊椎の歪みは現在の病因になる場合が多いです。②脈位の配置は、右手の脈位に出る変動は「右病」と云い、右半身の異常と診て、左手の脈位に出る変動は「左病」と云い、左半身の異常であると診ます。③の査穴は七星論での六兪穴とも関係してくるので、新城一穴鍼法をするときには必要不可欠である。

七星論での脈位

	寸口	関上	尺中
右手	肺・大腸	肝・胆	心・小腸
左手	心包・三焦	脾・胃	腎・膀胱

　この脈位は卦爻を使って経絡の相生を割り出したものであり、いくつもの実験や臨床で証明してきたもので、この卦爻で上下交差させた取穴で効果を上げることができます。脈位の配置を見るとわかると思いますが、右手の寸口と関上、左手の寸口と関上は、それぞれが対応経絡になっており、寸口と関上の脈の変動は、どちらかの一穴で治療が可能となります。例えば、右寸口の沈（肺）と右関上の沈（肝）が虚脈を示していたら、肺経か肝経の一穴に刺鍼することで、双方が整う場合が多いし、どちらかが強い実脈を示していたら、実を写すことで双方が整います。

この三つの要素に、解剖・生理・病理を組み入れて一穴を選んでいくのですが、**診断は主に問診、脈診、脊椎診で行います。素因や胃脈を診るために、虹彩やスクレラ分析も診断に入れてもいいです。**

　具体的な方法は、**実の場合は当該経絡を寫し、虚の場合は多くが下肢（脾・肝・腎）の経絡から選穴して補**します。下肢に取穴する理由は、下肢に流れている経絡は、上肢に流れる経絡より陽性な臓になるからです（無双原理・易）。陽性な臓が急変することは少ないが、潜在的に（素因的に）身体に影響を与えている場合は多いです。

　虚が出るのは多くが陰経なので、ここでは全て陰経で説明します。具体的には、例えば、右手の脈（肺・大腸、肝・胆、心・小腸）に変動があったとします。仮に肺虚があったなら、肺と対応関係にある肝か胆を選穴して肺の脈を整えるので、基本的には上下交差理論（横隔膜を境にして経脈は交差的作用を現す）により、左の肝査穴に取穴します。

　しかし、脊椎診で背骨が右肩下がりのような歪み方をしていたら、右の肝査穴に取穴します。理由は、脈診ではわからなくても（虹彩やスクレラ分析ではわかる）、潜在的に肝虚があり、肝臓と対応する筋肉が実していると診るからで、右背に経筋腱収縮牽引が出ているので、右の肝査穴を補せば、対応している筋肉も実の状態が解かれ、肝臓と筋肉が調和されるので、対応経絡の肺に出た虚脈も整うからです。

　次は、右手の脈に変動が出たとします。その場合、右手の脈の変動は右病と診るので、右半身に異常があると診ていいわけで、「横隔膜から下の臓の変調は、脈位が右なら右に取穴する」ので、そのまま右の肝査穴に取穴します。この場合は、脊椎診をしてもほとんど肝からの経筋腱収縮牽引ですので、あまり問題は起こりません。

　しかし、時々腎が絡んで、腰椎下部で左に屈曲している場合があります。そんな場合は、潜在的な病因が腎なので、脈状よりも脊椎診を優先させて左の腎経を使います。横隔膜から下の臓の変動は、左に出た変動なら左に取穴するからであり、新城一穴鍼法では脊椎診を優先するからです。

　もう一段レベルを上げて、肝と腎が交わる経穴を選べば、さらに高度な治療ができます。則ち、七星論での六兪穴を用いて、肝経の水（肝経で陰陵泉の高さに取る）か、腎経の木（腎経で木の高さに取る）に取穴すれば、肝と腎を同時に治療したことになり、肝の脈状も整うし、腎が絡んだ腰椎下部の屈曲も整います。

　二経、三経に虚実が顕れても基本は同じで、古典や現代医学の生理学（脊椎診含む）を応用した組み合わせをすれば、多くが一穴への刺鍼で脈を整えることができ、病状としての痛みも一穴で取れる場合が多いです。

Tips

ムチ打ち

　ムチウチの症状は頚椎のズレで起るが、その経筋腱収縮牽引の現象は、肩部や前腕まで伸びている。経絡で言うと三焦経が主になるが、肝経と、その経筋腱収縮牽引の起こっている腱上に施鍼や施灸をすれば楽になる。もし、その前腕の経筋腱収縮牽引を整えずに、頸部だけを整えようとするなら、何回も治療をしなければならない。

　患者さんの中には「ムチウチです」と訴えながら、それらしき原因が見当らない場合がある。そのようなときは、内臓との関係を考えたほうが良く、まず経筋腱収縮牽引を整えてみるのが良策である。

　もともと「患者さん」とは素人なので、首が痛ければ整形外科に走って診察を受け、医者がつけた病名を信じるもので、医者も原因が見つからなかった場合「自転車でぶつかったことはないか？」などと質問し「3年前に自転車で転んだことがある」とでも言おうものなら「ああ、それだそれだ、それが原因でムチウチになったんだよ」などと説明をしているような医者もいる。

　ですから、患者さんは医者のつけた病名を信じて訴えてくるが、患者さんの言う病名で治療にかかれば、いつまでも治らない治療を続けることになる。たとえ医師といえども、分野が違えば素人も同じと考えたほうがいい。

　宝塚歌劇団と言えば、非常に華やかな世界であるが、舞台中には、狭い舞台裏で走って次の準備にかかるそうで、人とぶつかるのは日常茶飯事のようである。

　臨床日記によると、宝塚歌劇団の劇団員が、二人も「舞台裏でぶつかった」とムチウチでやって来たことがある。一人は鼻を折り、一人は歯が折れているのですから、凄まじいものである。それでも「舞台稽古を休むことができないので何とか治してほしい」とのことでしたので、外関穴を使って一回で治してあげたら、非常に喜んでくれて、それ以来、宝塚歌劇を観に行く時は、いつもいい席に座らせてもらった。

　たまに、5年前や10年前のムチ打ちを訴える人がいるが、それはムチ打ちが原因ではなく、心や肝や腎の異常で発生した頚部痛である。ムチ打ちは、前後に首を動かすことができなくても、左右の歪みを整えれば治る。

　天柱、風池、完骨、大杼と、歪みの方向によって豪鍼や巨針で骨格矯正鍼を施す。

8. 新城一穴鍼法の手順

① 問診をします。
② 症状から経絡を想定します。
③ 脈を診る。脈診の場合は以下の点にも注意が必要です。
　四季の脈：季節によって脈が違います。
　表裏の脈：陰経と陽経の脈のシーソー現象（陽実なら陰虚の場合があるので、重按でわからなければ軽按で診る）も考えなければなりません。
　脈を出す：脈を浮き彫りにする方法は、額前・百防への刺鍼か、秋・冬・春なら炭酸泉に入ってもらいます。
④ 脊椎診をします。（虹彩やスクレラの分析も効果的である）
⑤ 問診、脈診、脊椎診、虹彩とスクレラ分析から変動した経絡を想定します。
⑥ 右手の脈位に出る変動は「右病」と云い、右半身の異常と診ます。
　左手の脈位に出る変動は「左病」と云い、左半身の異常と診ます。
⑦ （一経に変動がある場合）問診や脈診や脊椎診で、変動のある脈と症状が同じ経絡の場合、横隔膜から下の臓（脾・肝・腎）の変動は脈位と同側に取穴します。横隔膜から上の臓（肺・心・心包）の場合は、対応経絡（脾・肝・腎）を用いるほうが効果的なので、肺・心・心包の変動は対応経絡の下肢に選穴します。その場合、対応経絡への選穴は陰陽上下交差理論により、対側に取穴します。腑は全て横隔膜から下なので、上肢に取穴するときは症状の出ている部位の対側に取穴し、下肢の対応経絡に取穴するときは症状の出ている同側に取穴します。

　実と診た場合は当該経絡を寫し、対応経絡は使いません。
⑧ （二経以上に変動がある場合）脈状を診ます。病状を診ます。脊椎診をして脊椎に変動があれば脊椎診を優先させて脈状や病状に合わせて経絡を選びます。脊椎診で変動がなければ脈状や病状から経絡を選びます。その時、変動の強い脈と強く出た病状が一致していればいいですが、一致してない場合は、病状を優先させて選穴します。

　具体的な例を示すと、右手と右足に異常があり、脈状は肺と腎が虚していると診た場合、脊椎診の結果は左腰部に経筋腱収縮牽引が起っていたとします。

　その場合は、①脊椎診では左腎。②症状では右肩痛と右膝痛。③脈状では右寸口の沈（肺）と左尺中の沈（腎）が虚しています。この場合、症状は右半身に出ているが、脊椎診で左の腎に変動ありと診たとします。脈状では右寸口と左尺中が虚しています。つまり右

病なのか左病なのかの問題ですが、脊椎診を優先させるので腎を優先させることになり、左腎査穴あるいは左腎土に取穴します。

　もう一例。腰痛と左膝痛があり、肩が異常に凝り、背中が痛く、便秘があり、脈を診ると、肝、脾、大腸が虚して、脊椎診では特に臓腑の違和を見つけることができないとします。その場合は、七星の流れに従って生理・病理を考えると、肝から脾に精気が流れるので、「肝虚すれば脾も虚す」と考えます。

　次に木⇔金の対応関係と生理も合せて考えると、「肝は筋膜を主る」となるので、肝虚が原因で筋膜である大腸も虚していると診て、肝を補せば土も金も整うことになります。従って、その本は「肝」になり、肝の脈位が右なので、「横隔膜から下の臓腑は脈位と同側に取穴する」で、右肝査穴か右肝土か右肝金に取穴すればいいことになります。しかし、七星鍼法には、肝経と脾経が交わる「二陰交」があり、たまたま肝金の部位にもなるので、肝・脾・大腸の三経を一度に整えることができるわけです。従って、膝痛は左でも、右肝金（二陰交）で治療可能になるわけです。

　これが新城一穴鍼法の極意です。いずれわかると思いますが、この鍼法は簡単なようでも、≪七星鍼法の奥義≫なので、これができるようになれば、治療技術はかなり高くなっています。大事に、本当に大事にしてください。

Tips

躁病と鬱病

躁病：上気しているので、寫法を使う。足の胃経を指圧。厲兌から点状寫血。七星論では水から土まで精気が流れ、水と金は補法がよく効き、地と火はバランスを取るのに効果を現し、木と土は寫法がよく効く。胃経は土に属するので、寫法が効くわけで、上記の治療をすると患者さんも気持ちが良くなるようで、おとなしくなる。

　しかし、躁病になる原因は、精神的なものもさることながら、アメリカの少年院での観察結果報告によると、肉食やジャンクフード過多の食事が躁病になるようである。

　マクロビオティックでもそのように考えていて、実際にマクロビオティックをしている家庭の子は、おとなしいし、人を傷つけるようなことはしない。

　マクロビオティックは、陰陽調和を考えた食事療法であるが、陰陽調和の取れた食事は、体も整えるが、心も整えてくれるからである。

鬱病：足の膀胱経を指圧。崑崙に灸5壮。気虚の状態なので、引き締める作用の強い膀胱経を使う。

　躁病の逆で、水（腎・膀胱経）で引き締めるわけであるが、虚という症状は往々にして陰性食品の摂り過ぎで起るので、予防と治療には陰性食品を避けるようにする。

9. 新城一穴鍼法の症例

> 症例 1

　2010年6月20日、七星論での自経補寫、他経補寫、対応経絡補寫の実験、及び新城一穴鍼法の実験研究会を開催した時のことである。
　参加者の中に**右膝の痛い人**がいて、脈を診ると腎虚が出ていた。
　全員に脈を確認してもらった後で、座位で脊椎診をしたら、腰椎下部が、誰でもわかるぐらい右に曲がっているので、これも全員に確認してもらった。脊椎診に慣れてない人も含めて、ほとんどの人が、「あ、ほんとだ。曲がっている」と声をあげていた。脈には出ていなかったが、肝虚が潜んでいたわけである。
　仰臥になってもらい、膝裏を確認したら、右膝裏の腱に明らかな緊張があったので、それも全員に確認してもらい、理論を説明しながら、5番鍼で左腎木穴を刺した。（痛いのは右膝）
　膝の痛みが軽減したので、全員に膝裏を確認してもらった。最初に膝裏を確認するときには、「痛い！」という顔をしていたが、今度は痛みがほとんどなく、本人も納得した顔をしていた。それから座位になってもらい、先ほどの腰椎下部を確認したら、先ほどの歪みが取れている。私自身がビックリした。右膝が痛いのに左足に鍼をたった一本刺して、まさかそんなに歪んだ腰椎まで矯正されるとは考えてなかったからだ。
　全員に確認してもらった。「ほんとだ。ほんとに伸びて真直ぐになっている」と何人もの人が言った。モデルになった人も「自分でもわかります。さっきまで、座っていてもお尻が右に歪んでいると感じていましたが、今はなくなりました」と言った。
　脈を確認したら、先ほどの腎虚の証は消えていた。参加者の方々は、不思議そうな顔の中に満足そうな顔があった。「何故だ？」という質問にも答えて、誰にでもできることを知ってもらった。
　そこには、「納得した」という顔がいくつも見えた。鍼一本だけで終るのは申し訳ないと思ったので、右膈兪から大腸兪。右承山から殷門への巨針も加えた。
　その後、以下のようなメールを頂いた。
　≪まず、七星論の新城一穴鍼法を自身の体で体験して、その素晴らしい効果に、ものすごい驚きと感動をおぼえました。そして、新城一穴鍼法のあまりの不思議さに、従来の経絡治療と何が違うのかと、家に帰ってからも色々と考え込んでしまいました。また、二回

目の研究会では、多くの方が参加協力されて、七星論での経絡治療の効果を実感されたのが、何よりも嬉しかったです。今後七星論の経絡治療が広まっていくのが、とても楽しみです。≫

症例2

原稿を書いているときに、**右の白目の外側が赤くなり、コロコロした感じになった。**鏡で見ると、鞏膜ではなく結膜だったので、心包経に何らかの負担がかかったか、深夜までパソコンをしているために目の疲れが出たのだろうと思いながら脈診をした。

脈を診ると、心包と脾が虚していたので「食べ過ぎたのか」と思いながら、左脾査穴に補法で刺鍼したら少し目が楽になった。しかしまだすっきりしないので、「食い過ぎとパソコンの使い過ぎだなー、これは」と頭の中でつぶやきながら、左の心包査穴に補法で刺鍼したら、目の違和感はほぼ完全に取れ、目の赤い色も薄くなってきた。

新城一穴鍼法のつもりでしたが、目がうっとうしいので二穴鍼法になってしまった。一穴に刺鍼して置鍼を少し長くしていれば良かった、とちょっと後悔した。使った鍼は5番鍼2本。置鍼は5分。

症例3

≪**左肩の酷い凝りで頭が痛く、首も回らない。**脈診で心包虚が出ていたので、左二陰交に刺鍼して全ての脈を整えたら、首が回り肩凝りも楽になった。≫

左二陰交を使うのは、二陰交は肝経と脾経の交差点で、肝経にも脾経にも金(肺・大腸)にも作用する。首が回らないのは頸部の筋腱の異常で肝が関わっているとも診るし、大腸経の変動とも診る。また二陰交での脾経の作用は、心包経と対応経絡なので、心包虚を整えるために脾経(二陰交)を使うわけである。

左に取穴した理由は、七星論での脈位は、心包経と脾経の脈位が左手にあるので、【左の脈位に出るのは左病、右の脈位に出るのは右病】という古典の論述からヒントを得た理論であるが、脈位と臓の位置関係も一致するので、左の脈位に変調が出ている場合は、全てではないが基本的に左に取穴したわけである。

症例4

≪**腎臓が悪く、医師に「この調子でいくと人工透析を受けるしかない」と言われている**方ですが、脈診では心包虚が出ていたので、右腎査穴に刺鍼したら脈は整った。≫

脈診で心包虚なので、心包だけを整えるなら左の心包査穴に取穴すればいいが、この方

は腎臓が絡んだ心包ですので、腎経から整えなければならない。そこで心包と腎を同時に整えるようにするために、「上下交差取穴」をしたわけである。

上下交差理論で考えると、心包の脈位は左ですので「左病」とする。左病なので、心包経で取穴するなら、左に取穴すればそれで済むが、腎から整える必要があるので、腎経の取穴も必要になってくるわけである。そこで、上下交差理論を取り入れて、心包の脈位と交差させるために下肢の右腎査穴に取穴したわけである。

このタイプを心包経だけで整えようとして、心包経を取穴して、刺鍼後に検脈をすると腎虚が出たりする。そこで今度は腎虚を整えるつもりで腎経に刺鍼すると、今度は肺虚や木虚が出てきて治療方針に迷いが出ることがある。ですから、脈状には腎虚が出ていなくても、病症から腎経を頭に入れておくべきで、「その本から治療する」わけである。

腎臓が悪いのに何故脈に出ないかという問題が出てきますが、それは薬による作用である。降圧剤などを飲んでいる人によく診ることですが、高血圧なのに細脈が出たりするのは、薬で本来の病状が脈に出てないわけである。ですから、どのような薬を飲んでいるかを問診しておく必要がある。投薬中の薬を知らずに脈診だけに頼っていると、いつまで経っても治せなくなるときがある。それを防ぐために当方では、電話予約を頂くときに、「飲んでいる薬や健康食品がありましたら、当日お持ちください」とお願いして、当日薬を調べて診断と治療に反映させるようにしている。

症例5

≪**左ふくらはぎが固くて歩くのも痛い**、と言うので脈を診たら、心包虚と腎虚が出ていた。左腎経の金を寫してからふくらはぎの固さを確認してもらったら、ふくらはぎを触り、「あ、ないです。柔らかくなっています」と笑顔を見せた。≫

これは、脊椎診で、左腎臓裏が腎臓を巻くように屈曲していたので「寫法」を使ったが、見事に取れたのは嬉しかった。この症例はちょっと珍しい症例で、ほとんどの人が類を見たことがないと思いますが、脈診と併せて脊椎診をし、脊椎診を優先して選穴したところが特殊な診断と治療になる。

腎虚なのに、腎を寫するところがおかしな話ですが、この人の症状は「ふくらはぎが固くなっている」ということで、症状からすると、腎虚で起こった腰部の経筋腱収縮牽引がふくらはぎまで引き攣りを起こしていたわけである。

さらにこの人の場合は、膀胱虚も出ていたので、下腿膀胱経に経筋腱収縮牽引現象が起こっていたのである。そこで腎・膀胱の表裏関係から考えて表（膀胱）の虚からくる症状を治めるために、裏（腎）を寫して表を平らげる方法を使ったのである。

左に取穴した理由は、心包だけを下肢で整えるなら右に取穴するが、主訴も下肢、脊椎診でも左腎の裏の筋腱が実になり、腎を取り囲むように弯曲していたので、腎の寫を優先させて左に取穴したわけである。

　左腎経の金を選穴したのは、七星論での精気の流れは、水→金→地→火と流れるので、水の子である金を寫したわけである。則ち、七星論の「六兪穴」による補寫である。

症例6

　≪立つと右足の親指に力が入らないという人が来た。左三焦査穴に刺鍼してから、立って確認してもらうと、「あ、力入ります。もう年だからこれぐらいあってもいいかなと思っていたのですが、言って良かったです」と笑っていた。≫

　脈診をすると三焦虚があり、脊椎診では肝からの経筋腱収縮牽引が出ていたので、肝査穴を使おうかとも思ったが、とりあえずは対応経絡で症状を治めたほうがいいかな、と思い、三焦査穴を使ったのである。これは簡単すぎておもしろくないかも知れないが、七星論での対応経絡は、地⇔土（心包・三焦⇔脾・胃）となるので、足の親指が脾経からの反応として判断して、三焦虚を補して脾経を整えたわけである。

症例7

　≪草取りなどをすると、両方の上前腸骨棘辺りが痛むという患者さん。脈診では肺実があり、右大腸査穴に補で刺鍼したら肺実が治まった。≫

　これも単純な治療なので解説は要らないと思うが、解説をすると、肺実（陰＝裏実）なので、大腸（陽＝表虚）があると診て（脈診ではあまり感じなかったが）、大腸を補したわけで、陰経の実を整えるために、表裏に当る陽経を補してバランスを取るようにしたわけである。右を選穴した理由は、肺・大腸経の脈位が右手だからである。

症例8

　≪二度も大きな手術をした方で、脈を診ると肝虚と肺虚があった。右肝査穴を補したら全ての脈が整った。≫

　肝も肺も右手に脈位があるので、右肝査穴を使ったわけですが、正直言って肝経金を使うか、肝査穴を使うか迷った。肝も金も虚しているので、両方同時に補しようとするなら肝経金を補するのが妥当だが、肝虚すれば横隔膜に影響を与えて肺にも影響が出る場合があるので、肝虚を補せば肺虚も整うと考えたわけである。

症例 9

≪寝ているときに、左親指の甲が痛くなり、寝ながら揉んでいたら、皮が剥けてしまった。でも、まだ痛い、と言う患者さん。脈を診たら肺虚が出ていたので、右肝査穴に補法で刺鍼して少し捻鍼したら痛みが取れた。≫

　左の親指へ流れる経絡は肺経である。ですから、肺経を使えば、ある程度症状が軽くなるのはわかっている。しかし、完治を期するには、それでは納得できないので、対応穴で整えるわけである。則ち、水⇔火、金⇔木、地⇔土、となるので、肺＝金の対応経絡である肝＝木で、上下交差理論を引用して右肝査穴を使ったわけである。

症例 10

≪左のお尻から大腿外側が痛い。左の肩も痛い。脈を診ると、心包経と大腸経と肝経の脈が弱かった。大腸→「肝は筋膜を主る」。心包→「肝は筋膜を主る」ということから考察して、左肝査穴に刺鍼して脈を整えた。≫

　左のお尻から大腿外側が痛むというときは、多くが下行結腸の問題である。左肩が痛いというのは心か心包が関わっている場合が多い。しかし、時々肝臓からの経筋腱収縮牽引で、左が引っ張られて痛みが出ているときがあるので、必ず脊椎診をする必要がある。

　脊椎診の結果は、胸椎上部が左に曲がっていたので、心か心包と診断したが、脈診で心包虚があったので心包とした。心包は心筋と診ていて、「筋」なので肝に支えられていて、「肝虚すれば心筋虚す」と考えているわけである。

　これで、大腸・心包・肝と三つの繋がりを考えると、肝虚→筋虚→心筋虚→心包虚。肝虚→消化器の筋虚→大腸虚となるので、肝虚を整えれば心包も大腸も整うことが想定される。よって肝査穴に刺鍼したわけである。

　左の肝査穴を選んだのは、大腸からの症状が一番強く出ていたので、大腸が右手の脈位であり、上下交差理論で考えると、左に取穴するべきであり、左のお尻から左の大腿外側の痛みも、横隔膜より下の症状なので左に取穴するべきだからである。

症例 11

≪右肩と右腕が痛いという方が来た。脈診をすると、肝と脾の虚があった。右肝経の火に刺鍼した後、腕の様子をみてもらったら、「ん？痛くないですけど？」と言い、痛みが取れていた。≫

　右肩や腕の痛みは、肝臓が原因の場合が多く、脊椎診をすると肝臓からの経筋腱収縮牽

引が起っているのが通常のパターンである。この方も、肝虚のために脾に精気を送ることができず、脾まで虚に陥ってしまったわけである。

　五行論での木剋土だと、肝実でなければならないが、この人は肝虚なので五行論での相剋関係には当てはまらない。

　七星論での精気の流れに従って、肝を補ってやれば、脾も精気が満ちてくる。しかし、肝だけを補すよりも、肝の母、則ち「火」から補したほうがいいので、肝火を補したわけである。比較的単純なときは六兪穴を使うと上手くいくからである。

　右に取穴した理由は、肝（肝臓）が右に位置しているからで、上下交差の必要がないから、そのまま右に取穴すればいいわけである。

症例 12

　≪昨日から**鼻水が出る**という人が来た。脈を診ると、肺、肝、腎に虚がある。左の腎査穴に1壮お灸をしてもらった、「即座に鼻がスッと通るようになった」と言う。≫

　七星の流れが水→金→地なので、水を補せば金が整うことはわかるはずですが、肝虚はどうするのかという問題がある。そこが七星論の面白いところで、金⇔木で対応経絡であり、共軛系になるから、肺を整えれば肝も整うわけである。

症例 13

　≪**左上腕が痛だるい。**という人が来たので、左の脾経の地の一穴で症状が取れた。その患者さんは、「すごーい！すごーい！」と叫んでいた。≫

　上腕部は心や心包と関係している場合が多く、この方の脈を診ると左寸口と関上が虚していたので、脾⇔地の関係だと診断し、脾経の地に刺鍼したわけである。

症例 14

　≪**左手の人差し指から小指までの近位指節関節を曲げると痛い**という人が来た。脈診で肺と大腸が虚していたので、治療ベッドに座ったまま右胆査穴を補してから、左の指を動かしてもらったら、右手で口を押さえて、「プッ。オッホホホ」と笑っていた。それから「不思議ですねー、痛みはなくなりました」と告げてくれた。≫

　金⇔木の対応経絡を使ったのですが、胆経を使う理由は、胆経は人体の側部を走る経絡だし、胆経の陽陵泉は「筋会」と呼ばれ、筋が会するところだから、関節は筋に左右されているので、筋を調整したわけである。

第七段階

七星論の臨床例
―新城先生のホームページより―

1. 背中が痛い
2. 太ももの外側が痛い
3. 首が廻りにくい
4. 胃の辺りに内出血した跡があり、触ると痛い
5. 痒い皮膚炎
6. 右足が痛い、張っている、凝っている
7. 右肩が凝り過ぎて、右の耳も、右の頭も痛い
8. 腰痛で来た患者
9. 左肩の痛み、右の偏頭痛
10. ひどい肩こり
11. 下行結腸の問題
12. 脊椎まで整える。坐骨からハムストリングにかけて突っ張る
13. 頭痛がする、左目の奥が痛い
14. 一穴鍼法花盛り
15. 右下顎の痛み
16. 前腕の小腸経が痛い。両腕前腕の三焦経が痛い
17. 左の足底が痛い
18. 最近の左顎関節症と20年来の坐骨神経痛
19. 右下腹の痛み。右肩甲骨の内側の痛みとこめかみの痛み
20. 一穴鍼法の面白い症例
21. 手首が痛い
22. 右腋が痛む
23. 左の顎から頬、こめかみ辺りまで痛い
24. 背中が痛くて動かせない患者さんと張教授の執筆
25. 右の股関節が痛い
26. 右の鼠蹊部が痛い、左の肩が痛い
27. 脈位と脈診の検証方法と一穴鍼法

鍼灸が論理的な治療法であるためには論理的な解説が必要になる。それも比喩的な理論だけではなく、客観的にも説明できる方法でなければならない。

―新城三六―

1. 背中が痛い

先日、梅田の行きつけの喫茶店へ行ったら、スタッフの女の子が、
「背中が痛くて真直ぐ寝ることも起きることもできないので、明日整形外科に行くつもりです」と言うので、
「明日整形に行くのもいいですが、今も痛いんでしょう？」と聞くと、
「痛い！」と言う。
「もし、時間があったら、退社してから私の所に来てください。治療院はきょう休みですが、10分か15分ぐらいあれば治りますから・・・」と言うと、
「行く、行く、何時がいいですか？」
と、退社してからその子が来た。
虹彩でもスクレラでも脾虚が出ていたので、念の為に脈を診たのですが、脈では脾虚の証は出ていなかった。
「鍼はしたことありますか？」と聞くと、
「ないです。怖い！」と言うものですから、
とりあえず、脾査穴と七星論での対応査穴を指で解し、
「寝てみて」と言うと、
「あ、寝れます。ほんとですよ、痛かったんですよ。嘘じゃない！」
と、まるでその子が訴えるのを私が疑っていたかのように言う。
「わかったわかった、だけどまだ少し痛みがあるでしょう？」と聞くと、
「少しは痛いけど、でも殆ど治りました」と言う。
「鍼を4～5本使うともっと楽になるし、もっと治るので、どう？鍼？」と聞いたら、先ほどとは変わり、
「はい、大丈夫です。鍼をしてください」と覚悟を決めたようでしたので、鍼をすることにした。
鍼を1本刺すごとに、
「どう？痛い？」と聞きながら刺鍼したのですが、そのたびに、
「いいえ？鍼、刺しているんですか？」と言う。
頭に2本、左右の脾査穴、脾査穴に対応する左右の査穴で、計6本を使ったのですが、鍼が済んでから寝起きをしてもらったら、
「あれっ？痛くないですね？なんでですか？」と言う。
「君は縫い針を想像して痛いと思っているから痛いんで、鍼灸で使う鍼というのは痛くないものなんですよ、今は痛くなかったでしょう？」と言うと、

「すご～～～～い！」なんて言いながらはしゃいでいた。
その後、暫く会っていなかったので、どうなった気になっていたのですが、2～3日前に会うことがあり、
「どう？背中は？」と聞くと、
「全然痛くないです。先生お勧めです」
「何がお勧め？」
「他の人にも先生の鍼を勧めているということです」
「ああ、そういうことか、ありがとう」（笑）
という会話で、他の話に移ろうとしたのですが、治療をする前に、虹彩やスクレオロジーの説明をしましたので、それをもっと詳しく聞きたがっていた。しかし、「時間がある時に、また来てください。スタッフにゆっくり説明してもらいますから・・・」と話を打ち切った。

2009年3月20日

2. 太ももの外側が痛い

「立っていると何ともないが、座って左足を曲げると、大腿外側が痛い」という人が来た。
経絡でいうと胆経だから、胆経の丘墟とか陽陵泉とかを選穴しそうだが、それではおもしろくない。
と言うより、脈で診ると胆経に異常はないので、スクレラ（白目）と七星論の対応穴で判断して、肺査穴に刺鍼した。
患者さんは笑った。
「あはは、何で？？？」
私も笑った。
「ハリックマジックです。あはは、おもしろいでしょ！」

2009年08月29日

3. 首が廻りにくい

「首が廻りにくいんです」と言う。脈を診ると、膀胱経が虚していた。
そのままうつ伏せになってもらい、膀胱査穴に02番を軽く刺鍼してから、1分ほどで抜鍼し、
「はい、起きてみて」と起きてもらったら、首を左右に廻しながら、
「あ、首が廻ります」と笑っていた。

２００９年１２月１９日

4. 胃の辺りに内出血した跡があり、触ると痛い

「何もしてないのに、胃の辺りに内出血した跡があり、触ると痛いんです」
という患者さんが来た。
見ると、確かに上腕の右外側「腹通谷」辺りに、鉛筆の頭ほどの内出血の跡があり、少し触ると痛がるし、周囲も腫れていた。
「胆嚢か。この様子だと右腕に痺れがくるな」
と思いながら、脈を診ると「肝実」が出ていた。
腹診では胆嚢と思ったのに、「肝実？」と不思議に思いながら、肝査穴を寫して、すぐ腹部を診に行き、先ほどのところを触ってみた。
（経絡治療をするときは、補法から始めるのが基本ですが、実が強い場合は寫法から行うときもある）
「腫れが消えている。どういうことだ？ 1分も経ってないのに！」
と思いながらも、ご本人に確認してもらったら、
「あ、はい。痛みはありません」と言う。
今まで査穴の即効性には何度も驚いてきたが、きょうのような経験は初めてだった。

２０１０年０２月２５日

5. 痒い皮膚炎

皮膚炎の人がいた。

彼が言うには、

「最初は臍の左側が痒くなり、次に胃の辺りが痒くなり、次いで胸や背中の上辺りが痒くなって、赤くなってきた。鼻水も出っ放しで止まらない」とのことだった。

見るとみぞおちの辺りと背中の上部に炎症があり、

「まだ痒いの？」と聞くと、

「痒くて掻きたいぐらいです」と言う。

脈診をしたら、主には「脾虚」が出ていたが、腎虚もあった。

息苦しそうだったので、頭部の基本鍼と肺査穴で鼻水を止めた。

「どう？ 鼻水は？」

「はい、止まりました。楽に息ができます」と言うが、感激はなかった。

実はこの方、何度も来られているので、即効的な治療が当たり前と思っているので感激がないのだ。

その後、痒みを止めるために、太谿と脾査穴に2壮ずつ、京骨に3壮灸したら痒みは止まった。（本当は京骨ではなく「金門」にするつもりだったが、忙し過ぎて間違えて印をしてしまい、お灸はスタッフに任せたのです。(゜゜)(。。)ﾍﾟｺｯ）

「どう？ 痛いのは止まった？」

「えっ？ あ、あ、止まってます。すごいですね」と笑顔を見せた。

全てがこのように短時間で痒みが止まるというわけではないが、理屈がわかれば結構止められる痒みもある。

2010年02月27日

6. 右足が痛い、張っている、凝っている

「右太ももの裏が凝っていて、右膝裏のスジが張り、ふくらはぎが固くて痛く、アキレス腱も張っていてちょっと痛い」という方が来られた。

右足の場合は、肝臓と関係しているときが多いので、「肝臓がおかしくなったな」と思いながら脈診をしたら、脾虚が出ている。

脊椎診をしても、脊椎が中央下部で左に曲がり、脾虚の証が出ている。

「あ、ちょっと珍しいな」と思いながら、七星論での経絡治療で、百防、顖前、脾査穴、肝査穴、肺査穴、心包査穴に補法で刺鍼した。

5分の置鍼の後、抜鍼して症状の確認をしてもらった。

肝経を補するなんて、従来の経絡治療だと考えられない選穴だが、七星論では強い肝実の場合は肝を寫するが、脾虚だけだと、肝を補す。

それで何ぼ？の臨床ですから、治らなければ意味がない。

勿論、治った。

脊椎も伸びていた。

上記経絡以外には、太ももや膝やふくらはぎやアキレス腱は一切触らず、です。

しかも5分の置鍼で。

不思議そうに何度も太ももの裏や膝裏やふくらはぎを触って確認していた。

そして笑った。(^○^)

2010年03月20日

7. 右肩が凝り過ぎて、右の耳も、右の頭も痛い

先日、右肩が凝り過ぎて、右の耳も、右の頭も痛いという人が来た。

脈を診ると、胆実が出ていたので、一穴刺鍼法で片方の胆査穴一穴だけを寫した。

仰臥になったままでしたが、

「どう？ 肩の痛み取れた？」と聞いたら、

「えっ？ あ、あ、はい、取れてます。

でも、今度は左の肩が凝ってきたように思います」と言う。

これは、片方の凝りを取ったので、今まで感じなかった左の肩凝りを感じるようになったのです。

「で、右の頭痛は？」

「あ、はい、ぜんぜん痛みません」
「耳は？」
「耳もぜんぜん痛みません」と、ニコッと笑った。
これで経絡は整っているので、後は臓腑全体の機能を上げればいいので、陰査穴療法を施した。
査穴はほんとに素晴らしい。＼(^O^)／
腰痛の患者さんですが、陰査穴で治療していましたら、患者さんが、「あ、腰がほぐれてきました。何故ですか？」と言っていました。
腰には鍼も何もしてないのに、何故でしょうか。
陰査穴はそんなに効くものなのでしょうか。
と。
この治療は簡単な方法のように見えるですが、そこまで来るまでには、それなりに時間がかかった。

２０１０年０４月１０日

8. 腰痛で来た患者

腰痛は原因の多いものですが、昨日腰痛で来た患者さんの脈を診ると、膀胱経だけが虚していた。
虚するのは陰経に多いもので、陽経が虚する場合は、大腸経によくあるのですが、膀胱経だけの虚を診るのは珍しい。
「膀胱がちょっとおかしいみたいですので、ここに(京骨)お灸をしてもいいですか？」と尋ねて、スタッフにも「わかりやすいので脈を診て！」と脈を診てもらい、ついでにお灸をお願いして、京骨に２壮ずつお灸をしてもらった。
お灸の場所によって糸状灸を使うので痕が残らない。
だから足の横であっても安心してお灸を任せることができるので、そのまま他の患者さんのブースへ行き、治療をすることにした。
他の患者さんの治療が済んでから、お灸の効果を確認しに戻った。
「腰はどうですか？ちょっと楽になったんじゃない？」
「ええ、ジワーッと腰が温かくなって痛みが取れてきました」
「膀胱が虚するのは少ないのですが、膀胱がちょっとおかしかったようですねー」
「そう言えば、２〜３日前に下腹が痛いような重たいような感じがしていました」
「多分、その時からおかしくなっていたのでしょうねー」

「先生の手にかかったら、嘘つけないから黙っていてもダメですねー」と褒めてくれた。
脈を診ると、きれいに膀胱の虚は取れていた。
膀胱だけが虚するというのは、初めての経験のような気がしたので、何となく不思議な気分になった。
それにしても、たった２穴で、しかも糸状灸２壮で、あんなも簡単に治る腰痛は珍しい。
少し心残りなのが、膀胱査穴を使わなかったことだ。
もし、膀胱査穴を使っていたら、軽い刺鍼で治ったかも知れない。

２０１０年０５月１４日

9. 左肩の痛み、右の偏頭痛

簡単な例を示すと、左肩の痛みがあるとき、脈診で心包虚が出た場合、右脾査穴に補法で刺鍼すれば心包虚が整うし、即座に治る。脈診で胆実になっており、右の偏頭痛で側頭部が痛い場合は、右の胆査穴を寫すれば即座に治る。

２０１０年０６月０２日

10. ひどい肩こり

肩こりがひどく肩関節をうごかすと大円筋・小円筋あたりがピキっとなる。特に右。左の膝がいたむ。皿の上半分くらい。腰も左が痛む。更年期か急に汗がでる。左肘も痛む。
という患者さんが来た。
脈診をすると、肝・腎が虚で大腸が実していた。
背椎診をしたら、胸椎上部でかなり右に歪んでいる。
ちょっと悩んだ。
ベッドに座らせたまま、右の肝査穴に一本刺した。
念のために背椎の歪みを確認したら、やっぱり歪みが矯正されてきている。

2010年6月24日

11. 下行結腸の問題

下行結腸の問題は、第四生泉水穴へのお灸が即効的な効果を表しますが、
大腸査穴でも好転させることができます。

２０１０年１１月０４日

12. 脊椎まで整える。坐骨からハムストリングにかけて突っ張る

左の首から側頭部、そして喉の辺りにかけてビリーッとした痛みが走るという方が来られた。
病状からすると、心や心包の病変と思ったが、脈診をすると肝脾と心包が虚していた。
脊椎診をすると、やはり大椎辺りで左に歪んでいる。
テスト鍼のつもりで、座位のままで左脾経の地に刺鍼したがあまり変化がないようなので、脾査穴に刺鍼捻鍼をした。
「どうですか、首とか頭の横は？」
ニタッと笑って、
「効くもんですねー、取れましたわ」と言う。
脊椎診をしたら、完全ではなかったが、大椎辺りで左に歪んでいたのが戻っていた。
残っていたのは、経絡治療をしている間には取れていた。

あと一人、「坐骨からハムストリングにかけて突っ張る。きのうは右だったけどきょうは左のほうが強い」という人が来た。
脈を診てから、脊椎診をしたのですが、肝虚と腎虚が出ていて、骨盤が左に傾いている。
こうなると開脚して上半身を片方に倒しにくくなるので、その格好をしてもらおうかとも思ったが、多分自分でもやっているので、それはせずにベッドに座位のまま、左腎経の木穴に刺鍼した。
後ろに回り脊椎診をしたら、歪みが取れていた。
「どうですか？」と言うと、さっとベッドの上に上がり上半身を倒す動作をして、
「だいぶいいです」と言う。
経絡治療の後、再び上半身を倒す動作をしてもらったら、あと少し残っているようでしたので、生物力学療法で整えてから、再び上半身を倒す動作をしてもらった。
今度は完全に取れていて、
「あー、いいです。ぜんぜん違和感ありません」と話していた。

２０１０年１２月１７日

13. 頭痛がする、左目の奥が痛い

昨日来られた方は「頭痛がする」ということで、症状を聞いてみた。
前側頭部（毛髪部）が痛いとのことだった。
脈診をすると胃実が出ていたので、胃査穴を寫してみた。
効かない。(ノ_<。)
考えた。
胃実⇔脾虚
（胃実がある時は往々にして脾虚があるが脈には出てなかった）
肝虚→脾虚
（丁寧に脈を診ると肝虚が潜んでいた。七星鍼法では肝実でも脾虚になる場合もあるが、肝虚でも脾虚になる場合があると診る。それは精が七星の並びで流れるので、肝実になれば脾を尅し、肝虚になれば脾に精が送れなくなるからだ）
そこで、肝査穴を補した。
頭痛は取れた。
それから経絡治療を始めたら、今度は「左目の奥が痛くなってきた」という。
とりあえず、選穴部位は全て刺鍼して様子を聞いたら、
「いいえ、まだ痛いです」という。
左目の奥は心や心包と関係する場合が多いのだが、脈診で僅かながら代脈の気を感じていたので、心と判断し、火＝水の対応穴で治療することにした。
火＝心・小腸
水＝腎・膀胱
なので、水の陽経、則ち膀胱経を使うことにした。
刺鍼中なので、膀胱査穴が使いにくいので、査穴より効果は落ちるが、膀胱経の原穴である京骨を使った。
「どう？目の奥の痛みは」
「あ、治りました。はい！」かかった時間は３～４分ぐらいで、ちょっと長かった。

２０１１年０１月１４日

14. 一穴鍼法花盛り

腰痛の人が来た。
先週、大きなボンベを持ち上げたら腰が痛くなり、病院で診てもらったが、ヘルニアでも尿管結石でもなかった。
しかし、痛みは取れないし、車の運転をするのも辛いとのことだった。
「どんなふうに痛むの？」
「座っていても痛いですよ」
「座ったまま上半身を捻るのも痛いんですか？」
首を縦に振った。
脈を診ると、肝と腎の虚があり、脊椎診をすると、腰陽関から長強へ真直ぐ下ろした線が、長強の高さで2cmぐらい右にずれている。腰には大きなシップが貼られていた。
「じゃ、そのままちょっと待っててくださいね」
手を洗い、手指を消毒して、5番鍼を一本持ち、右肝経の水に刺鍼して軽く捻鍼した。
「どう？ 腰は？ 捻ってみて」
「あれー、動くじゃないですか。動く動く、やっぱり腰と足は関係あるんですか」
「全身関係あるので、多分、今の症状でしたら、頭に一本鍼をしても治ったと思いますよ」
「へー？？？？？？？」
脊椎診をしたら、腰陽関から長強への線が真直ぐになっていた。
「先生、これ、もう要りませんよね」
と言いながらシップを外していた。
腎経の木は時々使っていたが、肝経の水は余り使うことがなかった。
この方の場合、肝虚のほうが強かったし、腎査穴を探っても凝りがなかったので、肝経の水をつかったほうが効果的だと考えたわけです。
右に取穴したのは、肝臓が右に位置しているのと、右半身に経筋腱収縮牽引が起っていたからです。

2011年01月21日

15. 右下顎の痛み

右の下顎内側の痛みを訴える人がいた。
経絡でいうと胃経の頬車から少し下で、下顎骨の内側辺りである。
脈診では肝虚があり、脊椎診では腰椎下部で右に曲がっている。
一穴鍼法では、直接当該経絡に刺鍼することは少なく、脈診、脊椎診を通して七星鍼法の対応穴を利用する。
必要に応じては、虹彩やスクレラ写真の分析もするのだが、この方の場合は、そこまでする必要もなかったので、ベッドに座ったまま、右肝査穴に刺鍼した。
「どうですか、顎の痛みは？」
「あ、軽くなりました。あれっ？」
経筋腱収縮牽引が強く出ていたので、脊椎上部の横突起を連打するように軽く矯正してから、再び聞いてみた。
「どうですか？ もう取れたと思うけど」
「あ、はい、もうほとんどないです。おもしろいですねー」
「うん、おもしろいけど、これは肝臓が原因ですから、肝臓から整えないといけないみたいですねー」
「肝臓ですか？ 肝臓はここにあるんですよね？」
と言いながら、肝臓辺りを平手で触っていた。
「うん、そこにあるんだけど、そこから引き攣っているんですよ」
「へー、・・・」（・。・。）
脊椎診で、先ほどあった腰椎下部の歪みを確認したら、完全ではなかったが、ほぼ矯正されていた。
一穴で、一本の鍼で脈が整うのは珍しくないのだが、脊椎まで矯正されるのは珍しいと思うし、伝統的な鍼灸では考えられないことである。
≪脊椎診≫というのも私が考えたからで、伝統鍼灸にはそれがないのである。
しかも仕事が早い！
七星鍼法での治療は比較的短時間だが、一穴鍼法での治療は、たいていが１分以内である。

２０１１年０１月２８日

16. 前腕の小腸経が痛い。両腕前腕の三焦経が痛い

右手の小腸経が痛いという人が来た。

脈を診ると心包虚があったが、七星論では金→地→火→木と精が流れると考えているので、地の精が弱すぎて火に症状が出たのだろうと考えた。

そして、この方の虹彩分析とスクレラ分析では、肝に問題があり、七星論での対応経絡と一致する。

でも、深く考える必要もなく、心包虚の原因の多くが肝虚と関係するので、ベッドに座ってもらったまま、右足の肝経の火に刺鍼したら、それで治ってしまった。

この方は、何度も一穴鍼法を体験しているので、私が右足の肝経の火辺りを消毒しているときから、ニコニコしていたので、私も一緒になってニコニコしながら刺鍼をした。

最近は患者さんも一穴鍼法を知っている人が増えてきたので、さらに治療が楽しくなってきた。

両腕前腕の三焦経が引き攣るように痛いという人が来た。

肝虚と心包虚がある。

こんな場合は、肝査穴辺りを使うのが普通ですが、「足底の引き攣りもある」ということでしたので、「全身の筋肉や腱の緊張」と診て、下腿三焦経の地に刺鍼して軽く捻鍼したら、前腕の引き攣りは取れた。

しかし、足底の引き攣りがまだ少し残っているようでしたので、スタッフに頼んで太谿にお灸をしてもらったら、それで治った。

※下腿三焦経とは『人体惑星試論奥義書』に書いた七星論独自の経絡で、伝統鍼灸にはない経絡です。

2011年02月19日

17. 左の足底が痛い

左の足底（総趾屈筋腱）が、歩く時も痛いという人が来まして、立った状態を見ると右に少し傾いている。
普段なら脈診をするのですが、経筋腱収縮牽引で「肝」と診断したので、
「どれ」
と左肺査穴を指で解し、
「はい、足を踏ん張ってみて、痛みが取れていると思いますよ」
と言うと、恐る恐る左足に体重をかけてから、左右で足踏みしながら、
「あ、ほんとだ、痛みがなくなっている。足は手で治すのですか？」
「手で治すとは限らないのですが、〇〇さんの場合は、肝の疲れがあると思いましたので、肝臓と対応している肺を刺激したのです。これはちょっと難しくなるので説明を省きますが、痛みが取れたらそれでいいでしょ」

２０１１年０３月０８日

18. 最近の左顎関節症と20年来の坐骨神経痛　（受講生とのメール）

最近左顎関節症と20年来の坐骨神経痛をもった女性の方が来院されました。
首を右にむけてあごを開けると左のあごから音が鳴る方です。
腰の筋肉のはりは、右のL4-L5辺りが特に硬くて、3寸5番の鍼がなかなか入りません。
(結構痛がりです)
昨日で、2度目の来院ですが、早速あごに効く鍼と生物力学療法と3寸はりを行いました。
(正体法でやった、L4の背骨をまっすぐにしてから鍼を刺入しました。腰のほうはまっすぐになりましたが、背骨のところは左に大きく曲がっておりました。ので、自分の手で軽く矯正しました)
結果からいえば、顎は、施術をしたら楽になったといわれ、(側頭筋のくぼんだところの鍼と頭鍼は別々でやりましたが)
生物力学療法を使うと、自分の判断では、梨状筋のところの筋肉の張りは減りました。
ハムストの真ん中も張りは減りました。
が、最後に中臀筋あたりの筋肉の張りが取れませんでした。
新城先生、中臀筋あたりの筋肉の張りはどうしたらいいのでしょうか？
巨鍼でしょうか？
あと、背中の筋肉の張りもあります。

背中がまっすぐな状態です。
最後に、右足の第5中足関節・かかとの周りが痛いそうです。
この件は、腰から原因が来ているのでしょうか

○○　先生（新城からの返信）
左の顎関節の音がするのは、右の顎関節が狭くなっています。
則ち、右半身に経筋腱収縮牽引が起っているわけです。
顎関節の矯正は、骨盤の矯正をしてから、顎関節の矯正鍼をすると効果的です。
中臀筋の凝りが取れないという点から考えますと、骨盤の歪みが上手く矯正されてないように思います。
この方は、肝・胆と下行結腸に問題があると思いますが、以下の方法をすれば、治療効果を出すことができると思います。
① この方は多分、腰椎の捻れと骨盤の捻れが逆になっているので、腰椎と骨盤は別々に矯正したほうがいいのですが、骨格矯正鍼なら同時に矯正できます。
② 生物力学療法は、ヘルニアなどには効果的ですが、骨盤の歪みは骨格矯正鍼のほうが効果的ですので、この方のような場合は、骨格矯正鍼を使います。
③ 骨格矯正鍼で骨盤が矯正されたら、これだけでも顎関節は軽くなっています。
④ 同時に中臀筋の凝りも取れています。臀部の筋肉を個々で整えようとすると、標治法になってしまい、こちらを整えれば、あちらに歪みが、あちらを整えれば、再び元の筋肉が歪むという現象が起ります。それは、筋肉の協調運動があるからです。
⑤ 右の第五中足指節関節は立方骨との関節で、踵の痛みも立方骨と繋がっています。
　　則ち、立方骨と蝶形骨の関連からしますと、顎関節と関連が深いわけです。
　　ですから、骨盤を整え、顎関節を整えれば、中足指節関節の痛みも取れる可能性が出てくるわけです。
　　それで取れないようでしたら、中足骨と立方骨を掴んで上下に動かして、中足指節関節に動きをつけます。
　　その後に、胆経か膀胱経（この方は多分胆経）に軽く刺鍼して変化を診ます。
　　多分それで痛みが軽くなると思いますので、痛みが軽くなったら左の肺査穴に刺鍼して、軽く10回ほど捻鍼します。これでほぼ完璧に痛みは消えていると思います。
　　胆経でなければ膀胱経ですので、その時は左の心査穴に刺鍼し、軽く捻鍼します。

2010年11月04日

19. 右下腹の痛み。右肩甲骨の内側の痛みとこめかみの痛み

最近は、一穴鍼法の対象症状であっても、時間の関係で、すぐに経絡治療をする場合が多くなってきた。
しかし、やっぱり一穴鍼法はおもしろい。
先日、右下腹（七星論での腹七土）が痛むという人がいた。
「ここですか？」と腹七土を軽く押えて痛みを確認してから、
「ちょっと待っててくださいね」と豪鍼を一本取り、左太白に刺鍼した。
「どうですか、自分で痛かったところを押してみて！」
「あ、はい（クスッ）治ってます」
傍に立っていたスタッフ（最近入ってきたスタッフ）が不思議な顔をしているので、解説してあげた。
「ここは七星論での腹七土になるから、脾・胃の関係になる。だから脾査穴を使ってもいいのだが、脈診で脾虚と心包虚が出ていたので、心包の君主である心を関節配置で取るつもりで、脾経であり、関節配置での火を使ったのです。さらに、左に取穴したのは、脾の脈位が左関上だからで（七星論での脈位は難経とは違います）、則ち左病という考えからです」
説明を聞いていたスタッフは、うなずいてはいたものの、「ちんぷんかんぷんです」という顔をしていた。
「あはははは、慣れるとすぐわかるから・・・」とそれ以上の説明はしなかった。

胸苦しくて、右肩甲骨の内側と、左こめかみが痛いようなうっとうしいような感じがするという人がいた。脈をみると、心包虚と胆虚があった。
胆虚の人は少ないので、慎重に脈を診ると、少しだけ肝実を診ることができた。
「よしよし」と言いながら、右胆査穴を補した。
「どうですか？　こめかみの痛みは？」と聞くと、こめかみを触りながら、
「取れてます」と言うので、
「肩甲骨の内側は？」と聞くと、胸を張るようにしたり、肩を上げ下げして、
「取れてます」と言いながら、にたっと笑っていた。
肝と胆は表裏であり、表が実すれば裏が虚することもたまにある。（経絡治療では表実すれば裏は虚すると教える場合もありますが、表も虚して裏も虚する場合も多いので、各自で、常に、確認したほうがいい）
則ち、胆実＝肝虚になる場合があるというわけです。
また、肝（木）は筋膜を主るので、肝胆に異常が起れば、筋肉でできた心包の力も落ち、

心包虚も出てくるわけです。

ですから、胆虚を補せば、肝虚からくる右肩甲骨裏の引き攣りも、胆経である側頭部（こめかみ）も、心包虚からくる胸苦しさも取れるわけです。

2011年03月25日

20. 一穴鍼法の面白い症例

左の全足趾を足底に曲げると、第一総趾屈筋腱が痛いというので、脈を診たら脾実・腎虚が診られた（七星論での脈位で）。

スタッフにも脈を診てもらってから、「これは、脾実が腎を剋している状態で、脾実を取れば治る」と、左の脾査穴を寫したら、脈も整い、第一総趾屈筋腱の痛みも消えた。

※七星論での気の流れは、宙→水→金→地→火→木→土→（一つは宙に流れ、もう一つは）→水→金と流れる。

これを難経の脈位で診ていたとしたら、失敗する。（私の過去の経験によると）

何故なら、難経での脈位は、左の関上を肝・胆と見るからで、もしも肝を寫したら、余計に脾が実し、さらに腎を剋してしまうからです。

2011年08月06日

21. 手首が痛い

非常に少ない治療例なので書いておくことにした。

「左の手首が痛い」という人が来た。

手首は、七星論の関節配置で診ると「地＝心包・三焦」になる。

しかし、脈を診たら、心実になっている。

「手首が痛い」という患者さんは、非常にわかりやすく、非常に少ない「心実」がありましたので、スタッフにも脈を診てもらった。

はっきりした「心実」でしたので、大きくうなずきながら、「納得」というような顔をしていた。

右の心査穴を寫して、手首の痛みが取れ、患者さんが「ほんとにマジックみたいですねー、あははは」と笑ったので、スタッフは目を見開いて「何で？」という顔をしていた。

※七星論での脈位は右尺中を心・小腸とするので、左手が痛くても右手を寫すのである。

少し詳しく説明すると、七星論では、地→火→木の関係で、症状は関節配置での「地」と、筋肉腱の「木」に出ているので、心経が有効になるわけです。

経絡治療をしている人にすれば、「とんでもないこと！」かもしれない。

（経絡治療では心経は使わないし、心経を寫すなんて考えられないことだからです）

ところが、我々が長年実験してきた結果では、心を寫すことも「即効的な治療」をするためには大切であることがわかっている。

そして、スクレラで診ても、心実の兆候が出ていたので、自信を持って心経を寫すことができたわけです。

ここにスクレラが診れるか否かの違いがある。

心経を寫すのは、３年か５年に１人ぐらいですが、七星論での治療にはこういう治療もあるのです。

２０１１年０８月１８日

22. 右腋が痛む

先日の臨床実践塾に参加した方からメールを頂き、ブログ掲載の許可を頂きました。
この方は、脈診もできるし鍼の腕もいい。
そしてよく気が利く「仁の人」(相手を思いやる心の持ち主) です。
このメールには、彼のそんなところがよく表れていると思います。
個人情報が含まれていますので、文面を少し変えて掲載することにしました。
先日、先輩から、「右腋（心包経：天池付近）が痛むので鍼をしてくれ」と言われました。
もしかしたらと、右の心包査穴（郄門）をさぐったら圧痛が有ったので、
１寸-02番で刺入して廻旋をしました。
すると、すぐに先輩が「おっ、痛くなくなった。」と言い、
「お前、上手くなったな。どこに鍼した？」と聞かれました。
「心包経の郄門ですよ」と話したら、
「ふーん、郄門か…。何で郄門を使ったんや？」
「いや、痛むのが心包経の経絡の付近だったし、郄門に圧痛がありましたから…。（うーん、七星論の心包査穴なら一発で効くだろうと思ったとは、よう説明できんしなあ…」
「そうかそうか、何にせよ、お前も腕が上がっているみたいで良かったわ。」
「ハハハ、そうですね（七星論も学んでますから）」
査穴は先輩も驚きの効果でした。
今度は対応経絡での治療もやってみます。

２０１１年１０月０６日

23. 左の顎から頬、こめかみ辺りまで痛い

左の顎から頬、こめかみ辺りまで痛いと訴える人が来た。
脈を診ると、肝虚と心包虚が出ていたのですが、左胃査穴を補した。
「どうですか？」
「あ、ちょっと楽になりましたわ」
と言いながら顎の辺りを触って、押して、
「ここが少し残っているみたいです」と言う。
「そうですか。ではもう少し」と20回ほどの捻鍼を加えた。
「どうですか？」
「ああ、取れましたわ」
スタッフから質問を受けた。
「なんで胃経なんですか？」
「胃経の経絡流注は顔に流れているよね」とそこまで言うと、
「ああ、そういうことですか。七星論で考える習慣がついてしまって(笑)」
その会話を傍で聞いていたスタッフの顔に安堵感が見られた。

2012年03月31日

24. 背中が痛くて動かせない患者さんと張教授の執筆

前後にも、左右にも動かすと痛い。
勿論捻じることもできない。
と訴える患者さんが来た。
腰が痛いのかと思ったら、横隔膜の高さ辺りが痛いと言う。
横隔膜の高さ辺りだと、「肝臓かな？」と考えるのが一般的だと思うし、私もそう思った。
そこで脈診をしたら、腎虚と脾虚が出ている。
「腎と脾か」と、頭の中で演算をして、左腎土に刺鍼して、軽く捻鍼をしてから
「どうですか？ ちょっと動かしてみてください」と言うと、
ベッドに座ったまま、恐る恐る上半身を左右に倒した。
「あ、あ、軽くなっていますわ」と言うので、もう少し捻鍼を加えてから、
「もう一回試してくれませんか？」と言うと、上半身を前に曲げて、
「あ、前は問題なくなりました」と言いながら、上半身を左右に倒して、
「これも大丈夫のようです。え、え、痛くないですね。あは」と言う。

治療法は、七星鍼法での新城一穴鍼法です。
ここまでで使った鍼は１本。
鍼を刺したところは一か所です
その後、全経絡を整える鍼をした。
韓国から来られている張教授が質問してきた。
「肝査穴に取穴すると思ったのですが、脈診ですか？」
「そうなんです。私も肝経の異変かと思ったのですが、脈診で腎と脾が虚していましたので、これこれしかじかで腎土を選んだわけです」
張教授は、現在当院にて七星鍼法・虹彩・スクレラなどの研究をする傍ら、「七星鍼法入門書」の本を書き始めている。
その本は、学者としての視点と、大学で培った教育理論の観点からまとめると思いますので、本が完成すると、もっと七星鍼法が理解しやすくなると思う。
拙著『人体惑星試論奥義書』のようなややっこしい本も、一年で翻訳してしまうほどですので、そんなに時間はかからないと思います。
張教授曰く、
「半年ぐらいで書けるんじゃないかと思います。七星論は翻訳しながら頭に入っていますから、（ニコッ）」
その本は、誰よりも私のほうが早く読みたい。
この本は、張教授が帰国した後に、大学で、『人体惑星試論奥義書』の入門書として使う予定のようです。
張教授は漢方も専門なので、一年も新城治療院で研究して何をするのだろうと考えるときもあったのですが、なるほど、一年で『七星鍼法入門書』『スクレラ分析（スクレオロジー）』の二冊も韓国で出版すれば、大学教授としての使命も果たせる。
もっとも、張教授の目的は、
「世界を回り、病気で苦しむ人をボランティアで治してあげたい。そのために即効性のある治療法を自分のものにしたい」というところにあるようです。
すでに海外でボランティア活動していますので、張教授が今度海外遠征するときは、私も鞄持ちでついて行きたい気持ちです。（⌒_⌒）

２０１２年０４月０６日

25. 右の股関節が痛い

下腿三焦経って？何だ？
と思う人がほとんどだと思います。
実はそれ、私が作った下腿に流れる三焦経なのです。
経絡は手足の指に流れるのですが、伝統鍼灸では足の第３趾に流れる経絡はない。
しかし、糖尿病などで足趾が壊疽になる場合は、（私の知る限り）第３趾からです。
そこでいろいろな実験を繰り返して、その趾に下腿三焦経の流れを考え、さらに実験を繰り返して「下腿三焦経」と命名し、さらに実験を繰り返してから臨床に使うようになった。
先日、右股関節外側の辺りが痛い、という患者さんが来た。
こういう症状は、普通なら骨格矯正鍼で簡単に治るので、
「すぐ取れますから」
と、経絡治療から行なった。
途中で生物力学療法も加えた。
経絡治療が済んでから、
「どう？」と聞いてみた。
彼女は右股関節の辺りを触りながら、
「痛いです」と言う。
「えっ？ ほんまに？」
しかたがないので、単純な経絡走行での治療を行うことにして、スタッフに指示し、右の傍谷にお灸を１個してもらった。その間、他のブースへ行き、他の患者さんの治療をしていた。
スタッフが、私のいるブースに入ってきた。
傍谷へのお灸が済んだのだ。
「どんなん？」
と聞くと、
「半分以上は取れましたが、まだ残っているそうです」と言う。
「そうか、ちょっと待ってて、すぐ行くから」
と、手がけている患者さんに鍼をしてから、そのブースに行った。
「まだ痛いの？」
と聞くと、右股関節辺りを触りながら、
「はい」と言う。
その時、左寸口が虚していたのを思い出した。（七星論では左寸口が心包・三焦になる）

ニコッと笑いながら、
「ちょっと立ってみて」
と患者さんに立ってもらい、左陽池に刺鍼した。（普段なら三焦査穴を使うのですが、毎度査穴ばかりでは芸がないと思われるかと考えて、陽池を使ったわけです）
「どうですか？」と聞いたら、
「あ、治りました。はい、痛みはないです」
と言っていましたが、治療効果の持続期間を考えて、少しの間置鍼することにした。
スタッフが、
「置鍼は何分ですか？」
と聞いてきたので、
「向うの（他のブースの）患者さんが済んだらすぐ戻るから」
と言いながら他のブースに行った。
しかし、他のブースでちょっと時間がかかったので、スタッフに陽池の鍼を抜いて、状態を聞くように指示した。
スタッフが戻って来て、
「ぜんぜん何ともないと言っていますが…」
と言うので、
「うん。では今日はそれでいいです」
と治療を終わった。
下腿三焦経は、使い勝手のある経絡ですが、下腿三焦経を診断点として使うことは少なかったので、改めて「下腿三焦経を使った診断について」検討を進めることにした。

２０１２年０５月０１日

26. 右の鼠蹊部が痛い、左の肩が痛い

「横になると右の鼠蹊部が痛くて、横になれません。足を上げるときも痛いです。左の肩も痛いです」
と言う患者さんが来た。
来院したのは１年半ぶりぐらいの方だ。
脈診では肝虚と心包虚が出ていて、脊椎診では腰椎下部が右に曲がっていた。
わかりやすい脈だったので韓国の張教授やスタッフにも脈を診てもらい、次いで脊椎の歪みも確認してもらった。
それから右肝査穴に刺鍼して、少し捻鍼を加えた。
手応えあり！
抜鍼してから背中に回り、脊椎を診たら、伸びている。
歪んでいた脊椎が伸びたので、再度皆さんにも脈を診てもらい、脊椎を診てもらった。
張教授は言った。
「ほんとにあれだけで骨が整うんですね」
「ええ、前にもお話したと思いますが、伸びるんです。七星鍼法ってほんとに面白いですよね」
もう一人のスタッフは、「何で？」という顔をしていたような気がする。
で、患者さんに横になってもらい、鼠蹊部の痛みを確認してもらった。
「ああ、痛くないです」
と言いながら、何とか痛みを出そうと体をあっちこっちに動かしていた。
そしてもう一度言った。
「痛くないです」
「左の肩は？」
肩を動かしてから言った。
「はい、治ったみたいです」

２０１２年０５月０６日

27. 脈位と脈診の検証方法と一穴鍼法

昨日の教員養成学科の授業では、「脈位にはいくつか種類があるので、どのように脈位を選んだらいいか」を説明することにしました。
脈位が違うと、診断も治療もできないからです。
おもしろいことに、脈診の検証方法が書かれた本は、私の知る限りない。
ですから『人体惑星試論奥義書』に書いたのですが、算数には検算があり、科学分野では確認検査の方法がある。
しかし、東洋医学には客観的に確認する方法がなかったのです。
「これだからいつまでも教条主義が続く」と私は考えたのです。
（教条主義は若い芽を摘んでしまうと思う）
つまり、大先輩が言ったことが全て正しいということになるわけです。
そのような話をしながら、脈が触りやすいように、全ての学生さんの前腕３か所「寸口、関上、尺中」に、水性ペンで丸い印をつけて、各人が各人の脈を診て、「弱い」と思うところをチェックしてもらった。
その後、「弱い」と感じた脈と関係のある「確認点」を押したり、軽く叩いたりしながら、脈と確認点と関係があることを確認してもらった。
この方法を行なうと、脈位の選択が容易にできるからです。
モデルになった学生さんは、肺虚と心包虚があり、全員に検査点で確認してもらった。
モデルになった学生さんは、検査点（反射区）をちょっと触っただけで痛がるので、学生の皆さんにもわかりやすいようだった。しかし、それだけで終わると、脈位の確認方法としては物足りない。そこで、一穴鍼法での演算を説明してから、右の肝査穴に１本鍼を刺し、「はい、先ほどの痛みはだいぶ取れているので、もう一度先ほど痛がっていたところを触ってみてください」と全員に確認してもらった。
モデルになった学生さんが言った。
「痛くない。気持ち悪いほど痛くない」
他の学生さんが言った。
「さっきは、ちょっと触っただけで痛がっていたのに、ほんとに痛くないみたいやなー」
またもモデルになった学生さんが言った。
「気持ち悪いほど痛くない。ほんまやでー」

２０１２年０５月１０日

▶▶▶ 参 考

近代文学の巨匠夏目漱石と病気
－新城先生ならこう治療するだろう－

1. 夏目漱石と糖尿病
2. 夏目漱石と胃潰瘍 (1)
3. 夏目漱石と胃潰瘍 (2)
4. 夏目漱石と痔
5. 「肩が凝る」という言葉は夏目漱石の造語
6. 「肩が凝る」とは、肩関節と肩関節周囲炎まで

あなたが今まく種はやがて、あなたの未来となって現れる。

－夏目漱石－

1. 夏目漱石と糖尿病

　東京帝国大学で英文学を専攻した漱石は、熊本の旧制五高に英語教師として赴任して1900年には英国に留学します。その3年後には帰国して、東京帝大の教授を経て、朝日新聞社に入社して本格的に作家の道を辿ります。

　子息の夏目伸六の記述によると、漱石は洋行後、朝食がパンに変わり、イギリスパンにバターと砂糖をつけ、紅茶にもたっぷり砂糖を入れていたといいます。好物はシュークリームやアイスクリームなどの洋菓子で、到来物があると、家族や門人には与えず一人で食べてしまったといいます。さらに、ジャムが大好きで、『吾輩は猫である』には漱石の分身である苦沙弥（くしゃみ）先生が、ジャムを舐める情景が度々登場します。

　こういうわけで、漱石には糖尿病の持病もありました。東洋の優秀な人ではありましたが、西洋の社会に適応できなかった文学的、あるいは人間的な悩みが深かった漱石にとって甘いものはストレスのはけ口になったと思います。早川智教授は「糖分は直接、血糖値を上げるのみならず、βエンドルフィンの分泌を促進し、反応性に分泌されるインスリンは脳内でトリプトファンからセロトニンの合成を促進して安堵をもたらす。ストレスは胃潰瘍はもちろん糖尿病にも重要な悪化要因である。」と指摘しています。

　漱石は東洋と西洋の文化の違いを認識し、そして西洋の文化が何の疑いもなく日本に急速に流入してくることに危機感を覚えたのではないでしょうか。明治時代のエリート漱石にとって、甘い物（糖分）の危険性を見逃して糖尿病になったのはやむをえないことかも知れません。

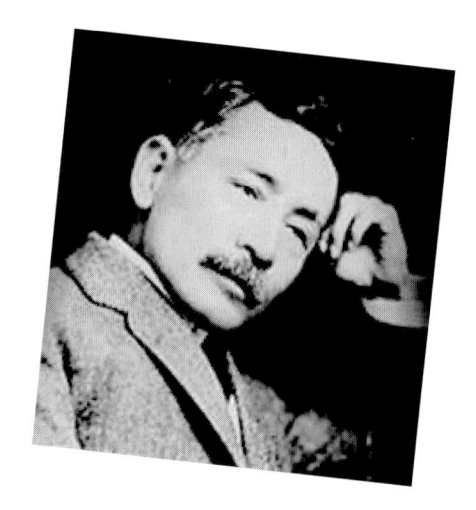

しかし、最近になって日本を含めアジアにおいて、糖尿病患者数が急増しています。その治療には食事療法と運動が欠かせませんが、鍼治療も効果を出します。

では、ここで糖尿病に効果的な新城先生の治療法を学びましょう。

糖尿病の治療

顖前、百防、陰査穴、右膈兪から会陽。左脾兪から会陽へ巨針。必要に応じて左膈兪か右膈兪から大杼へ巨針。

百会の後1cmにある「防老」というツボは、老化を防ぐという意味ですが、別名「糖尿点」とも云います。則ち、「百防」への刺鍼は、糖尿の治療にもなるわけですが、糖尿は肝臓から整えたほうが治しやすい。

肝臓を整える目的で、朝食だけでもミネラルスープを食べさせるようにする。ミネラルスープは、糖尿の治療にも使う便利なメニューである。（ミネラルスープは、『人体惑星試論奥義書』第十二章、養生法の教え方を参照）

糖尿は陰性な砂糖やアルコールや脂肪、或いは美食の過剰摂取によって起こり、臓腑の過労と陽性エネルギーが不足の状態になるので、陽性なエネルギーを活性化させることが治療になる。

糖尿病が発生する前には、肝臓や胆嚢に異常が発生しているので、糖尿病を治すには、肝臓や胆嚢から整えなければならない。おもしろいことには、百会というツボは、肝臓のツボでもあり、「痔」の治療点としても有名ですので、百会から少し後ろの防老点（糖尿点）に刺鍼することは、肝臓の治療もしていることになる。

糖尿病の患者さんを東洋医学で診察すると、他の臓器器官にも異変が出ている場合がほとんどであるので、それらも一度に整えるつもりで、基本的には、大椎から長強までの巨針をするが、巨針療法の治療を受けたことのない人なら、初診の時は、右膈兪から大腸兪。左脾兪から大腸兪の巨針をして、慣れてから大椎から長強への巨針をする。

ただ、血糖値が高い場合は、皮がぶ厚くなっているので、巨針の鍼先がわかりにくくなるので、鍼先が奥に入らないように注意する。

また、血糖値が高い時には、抜鍼した後に滲み出る血が止まりにくい場合があるので、血糖値が500mg/dL以上の場合は、毫鍼での出血状態を観て、巨針をするか否かを決める必要がある。

2. 夏目漱石と胃潰瘍 (1)

　日本近代文学を代表する小説家夏目漱石は、その生涯を胃病と胃潰瘍のため苦しんだ人でした。そして、胃腸病の専門病院に入退院を繰り返しながらも世界的な作品を書きました。

　漱石の代表作『吾輩は猫である』に登場する漱石自身のモデルになった苦沙弥先生は、胃弱に悩んで、タカジアスターゼという当時流行した胃薬を飲んでいます。

　しかしその頃は、まだろくな治療法もなく、「コンニャク療法」といって煮えたぎったコンニャクを胃のうえにのせて蒸すという、治療を受けたそうです。

　私は漱石を研究しながら、漱石が長生きできたらもっとすばらしい作品を書いたのではないかといつも残念に思いました。この入門書を整理しながらも、漱石の胃病が頭から離れませんでした。もし、新城先生の教えを得た私があの時代に生きていたら、世界的な文豪である漱石をあれほど胃痛で苦しませずに、もっと長生きさせ、未完の遺作『明暗』も完成できたでしょう。

　ああ、切ないことです。

甘いものの取りすぎ

　漱石の胃病はストレスと砂糖のとりすぎであると思われます。1868年の明治維新による開国により、外国から白砂糖が入るようになった当初は、砂糖は高価な薬として認識されたようです。

　でも、現代医学では砂糖を取りすぎるとビタミンB群の不足を起こし、うつ病になることや、胎児にも恐るべき影響を与えたり、アレルギーを悪化させることが指摘されています。ビタミンB群は、心を平安にし、感情を安定させるために欠かせない栄養素だからです。

　『漱石、ジャムを舐める』（河内一郎著）によると漱石とその作品を軸に当時の食品事情が詳細に書かれています。「彼等は毎朝主人の食う麺麭（パン）の幾分に、砂糖をつけて食うのが例であるが、この日は丁度砂糖壺（つぼ）が卓の上に置かれて匙（さじ）さえ添えてあった。」『吾輩は猫である』が書かれた千駄木時代の漱石の朝食は、一斤１０銭くらいのイギリスパンに、一キログラム当たり十七〜二六銭くらいの白砂糖を付けて食べていた。パンに砂糖を付けるのは、森鷗外（おうがい）も同様にしていたようで、当時はこのようにして食べる習慣があり、決して珍しい光景ではなかったのである。」

　また、漱石はアイスクリームが大好きだったようで、療養中にも貴重品だったアイスクリームを欲しがり周囲を困らせたりしました。さらに当時出回り始めたジャムもお気に入

りで、毎日のように舐め、1ヶ月に8缶も舐めたとの記述もあります。

現代の麻薬ともいわれる砂糖の弊害を漱石は知らなかったと思います。もし漱石が生理的に陰性食品である砂糖をはじめ、甘いものを食べない食生活をしたら胃のために苦しんだことはなかったはずです。胃潰瘍の患者も三ヶ月以上甘いものを食べないと治る人が多いです。漱石のいう肩凝りや苦しんだ痔の苦痛も砂糖の弊害から来ていたと思われます。過剰な砂糖は白血球のサイズを小さくし、免疫力低下を招きます。その結果、体温が下がり新陳代謝が低下します。

砂糖が代謝する時には、体内に貯蔵されていたビタミンやミネラルを奪います。また、過剰な糖は脂質となり、高コレステロールや動脈硬化の原因になります。

新城先生が強調する砂糖の弊害を考えて見ましょう。

砂糖の害

治療に来た人に、「食事療法」と言うと、多くが「何を食べたらいいでしょう？」と言う。しかし、治療の順序としては、体に良いものを沢山食べる前に、体に悪いものを取り除くのが先決である。

時たま、食事療法を実践しているという人が、「玄米を食べて、肉や魚はほとんど食べません。しかし、なぜ病気になるのでしょう？」という人がいる。そのような人は玄米万能と信じ込み、「玄米さえ食べていれば病気にならない」と勘違いしているだけである。とんでもない話である。

玄米を食べているとか、食べてないとか言う前に、体に悪い影響を与える食品を摂り過ぎてないかを考えるのを優先させるべきである。毒は100％効きますが、薬は50％以下の効果しかないのである。偏食を避けるほうが、玄米を食べるよりも早く病気を治すことができるのである。

筆者の経験からすると、陰性の強い砂糖を摂り過ぎていれば、体は必然的に陰性に傾き陰性病になるので、陽性の肉や魚を食べないだけの玄米食療法よりも、白米を主食にして肉や魚を少々食べたほうが体は強くなれるのである。

ここで述べる「砂糖が体に与える影響」はテレビや新聞で報道されることもほとんどなく、医学部でも鍼灸学校でも教えないことですが、知らずして砂糖の入った飲食物を過剰に摂り続けてきた結果、これから述べる症状が出る可能性がある。

「患者さんは実に可哀想」と思うときがある。

治らぬ薬を飲み、治らぬ薬を塗り続け、挙句の果てにはサジを投げられ精神科へ廻されるのを見ていると、砂糖の害を知らない医者にも患者さんにも、「砂糖に対する考え方」を

変えてあげる必要があると思う。

　砂糖の害で「悲しい」と思うのは、病院で「治療食」と称して砂糖で味付けして提供していることである。ウィルスとかバイ菌というモノは、昔から人間を悩まし、人間から嫌われ続けてきた存在であるが、その嫌われモノの細菌の培養をするのには《肉汁と砂糖を混ぜ合わせたのを培養器に入れて使うのが一番簡単で効率がよい》と七三一部隊のことが書かれている本に記載があり、その本を読んだ時、背筋がゾッとした。その本の内容からすると、砂糖を大量に食べていると、人間の体も培養器になっていると考えることができるからだ。インフルエンザウィルスをはじめ、結核菌、ウイルス型肝炎、エイズ・・・etc、ほんとにゾッとする。

　砂糖だけが原因とは言えないし、砂糖が全て悪いとも言えない。陰性体質の人もいなければ、すばらしい芸術も生まれてこないということも知っているつもりである。しかし、我々は患者さんの体や虹彩に現れたサインから健康状態を把握し、それぞれの方々に豊かな人生を送ってもらうように努めなければならないので、砂糖の摂り過ぎという《偏食》で、体に現れる諸症状を列挙してみることにした。

　これだけでも100以上の診断と治療ができることになる。蘊蓄まで書くと紙面が足りないし、過去に冊子にして配布したり、臨床実践塾で解説したことなので、タイトルだけに止めたが、ここに書かれた症状や病気でなかなか治らない人がいたら、砂糖を止めるように指導してみるといい。ビックリするほど早く治せる。

　但し、この《砂糖の害》を読んで、患者さんを責める道具にしてはいけない。自分が実行して、その背中を見せることが大切で、自分ができないことを他人に強要するのはよくない。常に患者さんの立場に立たないと、治る病気も治せなくなる。

　山本五十六の「やってみせ、させてみて、褒めてやらねば人は動かじ」である。

顔や頭に出る症状
1. ニキビ、吹き出物の多い人。
2. 顔の中心線が左右いずれかに歪んでいる人。
3. ホッソリと背が高く、胃下垂様の顔を呈する人。
4. 赤ら顔の人。
5. 毛細血管の浮いた人。(4に近いがちょっと違う)
6. カミソリでひげを剃る時、顔に剃り傷を残す人。
7. 顔を見た感じがボヤけて、輪郭がハッキリしない人。
8. アルコールを飲まないのに顔の肌が粗い人。
9. 髪の毛が赤い人。(肉食と並行する)
10. 若くして頭髪が薄くなる人、髪の毛の細い人。
11. 若年性の認知症になる人。
12. 虹彩分析で炎症反応の出る人。
13. 自律神経失調症。
14. 高所恐怖症。
15. 狭所恐怖症。
16. すぐ泣く人。
17. 原因不明の頭痛が多い人。

目耳鼻口に出る症状
18. 相手の目を見ずに、たえず視線を変える人。
19. 徐々に近視になった人。
20. 網膜剥離になる人。
21. 目の下が黒い人。
22. 目の周りがピンク色の人。
23. 左右の目の大きさがちがう人。
24. 目と目が近づき過ぎる人。
25. まばたきの多い人。
26. お酒は飲まないのに白眼に茶色や黒色の斑点が多い人。
27. 深いシュガーリングがある人。
28. アルコールは飲まないのにコレステロールリングのある人。
29. 目と目が離れている人。
30. 暖房や冷房で目が充血したり乾いたりする人。(ドライアイ)
31. きつい薬も飲んでいないのに、目と目の間、則ち眉間の下の皮膚が青い人。

32. 白眼が青い人。
33. 小鼻の横溝が荒れていたり脂ぎったりしている人。
34. 鼻血をよく出す人。
35. よく鼻が詰る人。
36. 物理的障害も受けていないのに鼻の中心線の歪む人。
37. 弱年層で歯が黄色く変色した人。（薬害は除く）
38. 口角が割れやすい人。
39. 唇のボテッとむけた人。
40. 唇が黒ずんでいる人。
41. 唇が割れる人。
42. 歯並びの悪い人。（これは妊娠中や出生後の食事に関係が深い）
43. 口調がのんびりとして、舌足らずのしゃべり方をする人。
44. 食事をする時、内頬を噛む人。
45. 口内炎が頻繁にできる人。（ビタミンＣ過剰でも口内炎になる）
46. よく噛んでもないのに食べるのが遅い人。
47. 舌に歯型がはいる人。
48. 猫舌の人。
49. 虫歯が多い人。
50. 歯茎や爪の色が黒い人。
51. 舌が割れる人。

上半身に出る症状

52. 乗り物酔いをする人。
53. 上半身の背中が寒い人。
54. 若くして猫背の人。
55. 肩関節がすぐはずれる人。
56. 手足が荒れたり割れたりする人。
57. 左の肩甲骨が左に寄った人。
58. 左のお乳が左に寄った人。
59. 右の肋骨が上がっている人。
60. 左の肋下部が痛む人。
61. お乳の下部が凹んだ人。

腰腹部に出る症状

62. 若いのに腰椎後弯の人。
63. 尾骨が自然に捲くれ込んでくる人。
64. 若くしてお尻が垂れ下がる人。
65. お腹を押えると痛がる人。
66. 臍の汚れた人、臍から生汁を出す人。
67. 整体や指圧をする時、体が逃げる人。力を抜くことのできない人。
68. 背中やお腹が黒ずんだり白っぽかったりして皮膚の色にむらのある人。
69. 子宮発育不全の人。
70. オリモノが多く痒い人。
71. 生理痛、生理不順がひどい人。
72. 生殖器の機能低下。
73. 力を入れた時や咳をした時、おしっこを漏らす人。
74. 重症の腰椎椎間板ヘルニアや頚椎ヘルニアの人。
75. 潰瘍性疾患になる人。

下半身に出る症状

76. 顔や体幹に比べ、大腿や下腿が脂肪太りしている人。
77. アキレス腱の弯曲(くびれ)がない人。
78. しゃがめない人。
79. オスグッド・シュラッター症候群になる人。
80. あぐらのかけない人。
81. 足首内旋ぎみの人。
82. 若くして足がむくむ人。
83. 足の爪が水虫状になる人。
84. 巻爪になる人。

体質的のように出る症状

85. 色白で太った人。
86. 化膿しやすい人。
87. いつも身体が痒い人
88. 身体を掻いたらミミズ腫れになる人。（果物や生野菜やビールが多くてもなる）
89. 夏でも汗をかかない人。
90. 皮膚の冷たい人。
91. 触った時、皮膚が湿っぽく感じる人。
92. 脳波に異常がないのにひきつけを起こす子供。
93. アルコールが飲めない人。
94. 体温が低い人。
95. 高所恐怖症や精神不安定の人。
96. 体調が急変する人。
97. 邪気に冒されやすい人。（例えば風邪をよくひく人）
98. 五色の現われる人。
99. よく蚊に刺される人。蚊に刺された跡がいつまでも残る人。
100. 鍼治療で出血の多い人。
101. アトピー性疾患を含めたアレルギーになる人。
102. 拒食症になる人。
103. 普通に食事をしていても栄養不足になる人。
104. 弱い体質の人。
105. 原因不明の病気全般。（虹彩分析で判断できる）
106. 安逸で腰痛等の運動器疾患がある人。

3. 夏目漱石と胃潰瘍 (2)

　文豪夏目漱石を苦しめた胃潰瘍と胃痙攣を新城先生の治療法で解決しましょう。
　多くの病気に患った漱石ですが、胃潰瘍は命取りとなった病気でした。当時は手術も効果を見せなかったのです。

胃潰瘍の治し方

　以前に胃潰瘍は脾経胃経の関係だけでなく、肝臓からも起こる病気だということを確認したくて、胃潰瘍をつくる実験をしたことがある。他人から見るとバカげた話で付き合っていられなかったと思うが、そのお陰もあって、その後は自信を持って胃潰瘍の治療ができるようになった。

　しかし、経筋腱収縮牽引の原理で考えると、肝臓からくる筋肉の弱さもさることながら（胃も筋肉です）、腎臓からの影響もあることがわかった。それは、腎臓が疲れると血液が汚れるので、皮膚や粘膜が弱くなり、皮膚炎や潰瘍を起こしやすくなる。ですから、肝臓とともに腎臓も整えるようにしたら、以前より短期間に胃潰瘍を治せるようになった。

　さて胃潰瘍の症状として、経筋腱収縮牽引は足三里より陽陵泉に出る。これを原理2で解くとすれば、胃よりも胆嚢すなわち肝臓の異常のほうが影響が強いことを証明していることになる。だから胃潰瘍の治療には陽陵泉や傍谷を使う。もっとも、足三里を使えば、胃の蠕動運動が活発になり、胃酸が多く分泌され、余計に胃の粘膜を傷つけて、潰瘍の穴を大きくするので、それから考えても胃経は使うべきではない。

　こんなことがあった。

　博多のホテルに宿泊している時、大阪の患者さんから「胃が痛くて立つことも出来ない」と留守録が入っていて、電話をしてみるとかなり苦しそうで、会話もスムーズにできない。症状から胃潰瘍と判断した。

　車で移動しながら電話で指示し、患者さん自身でお灸をしてもらうことにした。最初に太谿に3壮、様子を見てから傍谷に5壮してもらったが、後日、患者さん曰く、「魔

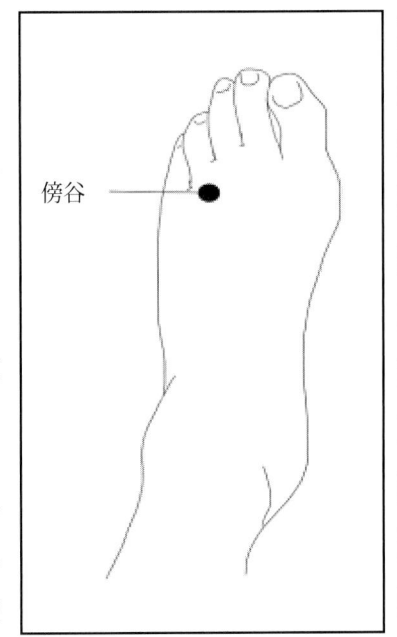

法をかけられたみたいに見事に治りました」と話していた。

　これは、その患者さんの虹彩とスクレラの写真内容を覚えていたから出来たと思うが、原理はこうである。腎経が弱い→血液が汚れる→粘膜の代謝が落ちる→炎症が起こる→潰瘍が起こる。であるから、腎を整えながら消化器系を整えればいいので、最初に太谿にお灸を3壮してもらい、次に傍谷に5壮お灸をしてもらったら、「楽になった。楽になった」と繰り返していた。

　その後、再発がないように、背中の兪穴に（肝兪、腎兪、志室、谿上）お灸をするように指示した。幸いその人は年に4～5回当院に来ているので、お灸の仕方は知っていた。電話だけの指導だけであったが上手くいった。

胃潰瘍の治療ポイント

- 胃とは三焦経（焦がす・燃焼）の中焦。
- 潰瘍とは血液の汚れで代謝が悪い状態。
（代謝が悪いと皮膚や粘膜に症状が出る）
- 潰瘍に砂糖は天敵である。
- 胃経を使うと胃酸が分泌過剰になり悪化する。
- 胃潰瘍は腎経の異常なので腎経を整える。
- 胆経を整え消化を助ける。
- 傍谷（下腿の三焦経）で消化器系を整える。
- 潰瘍性疾患で背部兪穴を整えるのは良策である。
- 頭部七星の顖前、百防、頭七地の4点を経絡治療に加える。

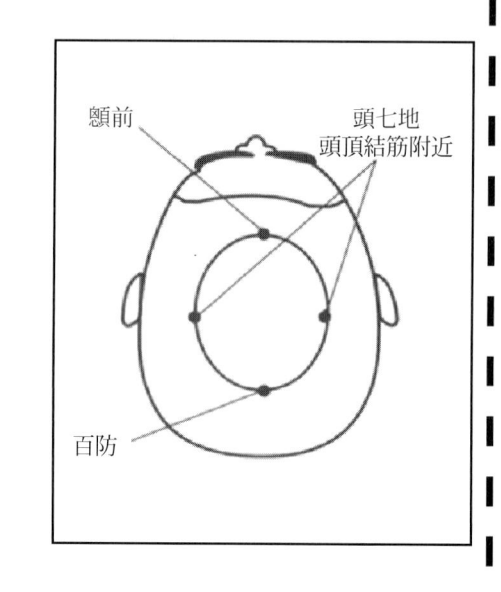

胃潰瘍と傍谷（経外穴）の関係

- 傍谷は、3趾と4趾の付け根から、足首に向かい3cmほど上で圧痛を求めて取る。
- 傍谷とは、いつも食べ物が豊かで、奥の部屋に食べ物がたくさん積んであるのを喩えて付けられた名前だそうです。
- 固いモノをよく噛んで食べるように指導する。（病院では柔らかいモノを食べるように指導しているがあれは間違い）
- 七星論では、第3趾は地（心包・三焦）と考えており、第4趾は胆経ですが、足への七星配置では金（肺・大腸）になり、その間に取る傍谷は消化器系の治療に使える。

足の三里と胃と肝臓

　足の三里に刺鍼して、胃の蠕動運動が活発になることは、レントゲンを用いて証明され、テレビでも放映されたそうであるが、これを経筋腱収縮牽引の原理に当てはめると、原理2と原理9で説明することができる。

　原理2では、足の陽明胃経の異常を訴えてくる人に「食べ過ぎましたね」と言うと、患者さんは決まって口を押さえて笑ってしまう。食べ過ぎたために胃に変動が起り、経筋腱収縮牽引の現象として胃経に現われるわけである。

　原理9では、足の三里に刺鍼すると、胃経の経筋腱収縮牽引を弛緩させ、間接的に胃の緊張も緩めることができるので、標治法でありながら本治法の治療にもなるわけである。

　胃の蠕動運動を活発にさせるということは、肝臓の代謝を間接的に助けることになるので、体全体の新陳代謝を促すことにもなる。何故なら、胃に食物が入ってきた場合、胃袋は前後と上に広がり、肝臓を押さえる格好になってしまうからである。そうなると肝臓の代謝が妨げられてしまうわけである。であるから、早喰いをする人や、大飯喰いをする人は長生きができず、少食の人は細身でも元気で長生きになるわけである。それで、食事の量は、胃袋で肝臓を圧迫しない程度に、済ませておいたほうがよい。

　そんな理由から、肝臓の治療をする場合には、胃の蠕動運動を活発にさせて、肝臓との隙間を少しでも空けるつもりで、足の胃経に刺鍼して、胃からの経筋腱収縮牽引まで取り除くようにするか、右膈兪から大腸兪への巨針をすることである。右背に巨針をすることで、肝臓が活性化され、筋・腱がしなやかになるので、筋肉でできた胃もしなやかになり、蠕動運動が起り、さらに肝臓を活性化させることができる。

胃痙攣

　多くの著書に【胃痙攣には梁丘】と書かれているが、本当に胃痙攣を治療したことがあるのか疑いたくなる。胃痙攣は診断が難しいので、確実に胃痙攣と診断できた時は、梁丘を使うか使わないかを他の臓腑と照らし合わせて考えたほうがいい。下手な診断で梁丘を使うと、痛みが激しくなる可能性がある。梁丘は胃経の郄穴であるが、七星論で観ると、大腿部胃経の土に当るので胃が活発になるわけである。

　筆者の経験では、梁丘は使わずに肝経や胆経や脾経を使うほうがいい。胃は筋肉である。筋肉が痙攣を起こしているときは、肝経や胆経が役立つ。また、胃と表裏関係にあるのは脾経で、少ない経験であるが、脾実になるとき胃痙攣が起こっているので、脾を寫して胃を平らげるべきである。しかし、脾実が続くと脾も虚するので、そこの診断はしっかりしなければならない。特に胃潰瘍が併発していたら、酷いことになるので注意が必要である。

　以上のような理由で、診断に自信がなければ、肝経と胆経と脾経を使うほうが賢明であるが、肝査穴、胆査穴、脾査穴でいいが、胆経は陽陵泉でも可。

　安全なのは、右膈兪から大腸兪と左脾兪から大腸兪。多くが心や心包も関係しているので、左膈兪から大杼に巨針をするか、膻中か玉堂に灸５〜７壮も加える。

4. 夏目漱石と痔

　漱石の遺作である『明暗』は男女の愛憎と葛藤を描いた作品です。主人公が痔を治療しているところから始まりますが、実際、漱石本人も痔の手術を経験しています。１９１２年９月２６日の日記で、「２０分ほどかかって痔の手術をして、括約筋を３分の１切られた。それが縮む時に痛む。」と書き残しています。痔の手術の内容が漱石の日記にあり、自身の苦痛と治療の経験をそのまま生かした書きだしとなっていることをみると、痔の痛みは漱石の日常に大きな苦しみを与えていたようです。

　現在は括約筋を切除する治療はありませんが、これは当時の手術の水準でしょう。その痛さは想像を絶するものだと思われます。「痔」は特殊な病気というイメージがありますが、最近では成人の半数以上が痔を患っているといわれるほど、一般的な病気です。

　漱石が日常的に苦しんでいた痔の痛みを解消する新城先生の治療法は次の通りです。

痔（イボ痔・脱肛・切痔）

　基本として大腸兪穴か孔最、心兪穴、腎兪穴、肝兪穴、膀胱兪穴（膝を立ててもＯＫ）に刺鍼。背部兪穴は、２（地、木）、３（地、木）、４（水、外水、木）、白環兪、承山。切痔なら腎臓を狙い太谿へ半米粒大の灸３壮を、イボ痔や脱肛なら肝臓部へ半米粒大の灸５壮か、右膈兪から大腸兪への巨針。

　肝臓を治療した後、痔出血なら百会に灸20〜30壮。

　孔最が痔の特効穴とされるのは、七星論の経絡配置で観ると、肺経の「金」（肺・大腸）になるからと考えている。則ち、肺と大腸を一穴で整える方法になるわけである。

　イボ痔が出ている場合は、右膈兪から大腸兪へ巨針をして留鍼５分の後、手袋をはめて中指にクリームか馬油等を塗り、イボを肛門の中に押し込み、肛門内の鬱血を取り除くために直腸をマッサージすると、その場で楽になる。

　しかし、栄養失調による虚証の場合は、栄養素不足を起こしている場合が多く、コレステロールが低値なら、細胞膜が弱くなってイボができているので、その場合は「緊急」として魚の肝臓か豚肉などを食べてもらうか、ビタミンＢ群などでの栄養補給が必要である。但し、魚の肝臓にはビタミンＢ群も含まれるが、「レチノール」という形でビタミンＡが豊富に含まれているので、食べ過ぎると脱毛や皮膚疾患の原因になる。それで、痔が治ったらビタミンＡの補給はニンジンなどに含まれる「ベータカロチン（ビタミンＡの前駆体）」で摂るようにする。

また、豚肉もＢ群の補給にはいいが、動物食には、リンや窒素が多く含まれているので、カルシウムを奪われたり、腸を傷つけたりするほか、飽和脂肪による弊害も出てくるので、豚肉も治療が済んだら控えたほうがいい。

　中には、「予防として食べる」という人もいるが、別の病気を発生させる可能性があるので、あまり感心しない。食事のバランスを整えることを考えるなら、砂糖や果物やアルコール等の過剰な飲食をしないことである。

　予防として何かを使いたいのであれば、植物性の乳酸菌がいいと思う。ラブレ菌入りの健康食品なら痔が痛み出したり、痒くなったりした時にでも、10粒ほど飲めば、早い人で30分から1時間ほどで症状が治まってくる場合が多いからである。

Tips

自律神経失調症

　昔は、肉体労働が多かったため、重労働による神経痛、所謂「労逸」というのが多かったようですが、近年は農業や土木工事でも機械化が進み、重労働による神経痛は少なくなったようです。昔の神経痛というのは重労働によって筋肉が疲労した結果、肝臓が疲労し、次いで心臓が疲労して不特定部位に痛みが出ていたようで、そのような症状を訴えて病院で受診をすると、「自律神経失調症」と診断されたり、女性なら「更年期障害」という病名を付けられる場合が多かったようである。

　勿論、痛みだけでなく、不定愁訴や原因のはっきりしない症状は、大抵そのような病名を付けられるが、臨床をしていると、どの臓器にも病変が診られるので、全ての臓器のバランスを、一度に整えるつもりで治療する。

　近年の自律神経失調症というのは、偏食や食べ過ぎ、あるいは安逸によるものが多いようであるが、自律神経失調症の場合は、心臓に負担のかかった人が多い。そして症状が酷くなると、幻想や空想が多くなり、ブツブツと独り言を言い出すので、時々は精神疾患のように思われる時もある。

　巨針療法で、大椎から長強。或いは、右膈兪から右大腸兪。左脾兪から左大腸兪。左膈兪から大杼。

　毫鍼での治療は、肝経、心経、心包経、三焦経等を用いる場合が多い。

5.「肩が凝る」という言葉は夏目漱石の造語

「指で押してみると、首と肩の継ぎ目の少し背中へと寄った局部が、石のように凝っていた。」

1910年に「朝日新聞」に連載された『門』(小説)に出てくることばです。その以前には"肩が張る"という言い方をしていたそうです。肩凝りが認識されたのが100年に超えたことでしょう。実は漱石も肩凝りに悩まされた一人でした。

ご存知のように肩こりは項頸部から僧帽筋エリアの諸筋に生じるこわばった感じや不快感・こり感・重苦しさや痛みにいたる症候を言います。

もちろん100年間には肩凝りの治療法は漱石の本には見えません。

新城先生の詳しい肩凝りの治療法を紹介します。

肩凝り

肩凝りは臓腑や血液の異変であるので、異変のある臓腑や血液を整えなければ治らないが、応急処置として、陽谿（大腸経の地）に刺鍼か指圧。天柱、大杼、谿上に刺鍼で置鍼10分。胸椎上部をBT（椎骨横突起を左右交互に、連打するように押圧）した後、首をストレッチ。足内側の太白から公孫辺りまでの脾経を強めに指圧。或いは、太ももの内側を踏んでもかなりの効果がある。

右膈兪から大腸兪。左脾兪から大腸兪。脊椎診に従って、膈兪から大杼まで巨針。以前は、肩井、肩中兪、肩外兪に皮内鍼をする時もあった。しかし、最近では肩凝りで肩井を使うことは5年に一回あるかどうかで、経絡を整え、背部兪穴に刺鍼すれば、ほとんどの肩凝りは取れる。さらに巨針を使えば、ガンの患者さんの肩凝りでも、その場では取れる。

肩凝りの中で動脈硬化からくる肩凝りは恐い。これは手と足の脈を比べてみて、脈を打つのがずれているようなら、「動脈硬化」として考えたほうがよく、酷い頭痛が伴っていたら、脳梗塞の危険がそこまで迫っている場合がある。

また、肝臓からくる肩凝りなら右の肩に出やすいし、心臓からの肩凝りなら、左の肩に出やすいし、腎臓からの肩凝りなら、両肩にかなりキツイ肩凝りとして現れる。そして最も多い肩凝りの原因は、甘い物の摂り過ぎによるもので、少々内臓が悪くても、甘い物を摂らなければ肩凝りは起こらない。

しかし、甘い物を止めても、巨針でも取れない肩凝りがある。それは、上半身の病気で、特に乳ガンや肺ガンの場合である。ガンの特徴としては、巨針療法をしても、その場で「凝り」は取れても、2〜3時間から数時間の間には、再び凝りが起ることである。今まで経験した方々で、ムチ打ちのような症状を訴え、甘い物を止めても肩凝りが取れず、巨針療法をしても肩凝りが取れない方で、乳ガンの方が何人かいた。肺ガンの場合は、脈にも出やすいし、呼吸にも変調が出るのでわかりやすいが、乳ガンの場合はわかり難い。
　巨針療法を下記の方法で施してみると、動脈硬化や肝臓や心臓や腎臓の関係なら、たいていそれだけで治る。
　右膈兪から右大腸兪。左脾兪から左大腸兪。両膈兪から大杼。

右肩凝り

　主に肝臓からくる場合が多いので、肝臓部（右横腹や右肋下部）を叩いてみる。それで痛みが出るようでしたら、肝臓がだいぶ疲労しているので、虚症や陰症以外は、右隔兪から右大腸兪へ5分程留鍼する。（即抜でもかまわない。5分以上は置鍼しない）
　虚症も陰症も虹彩を見れば、「窩孔」や「シュガーリング」があるし、舌診をすると白くなっていたり、舌に歯形が入っていたりする。上瞼をひっくり返してみて、まぶたの裏が白いようであれば貧血の状態である。
　右膈兪から右大腸兪。右膈兪から右大杼。

左肩凝り

　主に心か心包からきている場合が多いのですが、時たま脾臓や膵臓からきている場合もある。心や心包からきている場合は、即抜で左膈兪から左大杼。または即抜で中庭から天突への長鍼（巨針ではないので注意）。脾臓や膵臓が関係している場合は、上記に右膈兪から右大腸兪。左脾兪から左大腸兪までの巨針を加える。

心・小腸経からの信号

　心臓からの症状は、左上肢や左顔面を含めた左上半身全てに出るが、膻中に圧痛のある人でも、左膈兪から左大杼まで巨針で透刺すれば、膻中の圧痛も消え、脈も整ってくる。しかし、左膈兪から左大杼への巨針で注意して頂きたいのは、膈兪から大杼への巨針は経絡流注に逆らった刺法になるので、強い瀉法になる。ですから、速刺速抜を心掛けることである。

　また、現代医学の検査でも異常が出ないし、東洋医学の診断法でもわかりにくい心臓の異常がある。そんな時は、後頭部のうなじを見るようにする。うなじに紅斑を見つけることができたら、四診で得られた情報より優先して心臓の治療をすると上手くいく。

寝違えと肩凝り

　脊椎診で歪みを見つけて巨針で矯正。胸部七星の押圧診断法で、心か心包かを判断し、心なら玉堂へ、心包なら膻中へ灸5〜7壮。肝臓が原因しているなら右膈兪から大腸兪（心包が原因の場合は肝臓も関係している）。腎臓が原因の場合は、胸椎上部がジグザグに歪んでいるし、肩が異常に凝っているので、両膈兪から大杼。右膈兪から大腸兪。左脾兪から大腸兪へ巨針。

　頸椎に歪みがあれば、豪鍼や巨針で臓腑を整えてから頸部をアジャストするかストレッチで矯正する。或いは大椎から至陽までの長針でも整う。

　落沈穴というのもあるが、あまり効果的なツボではないので、原因になっている臓腑を見つけて、臓腑の治療を先にしたほうが賢明である。

6.「肩が凝る」とは、肩関節と肩関節周囲炎まで

「肩が凝る」という造語は広い範囲の造語、肩関節と肩関節周囲炎を意味します。

一般的な肩関節の痛みの治療

　診断で「水」なら腎土（復溜に同じ）。大腸なら第4生泉水穴に灸3壮か腹七金に多壮灸。小腸経なら後谿に刺鍼か少沢を刺絡。三焦経なら落沈穴に刺鍼か関衝を刺絡。それで取れなければ、痛みの出ている経絡を調べ、心経なら患側の心査穴と対側の腎査穴。心包経なら患側の心包査穴と対側の脾査穴。肺経なら患側の肺査穴と対側の肝査穴。大腸経なら患側の大腸査穴と対側の胆査穴。三焦経なら患側の三焦査穴と対側の胃査穴。小腸経なら患側の小腸査穴と対側の膀胱査穴を選穴して査穴治療をしますが、当該経絡への井穴刺絡をします。

　復溜は七星論での「腎経の土」なので、土→水と精気が流れることから、自経補寫での水の親なので、水の補穴となる。

五十肩（肩関節周囲炎）

　50歳代を中心に、40歳代から60歳代の人に多く発生する。肩関節（肩甲上腕部）の痛みと運動障害を引き起こす病気である。中高年で肩関節痛を訴える患者さんの中で、最も多くみられる。

　病症は突然の肩関節の痛みを引き起こし、特に夜間に痛みが激しいのが特徴である。その痛みは腕に放散する。そして動かすと必ず痛みが出て、髪をとかしたり、シャツを着替えようとする時や、肩を上にあげようとする時に痛みが強くなる。そのため、肩関節の動きの方向がかなり制限される。

治療

　治療は脊椎診で歪みを見つけて巨針で矯正した後、肩から曲池を通り四瀆まで巨針。これで就寝時の痛みはほとんど解決できる。

　肩周囲の張っている腱を見つけ（5～10箇所）、そこに一箇所2壮ぐらいでお灸。長鍼で肩関節を巻くように透刺しても可。但し、必ず経絡治療か他の方法で臓腑を整えておく。

右五十肩の治療

　五十肩は基本的には肝臓の機能低下によるものが多いが、経絡で見ると、肺、大腸、心臓、小腸、心包、三焦が関係してくるので、経絡治療ではそれらの経絡を使って治療する。しかし根本的には肝臓が関係しているので、肝臓も一緒に整えれば、短期間で治すことができる。

　右膈兪から右大腸兪。右膈兪から右大杼。右膈兪から肩髃。右肩髃から曲池、或いは四瀆までの巨針。肩周囲の張っている腱を見つけ（5～10箇所）、そこに一箇所2壮ぐらいでお灸。長鍼で肩関節を巻くように透刺しても可。それで効果がなければ、手の陽経か陰経と関係する臓腑、或いは頚椎や胸椎上部に問題があるので、再度テスト鍼で確認して、根本的な原因になっている臓器を狙って治療する。

　また、患者さんにも手伝ってもらうと早期に治すことができる。方法は、痛みの出ている脇の後ろ側に手を入れ、親指と残りの四指で大円筋を挟むようにして解してもらう。大円筋を解すと即座に痛みは楽になるが、すぐ戻るので、自宅でこまめに解してもらうわけである。

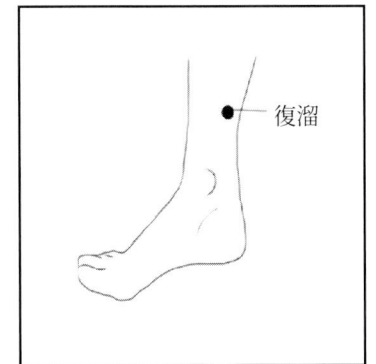

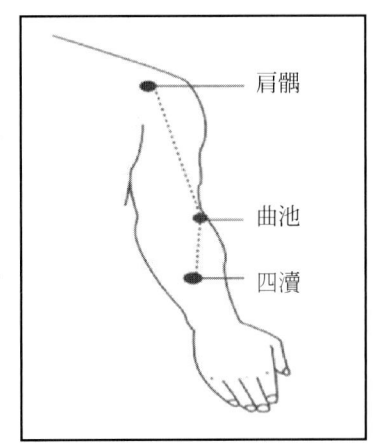

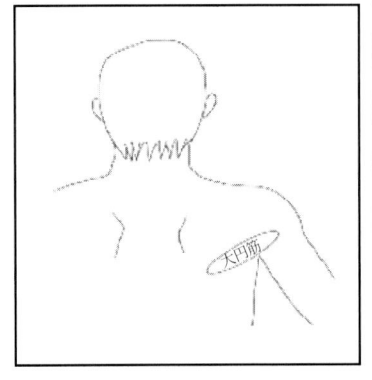

左五十肩の治療

　理論的なことは、右五十肩と一緒で肝臓が基本になるが、左の五十肩になる時は、心臓も関係している場合があるので、心経・心包経の診察も忘れないようにする。

　右膈兪から右大腸兪。左膈兪から左大杼。左膈兪から左肩髃。左肩髃から曲池、或いは四瀆までの巨針。肩周囲の張っている腱を見つけ（5～10箇所）、そこに一箇所2壮ぐらいでお灸。長鍼で肩関節を巻くように透刺しても可。それで効果がなければ、膻中か玉堂を押圧して、痛みがあれば灸5～7壮。それでも効果がなければ、手の陽経か陰経と関係する臓腑、或いは頚椎や胸椎上部に問題があるので、再度脊椎診やテスト鍼で確認して、根本的な原因になっている臓器を狙って治療する。

Tips

こむら返り

　肝臓部と崑崙へ灸5壮。右膈兪から大腸兪。左脾兪から大腸兪。場合によっては承山から殷門への巨針も加える。

　栄養学では、「カルシウム不足」と指摘するが、実際にカルシウムを補給しても効果がなかったので、やはり肝臓の問題として捉えたほうがいい。

　子どもの場合は、病院の検査で肝臓に問題がなければ、肝臓に負担をかける糖類を減らし、マルチビタミンとビタミンB群を与えれば治る。

▶▶▶ あとがき

　この入門書を執筆できるようになったのは、七星鍼法の創始者である新城先生とその奥様でいらっしゃる佐智子先生のご高配の賜物である。

　また、関西医療大学の中吉隆之先生、石のしずく鍼灸院の小林里佳先生、松橋幸代先生の校正、そして李恵仁先生の編集、イラストは申在範先生にお願いし、本書の完成にお力添えいただいた。ここに深く感謝の意を表したい。

　私は10余年以上鍼灸学を勉強しながら、東洋医学の魅力に引き込まれながらも、そのあまりにも深い世界をどうやって説明すればいいか、暗闇を手探りでさまよっているような気持ちであった。

　しかし、そんな時に出会ったのが七星論すなわち七星鍼法だった。治療原理を合理的に叙述した『人体惑星試論奥義書(七星論)』に触れた私は驚きの連続であり、新城先生の理論は私を導く光となった。

　七星鍼法による治療は客観的かつ論理的で、その効果は驚異的であった。「目からうろこが落ちる」とは、まさにこういうことだと実感した。「七星鍼法こそ私が追求していた治療法だ。やっと見つけた。」という思いで感無量だった。私の人生の旅程で最も大切な宝物を捜しあてた気持ちだった。既存の鍼灸学に迷っていた時「鍼灸学とはこういうものである」という手引き書がこの七星鍼法であった。

　私はこの七星鍼法を理解し、自分のものにするために全５５０ページにわたる『人体惑星試論奥義書』を韓国語に翻訳した。

　そして、さらに深く勉強するために新城先生のもとで研修させていただきたい、とお願いしたところ、先生は快く承諾して下さった。いよいよ2012年2月から始まった大阪での1年間の研修は、私が夢見た鍼灸の世界への道を確固たるものにさせた。その道は狭くて険しい山道ではなく、高速道路のような視界がよく大きく広がった道であった。

　私はこの七星鍼法を身につけてから、自身の治療に自信が持てるようになった。治療するのにも強くなった。したがってどんな患者に出会っても躊躇せずに対応できるようになり、患者にも治療に対する漠然とした説明ではなく、説得力がある説明ができるようになった。

　この本は、私が七星論を体得するまでの過程を分かりやすく簡単に整理したものである。さらに詳しい内容については原著『人体惑星試論奥義書』を読めば、より奥深い七星論の世界を理解することができるが、まず入門書として七星鍼法はどういう治療方法であるの

かを知りたい方のために編集した。

　ここで私事ながら、病気というものをもう一度振り返ってみたい。私は働き盛りの30代の初めに腎不全症であると二ヶ所の病院で診断された経験がある。状態はかなり深刻であり、腎臓透析以外には治療法がないと宣告された。私は何とか透析以外には治療法はないかと必死になった。

　折りしも運命的に食事療法と鍼灸で治療ができるという先生と出会い、6ヶ月で驚異的に回復し、あれから30年経って現在も元気に暮らしている。私は身をもって食事療法と鍼灸の神秘を経験した。

　私が、今病院で手術をしなければ治らないという絶望的な患者も七星鍼法で治せるようになった契機は、あの時の病気のおかげだと思っている。絶望のどん底に突き落とされたようなあの当時の気持ちは今でもよく覚えている。自分の体を侵す病というものをどう受け止めるか。その受け止め方によって、病気は師匠にもなり悪魔にもなり得るのである。

　私があえて奥深い新城先生の七星論の入門書を書きたいと思ったのは、こういう私の体験から出たものであり、七星論は漢方、鍼灸などの東洋医学の分野に携わる多くの人々に知っていただきたいという使命感を感じたからに他ならない。

　私はこの七星論が遠からず東洋と西洋を問わず、必修の治療法になると信じている。

　最後にもう一度新城三六先生と佐智子先生に深謝申し上げる。

張　南瑚

▶▶▶ 索引 用語

あ

足の陰経査穴	88
足の厥陰肝経の経穴 (14穴)	151
足の査穴と七星	88
足の三焦経	23・56
足の下合穴	87
足の少陰腎経の経穴 (27穴)	147
足の少陽胆経の経穴 (44穴)	150
足の太陰脾経の経穴 (21穴)	143
足の太陽膀胱経の経穴 (67穴)	146
足の陽経査穴	90
足の陽明胃経の経穴 (45穴)	142
甘味	166
胃	67・68
胃査穴	67・90
一穴鍼法	20
胃の主な働き	67
陰性	37・39
印堂	113・114
陰陽	35・36・37・38・196・199
陰陽原理	106
陰陽と七星論	35
陰陽の性状	39
陰陽の特性表	36・37
陰陽の見分け方	39
陰陽両気	115
陰陽論	32
渦巻き	96・97
裏内庭	60・92
滎穴	24・223・224・225・226
栄養の問題	50
エネルギーの流れ	95・130・175・176
遠位趾節関節	40
遠位指節関節	40
王叔和の脈位	193
王冰	31
岡部素道	204
オトガイ筋	108・109

か

火 (小腸) の変調	59
火 (心) の変調	57
顔と七星	112
下肢三焦査穴	56
下肢と七星	86
下唇下制筋	108・109
火星	33・38・96・225・236
下腿三焦経	56・267・268
肩が凝る	287・290
華陀夾脊	60
滑伯仁の脈位	193
加藤千恵	30
肝炎点	65・89
肝査穴	61・88
関節	40・41
関節と七星	40
肝臓	62
肝の主な働き	62
鹹味	166
奇経八脈考	72・73・230
基本的な選穴と治療法	234
基本的な歪みのパターン	209
虚	230
頬筋	108・110
胸診	103・104

胸腹診	103	肩関節	40・79・170
強膜と七星	121	原穴	24・25・26
共軛関係	117・174	検査穴	22・222
虚脈	191	口角下制筋	108・109
近位趾節関節	40	合穴	24・25・26・223・224
近位指節関節	40	虹彩と七星	119
金星	33・96・225・236	虹彩分析チャート	119
金（大腸）の変調	52	黄帝内経	31
金(肺)の変調	51	股関節	40・86
クォンタム・ヘルス	113	五行	27・29
苦沙弥	272・274	五行穴	172
唇と七星	118	五行穴による補寫穴	152
軽按	199	五行色体表	124
原因療法	21	五行論	27・30・32・34・171
経筋腱収縮牽引	179・180	五行論で解けない疑問	28
経筋腱収縮牽引現象	184・195・243	五行論での経絡説の弱点	171
経筋腱収縮牽引の原理	180	五行論での相生相剋関係	171
経筋腱収縮牽引の前兆	179	五行論と七星論の差	34
経筋腱収縮牽引の治療	185	巨刺法	74・207
経穴	22・130	巨刺与繆刺療法	207
谿上	195	巨針療法	220
迎随の法	164・165	骨格矯正鍼	216
啓迪集	73・121	骨格矯正理論	217
経絡	22・130	骨盤の歪み	214
経絡筋力テスト	130・132	五兪穴	24・171・223・225・230
経絡筋力テストの実際	157	五兪穴の特徴	223
経絡筋力テストでの考察	177	五兪穴名	226
経絡筋力テストに使うツボ	152		
経絡治療	230	**さ**	
経絡ツボ名称	138		
経絡の流注	132	数脈	190・191
経絡反応	133	桜沢如一	35・36
経絡流注のテスト	169	査穴	22・23・25・26・32
結	197	査穴で治療	189・**222**
郄穴	24・25・26・80・228	査穴と七星論	32

査穴の位置	23・44	七星論での経穴治療	228
査穴の基本	44	七星論での経絡治療	230・232
査穴の効果	44	七星論での相生相剋関係	173
査穴の誕生	27	七星論での対応穴	167
査穴の力	24	七星論での六兪穴	236・237
砂糖の害	275	七星論による色体表（七星論表）	124
砂糖の実験	168	七星の陰陽	38
三温鍼	64	七星論の構築	33
三焦	56	七星論の背景	35
三焦査穴	55・84	七星論の発想起点	30
三焦の主な働き	56	七星論を考えた理由	31
三焦兪（水星）の主治	97	七対	124・125
四季の脈	239	七腑	124・125
自経補寫	172	七方	124・126
地穴	81	七味	124・126
仕事と査穴	11	七役	124・126
四診	8・190	七養	124・126
自然経過法則	225	実	230
七悪	124・126	膝関節	40・86
七液	124・125	実脈	191
七季	124・126	失眠穴	92
七竅	124・125	柴崎保三	223
七香	124・126	下合穴の臨床研究	225
七志	124・125	重按	199
七邪	124・126	十二正経の経絡筋力テスト	158
七主	124・126	十二正経の原穴補寫穴	153
七色	124・126	十四経発揮	30・72
七声	124・125	手関節	40・170
七精	124・127	手根中手関節	40
七臓	124・125	傷寒論	225
七星	29・33・34	笑筋	108・110
七星鍼法	41・73・152・175・177・240	上肢と七星	79
七星鍼法の経絡治療の基本穴	229	上唇鼻翼挙筋	108・111
七星鍼法の配穴	175	小腸	58・60
七星論	27・32・33・34	小腸査穴	59・84

小腸の主な働き	59
小腸兪（土星）の主治	97
食物での経絡筋力テスト	166
徐脈	190
心	58・60
腎	48
鍼灸大成	99・232
鍼灸の実技	164
神経系の伝導理論	217
心査穴	57・82
腎査穴	47・88
人体の陰陽	37
新城一穴鍼法	20・22
新城一穴鍼法の症例	241
新城一穴鍼法の治療	188
新城一穴鍼法の手順	239
新城一穴鍼法の特徴	189
新城一穴鍼法理論	236
新城の脈位	188・194
顖前	165・229
真蔵脈	191
診断の基本	190
心の主な働き	58
腎の主な働き	48
心包	55
心包査穴	54・82
心包の主な働き	55
水(腎)の変調	47
水星	33・38・96・225・236
膵臓	66
随法	171
水（膀胱）の変調	49
スパイラル運動のエネルギー	106
寸口部	190
精気	169

精気の流れ	199
井穴	24・223・224・225・226・228
生泉水穴	93
西洋医学	21
脊椎診	207
切診	8・190
背中と七星(背七)	95
芹沢勝助	181
選経選穴論と脈状診	225・227
相剋関係	27
相生関係	27
漱石の胃病	274
臓腑と査穴	47
臓腑の盛衰	50
臓腑弁証	181
促	197
足関節	40・86
足根中足関節	40
賊邪	172
足底と七星	92
即効療法新城理論	180
素問	31・99・108・109・111・125・166 175・191・194・207・223・232

た

代	197
対応経絡	104・174・202
大小頬骨筋	108・110
大腸	52・53
大腸査穴	52・84
大腸の主な働き	53
大腸兪（火星）の主治	97
第二生泉水穴	92・93
対症療法	21

太陽	33・34・37・96・226	糖尿点	273
太陽系	33・37	頭部七星の実験	107
第四生泉水穴	93	頭部と七星(頭七)	106
他経補寫	171	同名系	117・215
胆	64	東洋医学	21・22・27・30
胆査穴	63・90	東洋医学の基本	130
胆の主な働き	63	東洋医学の整体観	32
地球	33・38・96・225・236	董景昌(董氏の鍼)	222
地(三焦)の変調	56	督脈	69・106・134・139・157
地(心包)の変調	54	督脈の主な働き	70
遅脈	190・191	督脈の経穴(28穴)	139
宙	34・69・125・126・157・175	督脈の流れ	28・30
肘関節	40	土(胃)の変調	67
中国医学の歴史	31	土(脾)の変調	65
中手骨	81	土星	33・38・96・225・236
中手指節関節	40		
中足指節関節	40	**な**	
宙(督脈)の変調	70		
宙(任脈)の変調	72	内臓体壁反射	181
中膂俞(金星)の主治	98	内臓腹壁反射	181
張景岳の脈位	193	中村文聰	113
治療穴	22	夏目伸六	272
沈脈	190・191	夏目漱石と胃潰瘍	274・281
提托穴	102	夏目漱石と痔	285
手の陰経査穴	82	夏目漱石と糖尿病	272
手の厥陰心包経の経穴(9穴)	148	難経	31・166・171・172・175・189
手の査穴と七星	82		191・192・225・262・263
手の少陰心経の経穴(9穴)	144	二陰	48
手の少陽三焦経の経穴(23穴)	149	二陰交	23・88・170
手の太陰肺経の経穴(11穴)	140	日本人体解剖学	108
手の太陽小腸経の経穴(19穴)	145	任督と脾腎	73
手の陽経査穴	84	任脈	71・72・73・132・138・157
手の陽明大腸経の経穴(20穴)	141	任脈上の胸腹部と七星(胸七)	103
手への七星配置	80	任脈の主な働き	72
動悸の特効穴	92	任脈の経穴(24穴)	138

は

肺	52・53
肺査穴	51・82
肺の主な働き	51
背部兪穴の基本取穴	96
白環兪（火星）の主治	98
八綱弁証	191
八風穴の取り方	178
歯と七星	116
早川智	272
万有引力	37
脾	66
脾査穴	65・88
脾の主な働き	66
百防	165・229
繆刺法	207
病気と治療	50
表証の盛衰	50
表情筋と七星	108
病脈	191・197
表裏共軛系	117
表裏系	117
表裏の脈	239
頻脈	190
婦科鍼	94
福島賢治	225・227
腹診図	100
腹部七星配置の検証	102
腹部打鍼	100・101
腹部と七星（腹七）	100
不整脈	197
負の経筋腱収縮牽引	186
浮脈	191
不老不死の身体	30
聞診	8・190
平脈	197
膀胱経	50・146
膀胱査穴	49・90
膀胱の主な働き	49
膀胱兪（水星）の主治	98
傍谷	93・281・283
帽状腱膜	106
望診	8・190
防老点	131
北斗鍼	128
募穴	24・25・152
補法と寫法	164

ま

未病治	123・235
脈位と脈診の検証方法と一穴鍼法	270
脈根	197
脈状診	190・191
脈診	190・191・192・196
脈診の検証	202
脈診の練習方法	200
脈診理論	196
脈の診方	199
脈拍数（心拍数）	190
無双原理・易	35・36
明暗	274・285
目と七星	119
蒙色	184
木（肝）の変調	61
木星	33・38・96・225・236
木（胆）の変調	63
門	287
問診	8・190

や

柳谷素霊……………………………… 31・164
山本五十六………………………………… 276
陽性……………………………………… 37・39
兪穴………………………………… 24・25・152
輸穴………………………… 24・223・224・225・226
要穴………………………… 22・24・25・228
腰腿点……………………………………… 218

ら

絡穴………………………………… 24・25・152
李頻湖の脈位……………………………… 193
霊枢……………30・31・109・110・111・112
　　　　　　　113・130・191・207・223
六祖脈……………………………… 190・191
六兪穴……………………………… 225・227
六兪穴治療………………………………… 223
六兪穴名…………………………………… 226

わ

吾輩は猫である……………………272・274

索引　病症と臨床例

ア

- 足の三里と胃と肝臓……………………… 283
- 足の第4趾が痛くて歩けない…………… 76
- 胃潰瘍と傍谷（経外穴）の関係………… 283
- 胃潰瘍の治療ポイント…………………… 282
- 胃潰瘍の治し方…………………………… 281
- 胃痙攣……………………………………… 284
- 胃と膵臓のあたりが痛くて堪らない…… 18
- 胃の辺りに内出血した跡があり、触ると痛い 250
- 上の歯♯4（24）が痛い ………………… 76
- 鬱病………………………………………… 240
- 嘔吐………………………………………… 219

カ

- 下行結腸の問題………………………245・254
- 痒い皮膚炎………………………………… 251
- 肩凝り……………………………………… 287
- 華陀夾脊の使い方（椎間板ヘルニア）…… 60
- 肝炎………………………………………… 178
- 口と顎の間に異物ができ、がさがさする… 76
- 首が廻りにくい…………………………… 250
- 結膜炎……………………………………… 107
- 解毒………………………………………… 115
- 下痢……………………… 60・92・104・233
- 肩関節の痛み………………………… 40・290
- 高血圧……………………………………… 123
- 五十肩（肩関節周囲炎）………………… 290
- こむら返り………………………………… 292

サ

- 座位で開脚すると左鼠蹊部が痛い ……… 222
- 最近の左顎関節症と20年来の坐骨神経痛… 260
- 坐骨からハムストリングにかけて突っ張る… 255
- 鎖骨の下縁が痛む………………………… 76
- 痔（イボ痔・脱肛・切痔）……………… 285
- 手関節の痛み……………………………… 40
- 上肢の関節………………………………… 170
- 上腕の痛み………………………………… 206
- 自律神経失調症……………………… 58・286
- 心・小腸経からの信号…………………… 289
- 腎臓が悪く、医師に「この調子でいくと人工透析を受けるしかない」………………… 242
- 膵炎………………………………………… 178
- 頭痛………………………………………… 137
- 頭痛がする、左目の奥が痛い…………… 256
- 座った姿勢で足を前にすると左の鼠蹊部が痛い 19
- 脊椎まで整える…………………………… 255
- 背中が痛い………………………………… 248
- 背中が痛くて動かせない………………… 265
- 前頭部が痛い……………………………… 76
- 前腕の小腸経が痛い……………………… 259
- 躁病と鬱病………………………………… 240
- 鼠蹊部と足首捻挫………………………… 42
- 足関節（足首）が痛くて動けない……… 76
- 卒倒………………………………………… 101

タ

- 立つと右足の親指に力が入らない……… 244
- 胆石………………………………………… 178
- 肘関節が痛い……………………………… 40
- 中手指節関節が痛む……………………… 41
- 中耳炎……………………………………… 168
- 治療中に気分が悪くなる………………… 38
- 手首が痛い………………………………… 263
- 手の近位指節関節が痛む………………… 41
- 糖尿病の治療……………………………… 273

ナ

寝違えと肩凝り……………………………… 289
脳血管障害の前兆…………………………… 227
乗り物酔い…………………………………… 192

ハ

激しい動悸…………………………………… 231
鼻血…………………………………………… 176
鼻水が出る…………………………………… 246
冷え症治療の三温鍼………………………… 64
ヒステリー…………………………………… 195
左肩凝り……………………………………… 289
左肩の痛み、右の偏頭痛…………………… 254
左肩の酷い凝りで頭が痛く、首も回らない… 242
左五十肩の治療……………………………… 292
左上腕が痛だるい…………………………… 246
左手の人差し指から小指までの近位指節関節を曲げると痛い……………………………… 246
左の顎から頬、こめかみ辺りまで痛い…… 265
左の足底が痛い……………………………… 260
左のお尻から大腿外側が痛い。左の肩も痛い 245
左の首と背中、そして顔が引きつって痛い… 18
左の全足趾を足底に曲げると、第一総趾屈筋腱が痛い……………………………………… 263
左の眉毛の裏が痛い。また目を圧迫される痛みもある……………………………………… 19
左ふくらはぎが固くて歩くのも痛い……… 243
ひどい肩こり………………………………… 254
病気と治療…………………………………… 50
貧血…………………………………………… 105
婦科鍼（婦人科系の疾患）………………… 94
腹痛…………………………………………… 178
二日酔い……………………………………… 68
太ももの外側が痛い………………………… 249

ヘバーデン結節の痛み……………………… 41
北斗鍼（衰弱した状態）…………………… 128
ボケ防止の灸………………………………… 201

マ

右親指の甲が痛く字が書きにくい………… 222
右足が痛い、張っている、凝っている…… 252
右下顎の痛み………………………………… 258
右肩が凝り過ぎて、右の耳も、右の頭も痛い 252
右肩甲骨の内側の痛みとこめかみの痛み… 262
右肩凝り……………………………………… 288
右肩と右腕が痛い…………………………… 245
右下腹の痛み………………………………… 262
右五十肩の治療……………………………… 291
右の股関節が痛い…………………………… 267
右の白目の外側が赤くなり、コロコロした感じになった……………………………………… 242
右の鼠蹊部が痛い、左の肩が痛い………… 269
右の手首が回らなく、右腕も痛くて上げられない 17
右の手首と右の背中に痛み………………… 16
右の人差し指が痛くて使えない…………… 17
右膝から下の外側が痛い…………………… 56
右膝の痛い人………………………………… 241
右腋が痛む…………………………………… 264
ムチ打ち……………………………………… 238
胸の間に痛みがある………………………… 76
眩暈…………………………………………… 91
盲腸…………………………………………… 178
目蜂子（ものもらい）……………………… 198
物忘れ………………………………………… 165

ヤ

腰痛で来た患者……………………………… 253
腰痛の人（一穴鍼法花盛り）……………… 257

ラ

両方の上前腸骨棘辺りが痛む……………… 244
両腕前腕の三焦経が引き攣るように痛い…… 259

【編著】張　南瑚（ちゃん　なむほ）subarasi@cnu.ac.kr

1951年生まれ。ソウル教育大学卒業。日本東北大学大学院文学研究科博士課程修了。
圓光デジタル大学・漢方健康学科卒業。文学博士。針灸医者。虹彩分析師。韓中日東洋医学会諮問委員。
研究歴：カナダUBC大学アジア研究所客員研究員。新城針灸治療院客員研究員。
職歴：宮城女子大学・日本文学科客員教授。
現在：韓国国立忠南大学・日語日文学科教授。
出版：翻訳（韓国語）『人体惑星試論奥義書』新城三六著・忠南大学校・出版文化院。他

【監修】新城　三六（しんじょう　みつろく）

昭和26年生。明治鍼灸柔道整復専門学校卒業。SBI大学院大学経営管理修士課程修了。
1980年に新城治療院開設。
中国厦門大学海外函授学院中医針灸科客員講師、黒龍江省斉々哈爾市労働病院針灸科講師、
上海市綜合中医治療研究会名誉理事を経て、現在に至る。
現在：新城針灸治療院院長・東洋虹彩分析研究会主宰。
大阪医療技術学園専門学校・東洋医療技術教員養成学科・非常勤講師。韓中日東洋医学会日本代表諮問委員。
編著：『生物力学療法』近代文芸社。『究極の特殊針』㈱かんぽう。『診断革命』六然社。
『人体惑星試論奥義書』浪速社。

ご協力頂いた方々：
ばーば佐智子、奥村昭彦、中吉隆之、小林里佳、松本祥弥、臨床実践塾参加者、新城針灸治療院スタッフ。

七星論入門（しちせいろんにゅうもん）
―― 客観的診断と再現性ある論理的治療 ――

発行日	2013年3月1日　初版第一刷発行
編　著	張　南瑚
監　修	新城三六
発行者	井戸清一
発行所	図書出版 浪速社 〒 540-0037 大阪市中央区内平野町 2-2-7-502 電話 06（6942）5032 FAX 06（6943）1346

印刷・製本　モリモト印刷㈱
ISBN978-4-88854-469-6 C2047
ⓒ 2013　Chang Namho
Printed in Japan
本書の一部または全部を無断で転載、あるいは複写複製することを禁じます。
乱丁・落丁はお取り替え致します。